JILLIAN MICHAELS

MARISKA VAN AALST | VORWORT VON DR. MED. CHRISTINE DARWIN

....

SCHLANK & SATT

MIT DER KRAFT DER HORMONE

JILLIAN MICHAELS

MARISKA VAN AALST | VORWORT VON DR. MED. CHRISTINE DARWIN

SCHLANK & SATT

MIT DER KRAFT DER HORMONE

EINFACH
ABNEHMEN
IN DREI
SCHRITTEN

riva

Bibliografische Information der Deutschen Nationalbibliothek:
Die Deutsche Nationalbibliothek verzeichnet diese Publikation in der Deutschen National-
bibliografie; detaillierte bibliografische Daten sind im Internet über http://d-nb.de abrufbar.

Für Fragen und Anregungen:
info@rivaverlag.de

Wichtiger Hinweis
Sämtliche Inhalte dieses Buchs wurden – auf Basis von Quellen, die die Autorin und der Verlag für ver-
trauenswürdig erachten – nach bestem Wissen und Gewissen recherchiert und sorgfältig geprüft. Trotzdem stellt dieses Buch keinen Ersatz für eine individuelle Ernährungsberatung und medizinische Bera-
tung dar. Wenn Sie medizinischen Rat einholen wollen, konsultieren Sie bitte einen qualifizierten Arzt.
Das Programm sollte nicht von Dialysepatienten, Schwangeren und stillenden Müttern durchgeführt
werden. Der Verlag und die Autorin haften für keine nachteiligen Auswirkungen, die in einem direkten
oder indirekten Zusammenhang mit den Informationen stehen, die in diesem Buch enthalten sind.

Die englische Originalausgabe erschien 2009 bei Harmony Books unter dem Titel *Master your Metabolism*.
Copyright der Originalausgabe © 2009 by Empowered Media LLC. All rights reserved.
This translation published by arrangement with Harmony Books, an imprint of the Crown Publishing
Group, a division of Penguin Random House LLC.

1. Auflage 2018
© 2018 by riva Verlag, ein Imprint der Münchner Verlagsgruppe GmbH
Nymphenburger Straße 86
D-80636 München
Tel.: 089 651285-0
Fax: 089 652096

Übersetzung: Christian Gonsa
Redaktion: Katrin Koelle
Umschlaggestaltung: Isabella Dorsch
Umschlagabbildung: © Joseph Puhy
Satz: inpunkt[w]o, Haiger (www.inpunktwo.de)
Druck: GGP Media GmbH, Pößneck
Printed in Germany

ISBN Print 978-3-7423-0467-4
ISBN E-Book (PDF) 978-3-95971-267-5
ISBN E-Book (EPUB, Mobi) 978-3-95971-268-2

Weitere Informationen zum Verlag finden Sie unter:

www.rivaverlag.de

Beachten Sie auch unsere weiteren Verlage unter www.m-vg.de

Inhalt

———————•———————

———————————●———————————

Für meine kleine Schwester Lauren:

Du bist die Hoffnung in meinem Herzen, du erfüllst mich mit unendlichem Stolz. Dich aufwachsen und aufblühen zu sehen, hat aus mir einen besseren Menschen werden lassen.

Vom Titel her geht es in diesem Buch um Ihren Körper und Ihre Gesundheit. Doch letztlich geht es darum, Ihr ganzes Leben in die eigenen Hände zu nehmen.

Sie sind der Herr über Ihr Schicksal. Greifen Sie nach den Sternen. Lassen Sie sich von nichts und niemandem aufhalten.

Vergessen Sie nie die Kräfte, die in Ihnen schlummern. Nutzen Sie sie, wachsen und gedeihen Sie.

VORWORT

———————————————— ● ————————————————

von Christine Darwin, MD (Doktor der Medizin)

Da ich Endokrinologin bin, treten viele Menschen an mich heran, die eine Erklärung für ihre Erschöpfungszustände oder ihr Übergewicht suchen, Phänomene, die mit ihrem Hormonhaushalt und ihrem Stoffwechsel zusammenhängen.

Jillian Michaels behandelt in diesem einzigartigen Buch die Hormone in leicht lesbarer Form, erklärt darüber hinaus aber auch auf unnachahmliche Art und Weise, wie sie die aus eigenen Fehlern gewonnene Erfahrung für andere nutzbar machen konnte. In diesem Buch hält Jillian nicht nur ein leidenschaftliches Plädoyer für einen gesunden Lebensstil, der auch körperliches Training einschließt, sie bringt Ihnen außerdem alles nahe, was Sie über Hormone, Diät und Gesundheit wissen müssen.

Dieser leicht verständliche Leitfaden beantwortet die meisten Fragen zum Thema Hormone und Körpergewicht. Er spricht uns alle an, denn er richtet sich an Menschen aller Altersgruppen, die gesundes Essen und gesunde Lebensführung miteinander verbinden wollen. *Schlank & satt mit der Kraft der Hormone* ist aber auch ein nützlicher Führer für Eltern, die sich um den Hormonhaushalt ihrer Kinder Sorgen machen – ein wichtiges Thema in einer Zeit, in der sich die Fettleibigkeit von Kindern zu einer Epidemie entwickelt hat.

Neben Patienten, die bereits ernsthafte Hormonprobleme haben, wenden sich auch viele gesunde Menschen an mich, die es für notwendig halten, regelmäßig Hormonergänzungsmittel zu sich zu nehmen, da sie fälschlicherweise glauben, dass das positive Auswirkungen auf ihre Gewichts- und Stoffwechselprobleme hat. Als Ärztin, die viele Patienten mit derartigen Problemen behandelt, kann ich Ihnen nur davon abraten, Ihrem Körper zusätzlich Hormone zuzuführen. Es besteht nämlich die ernsthafte Gefahr, dass Sie die natürliche Hormonproduktion Ihres Körpers aus dem Gleichgewicht bringen. Zusätzliche Hormone können negative Langzeitfolgen für Ihren Körper haben und Sie für den Rest Ihres Lebens abhängig von Ergänzungsmitteln machen.

Allerdings, Ihr Körper benötigt regelmäßige Kontrolle! Sie sollten sich ein Bild davon machen können, was in seinem Inneren vor sich geht, genauso wie Sie täglich Ihre Post und E-Mails sortieren oder regelmäßig Ihre Wohnung »entrümpeln«. Wir akzeptieren keine Spam- oder Junk-Mails in unserem Computer, weil sie nicht gut für uns sind. Das Gleiche trifft für schädliche und giftige Stoffe zu, die in unseren Körper gelangen: Wir müssen sie entsorgen, weil sie unsre Gesundheit beeinträchtigen. Sie müssen regelmäßig entfernt werden, denn sie nehmen kostbaren Raum und kostbare Zeit in Anspruch und können so die Oberhand über die gesunden Seiten unseres Lebens gewinnen.

Einiges wiederum ist nützlich, vergleichbar also mit Dokumenten oder E-Mails, die wir gern bekommen und sogar behalten. Gesunde Nährstoffe und Gewohnheiten, wie zum Beispiel die, viermal pro Woche mindestens 30 Minuten täglich Sport zu treiben, wollen wir bewahren. Denn Sport gibt uns ein Gefühl der Zufriedenheit und verhilft uns zu einem Maximum an positiven Effekten. Vor allem ergänzt und unterstützt körperliche Bewegung die Arbeit Ihrer Hormone, optimiert die biochemischen Prozesse in Ihrem Körper und hilft Ihnen dabei, Ihren Körper zu regenerieren.

Jillians Buch dokumentiert die Gefahren, die uns Tag für Tag in unserer Umgebung drohen, und erklärt uns, wie Stress unseren körperlichen und seelischen Zustand beeinflusst. Es zeigt uns aber auch, wie wir diese Gefahren meistern und dem Stress ein Schnippchen schlagen können, damit unser Körper sich erholen kann. Es lehrt uns darüber hinaus, wie wichtig es ist, psychologische, hormonelle, die Nahrung und die körperliche Fitness betreffende Aspekte im Gleichgewicht zu halten, um ein langes, gesundes und erfülltes Leben leben zu können.

Beim Lesen des Buches werden Sie sich die nötigen Werkzeuge aneignen, um die Funktionsweise der Hormone zu verstehen und dazu alle Gifte, die sich in unser Leben eingeschlichen haben, zu erkennen, zu entfernen und zukünftig zu vermeiden. Beim Lesen werden Sie vielleicht auch das Bedürfnis verspüren, Ihren Arzt aufzusuchen, um hormonelle Probleme zu beseitigen und so Ihren Körper zu regenerieren.

Herzlichen Glückwunsch! Sie haben eine wunderbare Reise begonnen, die Sie dazu inspirieren wird, die Toxine in Ihrem Körper zu eliminieren und Ihr Leben durch eine gesunde Lebensweise, die Ihren Körper neu aktiviert, wieder ins Gleichgewicht zu bringen.

Christine Darwin, M.D., F.A.C.P., F.A.C.E.
Associate Professor of Medicine
David Geffen School of Medicine at University of California,
Los Angeles (UCLA)

STEUERN SIE IHREN STOFFWECHSEL

●

WARUM HORMONE WICHTIG SIND – FÜR ALLE

Ich hätte dieses Buch auch *Die Lehrjahre eines Gesundheits- und Fitness-Gurus* nennen können. Immerhin ist es das Resultat von siebzehn Jahren praktischer Arbeit und Erfahrung im Bereich Sport und Fitness; von siebzehn Jahren Zusammenarbeit mit den besten Sportmedizinern, Ernährungswissenschaftlern, Endokrinologen und Anti-Aging-Experten der Welt. Das Buch enthält die Essenz von allem, was ich in diesen Jahren gelernt habe. Mit *Schlank & satt mit der Kraft der Hormone* halten Sie das Ergebnis meiner gesammelten Erfahrungen in den Händen – einen umfassenden Führer zu Idealgewicht und zu optimaler Gesundheit.

Dieses Buch ist das Ergebnis meiner lebenslangen Beschäftigung mit dem Thema Gesundheit, von der exzessiven Esserin meiner Jugendjahre bis zum Schlankheits-Guru. Fast zwei Jahrzehnte schon arbeite ich in diesem Bereich, doch erst was ich in den letzten Jahren dazugelernt habe, hat mein Leben und meinen Körper für immer verändert.

Mein erstes Buch, *Winning by Losing*, konzentrierte sich auf die psychologischen Aspekte und die typischen Verhaltensweisen rund um das Thema Abnehmen. Es ging darum, wie wir uns eine Geisteshaltung aneignen, die uns das Abnehmen ermöglicht.

Mein zweites Buch, *Making the Cut*, ist ein Lobgesang auf die körperliche Fitness. Es stellt ein hartes und forderndes Trainingsprogramm vor, konzipiert für den Verlust von mindestens fünf Kilogramm! Es ist ziemlich anstrengend, aber sehr effektiv (an dieser Stelle dürfen Sie sich ein teuflisches Grinsen vorstellen). Das Programm hilft Ihnen sehr schnell beim Abnehmen, es sprengt geradezu die typischen Problemzonen wie Schwimmringe am Bauch und »Reiterhosen« und hilft Ihnen so, bei der nächsten Party richtig gut auszusehen. (Wenn Sie nur einige Kilogramm verlieren und schnell in Form kommen wollen, dann ist dieser 30-Tage-Plan genau richtig für Sie.)

Dieses Buch aber hat mit Fitness nichts zu tun. Das mag alle überraschen, die mich und meine bisherigen Bücher kennen. Immer wieder und wieder habe ich ja in der Vergangenheit auf die Bedeutung von Sport hingewiesen und betont, wie wichtig er für die Figur und die Gesundheit ist. Und gerade weil ich das so oft gesagt habe, muss ich mich in diesem Buch nicht mehr damit beschäftigen – Sie wissen all das ohnehin.

Aber es geht auch nicht um das Kalorienzählen. Falls Sie nun denken, dass ich nach all den Jahren als Fitness-Tyrann und Kalorien-Zuchtmeisterin weich geworden bin: falsch geraten!

Schlank & satt mit der Kraft der Hormone ist trotzdem vor allem ein Diät-Buch. Mein erstes Diät-Buch. Glauben Sie mir – wenn Sie befolgen, was ich Ihnen in diesem Buch sage, werden Sie abnehmen. Aber nicht nur das: Ihr ganzes Leben wird sich positiv verändern.

Wir alle wissen es: Der Diät-Wahn ist zu Ende, die Programme ohne Kohlenhydrate und ohne Fett, die in den Achtziger- und Neunzigerjahren in Mode waren, haben sich inzwischen zu einer wissenschaftlichen Lachnummer und zu Auslaufmodellen entwickelt. Willkommen in der Zukunft – in der Epoche der Genom-Kartografierung, der Stammzellforschung und der Nutrigenomik (bei der es darum geht, wie Nahrung mit unseren Genen in Verbindung steht). Grundlage meines Diätplans in diesem Buch sind also weder Fitness noch Kalorienzählen, sondern die winzigen Botenstoffe, die Informationen aus unserem Körper an das Gehirn liefern und umgekehrt. Diese winzigen Botenstoffe sind unsere Hormone.

Aber wie wirken die Hormone? Ich werde es Ihnen erklären. Wenn ich Sie fragen würde, was der Stoffwechsel ist, was würden Sie antworten? Ich wette, Sie würden sagen: »Der Stoffwechsel steuert die Kalorienverbrennung.«

Damit aber würden Sie danebenliegen. Kalorienverbrennung ist zwar eine der wichtigsten *Aufgaben* des Stoffwechsels. Aber was *ist* der Stoffwechsel?

Die Antwort lautet: *Hormone!* Ihr Stoffwechsel ist die Gesamtheit der chemischen Vorgänge in Ihrem Körper.

Einige Hormone signalisieren Ihnen, dass Sie Hunger haben, andere wiederum, dass Sie satt sind. Wenn Sie essen, sagen die Hormone dem Körper, was er mit der Nahrung tun soll, ob er sie speichern oder direkt verbrennen soll. Wenn Sie trainieren, sind es die Hormone, die dem Körper signalisieren, auf welche Energiespeicher er zurückgreifen soll sowie welche Organe oder Körperteile mit mehr Energie versorgt werden müssen und welche gerade nicht so wichtig sind. Hormone kontrollieren nahezu alle Vorgänge bei der Gewichtszunahme – aber eben auch bei der Gewichtsabnahme.

Vielleicht denken Sie jetzt: »Ich bin ein Mann, ich muss mir keine Gedanken über Hormone machen«, oder: »Wenn es in diesem Buch um Hormone geht, dann ist es nichts für mich – ich habe noch zwanzig Jahre bis zur Menopause«.

Letzteres habe auch ich früher geglaubt! Ich war erst vierunddreißig – was sollte mein Gewicht mit den Hormonen zu tun haben? Aber ich übersah etwas Wichtiges: Ob Mann oder Frau, jung oder alt, Ihr Gewicht hat *alles* mit Ihren Hormonen zu tun. Ob Sie nun die zusätzlichen Kilos einer Prüfungsphase im Studium, die Kilos, die Sie während der Schwangerschaft zugelegt haben, oder den Bierbauch loswerden wollen – die Hormone entscheiden, ob Sie Erfolg haben oder scheitern. In dem Augenblick, in dem Sie dieses Buch lesen, sind Ihre Hormone – und daher Ihr Stoffwechsel – auf Scheitern programmiert. Unbemerkt von Ihnen wurden Ihre Hormone von vergifteten, nährstoffarmen, stressdominierten Schadstoffen gekidnappt, die Fettleibigkeit und Krankheit zur Folge haben – das sind die endokrin wirksamen Schadstoffe, die man auch Umwelthormone nennt. Diese Schadstoffe lauern oft an unerwarteten Stellen und haben alle denselben Effekt: Sie stören die Funktionsweise unserer Hormone und verursachen ein hormonelles Ungleichgewicht – bei uns allen.

Das ist der Grund, warum ich *Schlank & satt mit der Kraft der Hormone* geschrieben habe: Ich isoliere diese Stoffe, die Fettleibigkeit und andere Krankheiten auslösen, und reiße sie mitsamt ihren Wurzeln aus, damit eine optimale Gesundheit mit maximaler Leistungskraft von Körper und Geist möglich wird. Gemeinsam werden wir die Schadstoffe unter die Lupe nehmen und eliminieren und sie durch positive Hormonsysteme ersetzen, die Sie gesund, glücklich und schlank machen - und zwar unabhängig von Ihrem Geschlecht und Alter.

Schlank & satt mit der Kraft der Hormone gibt Ihnen auf der Grundlage der neuesten wissenschaftlichen Erkenntnisse klare Richtlinien für Sie und Ihren individuellen Stoffwechsel. Dieser Plan für eine völlig neue Lebensführung hilft Ihnen nicht nur zuverlässig beim Abnehmen, er sorgt auch dafür, dass Sie nie wieder zunehmen.

DAS GEHEIMNIS DES DAUERHAFTEN GEWICHTSVERLUSTS: HORMONELLES GLEICHGEWICHT

Das Hormonsystem kann man mit einem Orchester vergleichen. Die Hormone sind die einzelnen Instrumente des Orchesters. Wenn sie harmonisch zusammenspielen, klingt es großartig. Aber was geschieht, wenn plötzlich während des Konzerts die Geige falsch spielt? Und wenn die Klarinette mehr kreischt als angenehm zu klingen? Und der Pianist den Takt nicht mehr halten kann? Das würde scheußlich klingen, nicht wahr?

Mit Ihrem Stoffwechsel verhält es sich ganz ähnlich. Wie ein Orchester kann auch Ihr Körper nicht richtig arbeiten, wenn einzelne Hormone aus dem Takt geraten sind. Wenn einer aus dem Takt ist, kommen alle aus dem Takt. Deshalb hat es keinen Sinn, sich jeweils auf ein bestimmtes Hormon zu konzentrieren – wenn die Hormone aus dem Gleichgewicht geraten sind, müssen Sie daran arbeiten, alle zusammen wieder in den richtigen Takt zu bekommen, damit sie richtig spielen können.

Wahrscheinlich haben Sie die Begriffe *Cortisol, Wachstumshormone (HGH), Insulin* und *Leptin* schon gehört oder gelesen, zum Beispiel in der Werbung für Schlankheitspräparate oder in Artikeln zum Thema Abnehmen und Diät. Und tatsächlich verbergen sich dahinter die Bezeichnungen für Hormone, die Ihr Gewicht und Ihre Gesundheit stark beeinflussen.

Also müssen die Schlankheitsprodukte, die diese Hormone beeinflussen sollen, richtig gut wirken, oder? Schön wäre es, aber so ist es eher nicht. Denn »Behandlungen« mit solchen Produkten konzentrieren sich jeweils auf ein einziges Hormon (wenn sie überhaupt eine Wirkung haben), was dem komplexen Zusammenspiel kaum Nutzen bringen kann.

Im Gegensatz zu solchen Schlankheitspräparaten, mit denen versucht wird, jeweils ein Hormon zu isolieren – was völlig unmöglich ist –, geht es in diesem Buch darum, wie Sie auf völlig natürliche Weise die Wirkung *aller* Hormone optimieren. Und es geht darum, wie Sie das ohne gefährliche und teure Medikamente tun können.

Unsere Hormone – alle Hormone – werden von unzähligen Faktoren, die mit unserer Ernährung und unserer Umwelt zu tun haben, beeinflusst; von industriell verarbeiteten Nahrungsmitteln über Pestizide bis zu Schlafmangel und exzessivem Stress. Jede Störung wird ein Hormon zur Überreaktion führen, während ein anderes in den Schongang schaltet. Wenn die Normalfunktion eines Hormons gestört wird, erzeugt das immer weitere Fehlfunktionen. Oft machen uns diese chronischen Ungleichgewichte auch dick – und das selbst dann, wenn wir pedantisch Kalorien zählen und verbrennen.

Ich will Ihnen zeigen, dass Sie Ihre Hormone steuern können, wenn Sie falsche Gewohnheiten beim Einkaufen und Kochen ablegen. Wir werden in diesem Buch das Übel bei der Wurzel packen und den toxischen Müll **entfernen**, der Ihr Hormonsystem stört und diejenigen Hormone aktiviert, die Fett speichern und Gewichtszunahme bewirken. In der Folge werden wir die Nährstoffe, auf die Ihre Fettverbrennungshormone direkt positiv ansprechen, **wieder** in den Ernährungsplan **aufnehmen**, um sie auf ein optimales Niveau anzuheben. Schließlich werden wir die Energie, die Ihr Körper aufnimmt beziehungsweise abstößt, in ein **neues Gleichgewicht** bringen. Das wird Ihren Stoffwechsel in eine Fettverbrennungsmaschinerie verwandeln, anstatt ihn gegen sich selbst arbeiten zu lassen, indem er Fett speichert und Energie verbraucht.

Wenn die Hormone auf optimalem Niveau sind, funktioniert Ihr Körper am effizientesten:

- Ihr Stoffwechsel läuft wieder rund.
- Sie sehen besser aus.
- Sie halten Ihr Körpergewicht, ohne sich bewusst anzustrengen.
- Ihr Bauch wird flach.
- Die Haut ist leuchtend klar; Ihr Haar und Ihre Nägel sind kräftig und glänzend.
- Ihre Augen strahlen.

- Ihre Sinne sind geschärft, nicht abgestumpft.
- Sie haben keinen unkontrollierten Heißhunger.
- Sie werden schlank.
- Sie fühlen sich energiegeladen.
- Sie leben ein gesünderes, längeres Leben.

Ich habe dieses Programm perfektioniert, um es für alle geeignet zu machen. Genau in dieser Form hat es schon so vielen meiner Kunden und den *Biggest Loser*-Teilnehmern geholfen – mit Liebe zum Detail und ohne Kompromisse. Ich habe die besten und aktuellsten Forschungsergebnisse zum Thema persönlich getestet, um sicherzustellen, dass ich das gesündeste und effektivste Ernährungs- und Lifestyle-Programm anbiete.

Ob Sie es glauben oder nicht, ich habe es mit diesem Programm so weit gebracht, dass ich in der Lage bin, 2.000 Kalorien pro Tag zu essen, lediglich zwei bis drei Stunden pro Woche ins Fitnessstudio zu gehen (dieses »brutale« Programm wird Ihnen gefallen!) und trotzdem mein Gewicht und meine Fitness auf dem gleichen Niveau zu halten.

Das hört sich vielleicht unglaublich an, aber es funktioniert. Und es kann auch Ihnen gelingen. Der Vorteil ist, dass ich die Arbeit für Sie erledigt habe, Sie müssen sie nicht noch einmal machen!

Ich weiß, dass Sie ein bewegtes Leben führen und ein volles Programm haben. Ich weiß, dass Sie Diätpläne vermutlich hassen, bei denen Sie Kalorien zählen, jedes Gramm abwiegen und bei Ihrer Ernährung auf kleinste Details achten müssen. Das alles können Sie nun vergessen. Denn diese Diät ist ganz anders: Setzen Sie sich einfach an den Tisch und genießen Sie Ihr Essen!

In diesem Buch werden Sie lernen, wie:

- Sie sämtliche Hormone optimieren, die notwendig sind, um Gewicht zu verlieren,
- Sie Ihren Stoffwechsel regulieren, damit er nicht gegen, sondern für Sie arbeitet,
- Sie Nahrungsmittel und Gewohnheiten in Ihr Leben integrieren, die Hormone aktivieren, welche einen Gewichtsverlust fördern,

- Sie Nahrungsmittel und Gewohnheiten meiden, die Dickmacher-Hormone aktivieren,
- die verschiedenen Nährstoffe im Essen zusammenwirken und wie Sie kochen sollten, um den Stoffwechsel zu optimieren,
- Sie Speisen zubereiten, die schnell und mit alltäglichen Lebensmitteln gekocht werden können,
- Sie unglaublich gut für unglaublich wenig Geld essen können,
- Sie biochemische Fehlfunktionen durch Entspannungsübungen beheben können,
- Sie Ihre Umwelt entgiften, damit die Hormone wieder ins Gleichgewicht kommen und den Gewichtsverlust unterstützen können,
- Sie frische Lebensmittel genießen, die Krebs, Herzerkrankungen, depressive Verstimmungen, Diabetes und andere Erkrankungen verhindern können, die mit Ihrem Speiseplan und Ihrem Lebensstil zu tun haben,
- Sie die verfügbare Energie drastisch steigern und Ihr Leben potenziell um Jahre verlängern können.

Ich schreibe so detailliert wie notwendig, doch Sie selbst können entscheiden, wie Sie dieses Buch nutzen möchten. Es eignet sich ebenso als allgemeine Anleitung für einen neuen Lebensstil wie auch als Diätplan zum erfolgreichen Abnehmen. Ob Sie sich genau an jede einzelne Anleitung halten oder bloß die allgemeinen Regeln beherzigen, bleibt Ihrer Wahl überlassen.

Sie sollten jedenfalls zuallererst verstehen, was falsch läuft. Dann können Sie beginnen, Nahrungsmittel zu wählen, die den Grundsätzen der Diät entsprechen, die ich Ihnen hier vorstelle.

Wenn Sie das tun, werden Sie wieder die Kontrolle über Ihre Hormone übernehmen, Ihren Stoffwechsel in Fahrt bringen und schneller laufen lassen als jemals zuvor.

Zusammenfassend können wir sagen, dass es in diesem Buch nicht darum geht, schlank zu werden, um gesund zu sein. Es geht darum, gesund zu sein, um auch schlank werden.

Sind Sie bereit? Dann geht es jetzt los.

TEIL 1

---•---

DER HORMONSTOFFWECHSEL

Kapitel 1

LASSEN SIE MICH RATEN –
IST ES DAS, WAS MIT IHREM KÖRPER PASSIERT?

———————•———————

WIE ICH ERKANNTE, DASS MEINE HORMONE VÖLLIG
AUSSER KONTROLLE GERATEN WAREN

Wenn ich an früher denke, weiß ich: Ich wollte schlank sein und habe meinen Körper jahrelang missbraucht, um dieses Ziel zu erreichen. Anstatt schlanker zu werden, beschleunigte ich den Alterungsprozess, störte meinen Hormonhaushalt und brachte meinem Körper bei, *dicker* zu werden.

Bevor Sie sagen: »Jillian, hören Sie doch auf damit – schauen Sie sich Ihren perfekten Körper an«, lesen Sie weiter. Wenn Sie mich im Fernsehen oder auf einer meiner DVDs gesehen haben, dann wissen Sie, dass ich nicht faul bin. (Man bekommt nicht umsonst den Titel der »härtesten TV-Trainerin«.) Ich habe endlose Stunden im Fitnessstudio verbracht. Ich habe hart gearbeitet, um den Körper zu bekommen, den ich habe.

Genau das aber ist der Punkt: Trotz der harten Arbeit an meinem Körper reagierte er nicht so stark, wie er es eigentlich hätte tun sollen. Da erkannte ich, dass mir ein wichtiges Stück des Puzzles fehlte. Es macht mich heute fast verrückt, wenn ich daran denke, dass ich meinen Körper mit der Hälfte der Anstrengung in seinen heutigen Zustand hätte bringen können, wenn ich damals schon gewusst hätte, was ich heute weiß.

Jetzt weiß ich: Das Geheimnis eines glücklichen und gesunden Lebens ist das Hormongleichgewicht – nicht ein unmögliches Diätprogramm, das uns jede Lebensfreude nimmt. Als ich verstand, wie ich essen und leben musste, um meine Hormone auf einem ausgewogenen und optimalen Niveau zu halten, war der größte Schritt hin zu einem Sieg in der Schlacht um mein Gewicht getan, bevor ich auch nur einen Fuß ins Fitnessstudio gesetzt hatte.

DIE HORMONHÖLLE

Lassen Sie mich raten. Sie haben:

- eine Waage, deren Anzeige wie festgenagelt ist, gleichgültig wie wenig Sie essen oder wie viel Sie trainieren?
- immer weniger Energie?
- eine Haut, die gelblich oder stark faltig ist – obwohl Sie erst vierzig Jahre alt sind?
- viele Pickel, obwohl Ihre Pubertät bereits Jahrzehnte zurückliegt?
- das Gefühl, dass Sie ausgebrannt sind, dass Ihre Gesundheit schwächelt – ein Gefühl, das Sie nicht loswerden können?
- den Eindruck, dass Sie immer wieder dieselben zwei, drei, fünf oder auch zehn Kilogramm abnehmen und dann wieder zulegen?
- nicht nur den Eindruck, sondern das sichere Wissen, dass Sie erst abnehmen, dann aber mehr zulegen, als Sie abgenommen haben, was Sie die Hoffnung verlieren lässt, dass es irgendwann langfristig klappt?

All das traf auch mal auf mich zu. Das und noch viel mehr. Ich wusste, dass etwas nicht in Ordnung war, aber ich wusste nicht, was – es war zum Verrücktwerden. Das war der Moment, in dem ich begann, mich mit der Endokrinologie zu beschäftigen (also dem Fachbereich der Medizin, der sich mit den Hormonen beschäftigt). Und langsam, aber sicher verstand ich (mit Schrecken), dass ich mir all das selbst zuzuschreiben hatte.

Aber ich brauchte lange, wirklich sehr lange, bis ich das erkannte – und ich will nicht, dass es Ihnen genauso ergeht.

EINE NATION MIT HORMONSTÖRUNGEN

Wenn ich mich umschaue, kann ich sehen, dass ich nicht allein bin. Die Hormonsysteme vieler Menschen sind gestört. Die Statistik spricht eine deutliche Sprache:

- 24 Millionen Amerikaner haben Diabetes; in Deutschland sind es 7,2 % der Bevölkerung.
- 57 Millionen Amerikaner haben Prädiabetes.
- Einer von vier Amerikanern hat ein metabolisches Syndrom.
- Einer von zehn Menschen hat eine Schilddrüsenunterfunktion.
- Eine von zehn Frauen hat ein polyzystisches Ovarialsyndrom (PCOS).
- Eine von dreizehn Frauen hat ein prämenstruelles Syndrom (PMS).

Diese Statistiken berücksichtigen noch nicht die 33 Millionen amerikanischen Frauen, die kurz vor Beginn ihrer Menopause stehen. Außerdem müssen wir 33 Millionen Männer dazuzählen, bei denen die Andropause, das heißt die »männliche Menopause«, bevorsteht.

Alle oben angeführten Phänomene werden durch Hormonstörungen hervorgerufen. Manche sind vorhersehbare Begleiterscheinungen des Alterungsprozesses. Andere werden durch genetische Veranlagung ausgelöst. Doch was weist am deutlichsten auf ein Hormonsystem, das verrückt spielt?

Ganz einfach: das ist überflüssiges Körperfett beziehungsweise Übergewicht! Neben vorzeitiger Alterung und Erkrankungen beruht auch Fettleibigkeit auf Hormonstörungen, die dem Hormonsystem so lange zusetzen, bis es beginnt, Gewicht zu speichern. Der Stoffwechsel geht sozusagen irgendwann davon aus, dass Sie zunehmen wollen – und er wird alles tun, um Ihren Wunsch zu erfüllen.

Deswegen sind in den USA zwei von drei Menschen übergewichtig, und deswegen ist einer von drei Menschen fettleibig. Aus diesem Grund habe ich dieses Buch geschrieben.

Gemeinsam werden wir Sie und Ihren Stoffwechsel neu konditionieren, damit Ihr Körper auf natürliche Weise zu einer dynamischen, rundum erneuerten Fettverbrennungsmaschine wird.

DER GROSSE HORMONSCHWINDEL

Sämtliche Körperfunktionen werden von unseren Hormonen kontrolliert. Unsere Biochemie versucht fortwährend, die Homöostase – das Gleichgewicht – im Körper aufrechtzuerhalten. Unsere Hormone helfen bei der internen Kommunikation unserer Körpersysteme, das heißt von Nieren, Darm, Leber, Fett, Nervensystem und Fortpflanzungsorganen. Sie haben aber noch eine andere, enorm wichtige Aufgabe: Wann immer unser Körper mit externen Faktoren im Austausch steht – dem Inhalt unserer Nahrung, der Tageszeit, der Intensität unseres Trainings –, reagiert unser endokrines System und setzt Hormone frei, um den Blutzucker zu regulieren, einschlafen zu können, Fett zu verbrennen oder Muskeln aufzubauen.

Das Problem dabei ist, dass diese externen Faktoren außer Rand und Band geraten sind und unsere Hormone nicht mehr wissen, woran sie sind. Sie versuchen, dem Körper dabei zu helfen, wieder ein gesundes Gleichgewicht herzustellen. Aber konfrontiert mit ungesunder Nahrung, Umweltgiften oder übermäßigem Stress beginnen sie, Überreaktionen zu zeigen und zu stark gegenzusteuern. Und damit beginnen unsere Probleme.

Zu viel Stress sorgt beispielsweise dafür, dass der Körper viel Cortisol produziert, was die Bildung von Bauchfett begünstigt. Künstliche Östrogene in unserer Umwelt beeinflussen Ihr Testosteron. Zu viele durchwachte Nächte lassen fettverbrennende Hormone verkümmern. Ausgelassene Mahlzeiten lassen das Hungerhormon Ghrelin übermächtig werden. Der Genuss von zuckerhaltigen Getränken erschwert Hormonen wie dem Leptin die Arbeit, das für das Gefühl der Sattheit sorgt.

Solche dramatischen Änderungen bei der Hormonproduktion sind nicht Teil des ursprünglichen Systems. Diese Schwankungen führen dazu, dass der natürliche Regulierungsmechanismus nicht mehr richtig läuft. Ihr endokrines System versteht nicht mehr, wie es das Hormongleichgewicht wiederherstellen kann. Ihre Organe sind überfordert; Ihre endokrinen Drüsen (die Ihre Hormone herstellen) brennen gefühlt aus. Die Folge: Sie nehmen zu.

Also bringen Sie Ihren Körper und Ihren Hormonhaushalt wieder ins Gleichgewicht. Das werden Sie mit diesem Buch schaffen. Ich werde Ihnen alle Werkzeuge zur Verfügung stellen, die Sie benötigen, um wieder die volle Kontrolle über die biochemischen Vorgänge in Ihrem Körper zu gewinnen.

Gemeinsam werden wir Ihren Stoffwechsel neu starten und Ihre Hormone so konditionieren, dass Sie nicht zunehmen, sondern abnehmen werden – und zwar viel.

WORUM ES GEHT

Menschen, die fettleibig sind, sterben mit einer 50 bis 100 Prozent größeren Wahrscheinlichkeit einen früheren Tod als Menschen mit Normalgewicht. Auch ist ihr Risiko höher, eine der folgenden schweren oder sogar tödlichen Krankheiten zu entwickeln:

- Arthritis
- Arteriosklerose
- Krebs (Bauchspeicheldrüsenkrebs, Leberkrebs, Nierenkrebs, Krebs der Gebärmutterschleimhaut, Brustkrebs, Gebärmutterhalskrebs, Dickdarmkrebs, möglicherweise auch Leukämie und Lymphom)
- Kongestive Herzinsuffizienz
- Herzkranzgefäßkrankheit
- Schwere Depression
- Gallenblasenerkrankung
- Gichtarthritis
- Herzinfarkt
- Hoher Blutdruck
- Hoher Cholesterinspiegel
- Hohe Triglyceridwerte
- Atembeschwerden
- Schlafapnoe
- Schlaganfall
- Herzwandverdickung
- Diabetes Typ 2

Wir alle kennen die Schlagzeilen. Wir wissen auch, dass es viele Gründe gibt, warum wir von diesen Erkrankungen bedroht werden: zig Fernsehsender, Super-Mega-Cheeseburger, industriell verarbeitete Nahrungsmittel, das Pendeln zum Arbeitsplatz mit Wegen bis zu 100 Kilometern, Siebzig-Stunden-Arbeitswochen. Kurz gesagt: Stress pur bei gleichzeitig ungesunder Ernährung und wenig Bewegung.

Aber es gibt auch Krankheitsursachen, von denen niemand spricht. Wie steht es beispielsweise mit den Chemikalien in unserer Luft, im Wasser, in Kosmetika und in unserer Kleidung? Was bewirken die Unkrautbekämpfungsmittel auf dem Rasen des Nachbarn? Welche Folgen hat Plastik, das anscheinend die ganze Welt erobert hat?

Seit Langem dämonisieren wir Lebens- und Essgewohnheiten, die uns dick machen. Doch es gibt viele andere Faktoren in der Umwelt, in unserer Ernährung und in unserem sozialen Leben, die in den letzten dreißig Jahren an Boden gewonnen haben; viele davon führen zu Hormonstörungen und beeinträchtigen unseren Stoffwechsel.

Ich habe sehr viele geliebte Menschen frühzeitig einen letztlich durch Hormone verursachten Tod sterben sehen. Sie kennen sicherlich zumindet einen Menschen – vielleicht sind Sie es selbst –, der jenen »Schwimmreifen« an Fett um seine Taille trägt, der einen Herzinfarkt verursachen kann; oder die Frau, die im Alter von 28 Jahren einen Knoten in ihrer Brust findet; oder den Jugendlichen, bei dem »Altersdiabetes« (Diabetes Typ 2) diagnostiziert wird, obwohl er erst zwölf Jahre alt ist.

Insbesondere Letzteres macht mich unsäglich traurig. In den vergangenen beiden Jahrzehnten stieg die Zahl von Diabetes-Diagnosen um 40 Prozent. Was geht hier nur vor? Warum geraten unsere Hormone außer Kontrolle, und wie können wir das verhindern?

Es gibt nur einen Ausweg. Wir müssen endlich aufwachen und uns klarmachen, dass jeder Bissen und jede Gewohnheit zählen. Es geht dabei aber nicht nur um Kalorien, Fett, Kohlenhydrate, sondern wir müssen uns klarmachen, dass diese Happen und Gewohnheiten unserem Körper signalisieren, wie er reagieren soll. Bissen für Bissen, Schluck für Schluck und Atemzug für Atemzug – wenn wir die falschen Nahrungsmittel zu uns nehmen oder mit toxischen Substanzen in der Luft leben, dann wird unseren Hormonen von allen Seiten signalisiert, Dinge zu tun, die wir sie niemals tun ließen, wenn wir bewusst wählen würden.

Wir müssen realisieren, wie moderne Nahrung und eine vergiftete Umwelt mit unseren Hormonen kommunizieren. Wir müssen genau verstehen, *wie* sie uns übergewichtig und krank machen. Das ist der einzige Weg, wie wir die Dinge wieder in ihre gesunden Bahnen lenken können. Darum geht es in *Schlank & satt mit der Kraft der Hormone.*

BEKENNTNISSE EINES DICKEN KINDES

Wie weit haben wir uns von einem natürlichen Gleichgewicht der Hormone entfernt? Verdammt weit. Ich kann das aus eigener Erfahrung sagen, denn lange Jahre meines Lebens hindurch war auch ich weit, sehr weit davon entfernt.

Ich werde Ihnen erzählen, wie es mir erging, wie mein gesamtes Hormonsystem durcheinandergeriet – nicht etwa, weil mein Schicksal so ungewöhnlich ist, sondern weil vieles von dem, was ich zu berichten habe, auch Ihnen und einem Großteil Ihrer Bekannten passiert ist. Auch der Hormonhaushalt eines Fitness-Gurus kann völlig außer Rand und Band geraten, ohne dass er es überhaupt wahrnimmt. Wie sollte es also eine Lehrerin, eine Verkäuferin oder eine Hausfrau und Mutter, die sich nicht professionell mit dem Körper befassen, wahrnehmen?

Alles begann damit, dass ich ein pummeliges Kind war. Heute habe ich einen wohlgeformten Körper, aber in meiner Jugend führte ich einen ständigen Kampf gegen Übergewicht.

Ursache war vor allem das Zusammenleben mit meinem Vater. Mein Vater war süchtig. Essen war nur eine seiner Süchte. Des Weiteren hatte er höchstwahrscheinlich eine Schilddrüsenunterfunktion, obwohl wir das damals nicht wussten. Doch seine Esssucht und seine genetische Veranlagung für Übergewicht hat er mir sicherlich vererbt.

Pommes frites gehören in den USA zu den drei häufigsten pflanzlichen Nahrungsmitteln für Babys im Alter von neun bis elf Monaten.

Ich blieb oft allein mit meinem Vater zu Hause, da meine Mutter Abendkurse in Psychologie besuchte. Essen war der einzige Weg für meinen Vater, mir seine Zuneigung zu zeigen oder überhaupt mit mir zu kommunizieren. Er machte riesige Mengen Popcorn, und dann sahen wir gemeinsam fern. Oder wir backten zusammen Pizza. Sogar Eis stellte er selbst her. Wenn wir ausgingen, aßen wir in unserem Lieblingsrestaurant Schawarma oder Burritos. Essen war eines der wenigen Dinge, die mich mit meinem Vater verbanden.

Aber nicht an allen meinen Problemen mit dem Essen ist mein Vater schuld. Meine Mutter, die immer schlank war, setzte mitunter Nahrung als Belohnung ein. Ich war ein Einzelkind, und es kam eine Babysitterin, wenn meine Eltern beide aus dem Haus gingen. Ich *hasste* Babysitterinnen. Also ging meine Mutter, bevor die Babysitterin kam, mit mir zur Bäckerei: »Such dir aus, was immer du haben willst.« Ich habe immer noch eine erschreckend starke emotionale Beziehung zu diesen Süßigkeiten.

Meine Mutter wusste, dass ich sie vermisste, wenn sie arbeiten ging, daher sagte sie mir, bevor sie das Haus verließ: »Was für eine Süßigkeit soll ich dir denn heute mitbringen?« Wenn sie nach Hause kam, brachte sie mir meinen Lieblingsschokoriegel mit. Zunächst aß ich dann vorsichtig die äußere Karamellschicht des Riegels. Dann tunkte ich den Keks in ein Glas Milch. Diese Essrituale waren ein Trost für mich, denn sie waren einfach immer gleich und daher verlässlich.

So war das immer in meiner Familie, soweit ich mich bewusst erinnern kann. Als ich drei Jahre alt war, sprachen meine Eltern über eine Trennung. Sie drückten mir eine Tüte Chips in die Hand und stritten nebenan. Ich erinnere mich, wie ich in der Küche allein vor dieser riesigen Tüte Chips saß und dachte: »Was bedeutet das alles für mich?« Es gab keinen Bruder und keine Schwester, die mir geholfen hätten. Ich hatte also keine Hilfe von einem anderen Menschen, aber es gab die Chips. Das Essen war meine Gesellschaft. Es gab mir etwas, an das ich mich halten konnte, es würde immer da sein für mich, und es würde mich nicht hängen lassen. Das ist eine traurige Geschichte, nicht wahr?

DIE URSACHEN DES KÖRPERFETTS, TEIL 1:
ES LIEGT (TEILWEISE) AN DER FAMILIE

Schauen Sie sich die folgenden Faktoren aus der familiären Umgebung an, die das Risiko von Übergewicht erhöhen:

- Das Gewicht der Mutter: Im Alter von sechs Jahren sind Kinder, die übergewichtige Mütter haben, 15-mal häufiger übergewichtig als Kinder von Müttern mit Normalgewicht.
- Stillen: Zahlreiche Studien bringen das Stillen mit einem niedrigeren Risiko kindlichen Übergewichts in Verbindung. Manche Experten glauben, dass mit der Flasche ernährte Babys mit einer 15 bis 20 Prozent höheren Wahrscheinlichkeit übergewichtig werden als gestillte Säuglinge.
- Fernsehen: Mit jeder Stunde Fernsehkonsum eines Teenagers erhöht sich das Risiko von Übergewicht um zwei Prozent. Die Verringerung des Fernsehkonsums auf 60 Minuten pro Woche könnte die Zahl übergewichtiger Teenager um ein Drittel reduzieren.
- Gemeinsames Essen: Eine Studie mit 8.000 beteiligten Kindern zeigte, dass diejenigen, die selten gemeinsam mit der Familie essen, aber viele Stunden vor dem Fernseher verbringen, häufiger schon in der Grundschule übergewichtig werden.
- Fehlendes Spielen an der frischen Luft: Wenn diese Kinder auch noch gar nicht oder nur sehr selten draußen spielen, sondern sich immer in Haus oder Wohnung aufhalten, werden sie sehr wahrscheinlich schon im Kindergarten übergewichtig sein.
- Elterliche Kontrolle: Wenn die Eltern zu stark das Essverhalten der Kinder kontrollieren, lernen Kinder nicht, ihre Nahrungsaufnahme selbstständig zu steuern – das macht sie anfällig für Übergewicht.
- Diät in frühem Alter: Jungen und Mädchen, die angehalten werden, Diät zu machen, sind fünf Jahre danach mit dreimal größerer Wahrscheinlichkeit übergewichtig, da sie zu zwanghaftem Essen neigen, das Frühstück überspringen oder auf andere ungesunde Art abnehmen.
- Armut: Niedriges Einkommen, kombiniert mit einem der oben angeführten Faktoren, erhöht das Risiko von Übergewicht dramatisch. Die Umwelttoxine sind gerade für die anfälligste Gruppe ein Problem: Das sind arme Kinder, deren Eltern sich nur billiges, pestizidverseuchtes, industriell verarbeitetes Essen, oft auf Getreide basierend, leisten können.

Als ich zwölf Jahre alt war, ließen sich meine Eltern schließlich scheiden. Es war kein Zufall, dass das die Zeit war, in der ich am meisten Gewicht zulegte. Die gesamte Welt ging für mich in die Brüche. Ich schwänzte die Schule, verschlechterte mich in allen Unterrichtsfächern, probierte die Getränke in der Bar meiner Eltern. Ich machte verbotene und gefährliche Experimente. So stahl ich das Auto meiner Mutter nach der Schule – stellen Sie sich vor, ich war erst zwölf Jahre alt. Ich schnappte mir am Nachmittag, wenn sie auf der Arbeit war, ihre Ersatzschlüssel. Dann holte ich den Jeep Cherokee aus der Garage und raste wie verrückt durch unser Viertel. Ich hatte großes Glück, dass ich dabei niemanden tötete, mich eingeschlossen. Bei meinen Fahrten machte ich regelmäßig einen Boxenstopp in meinen liebsten Fast-Food-Restaurants. Es gab erst einmal zwei Burritos mit Bohnen und Käse ohne Zwiebel, aber mit einer Extraportion Käse; das nächste Mal holte ich mir zwei dieser Burritos und einen Taco dazu; dann drei Burritos und einen Supreme-Taco. Und, wo ich schon dabei war, gleich noch eine in Zucker gewälzte, fetttriefende Zimtrolle und eine große Cola dazu.

Oder ich bestellte nach der Schule eine Pizza. Oder ich kaufte mir eine Tüte Chips und aß die ganze Packung leer, während ich Fernsehen schaute – ich saß bloß auf der Couch, legte Gewicht zu und fühlte mich miserabel.

Ungefähr in dieser Zeit hatte ich Träume, in denen ich mich als Kriegsgefangene in einer Krisenzone sah. Ich war fixiert auf Filme über den Vietnamkrieg und glaubte am Ende wirklich, dass ich die Reinkarnation einer Kriegsgefangenen sei. Als meine Eltern die Scheidung beschlossen, schlug ich ein Loch in die Wand.

Ich war zwölf Jahre alt, 1,50 Meter groß und wog 79 Kilogramm. (Das bedeutet, dass ich fünf Zentimeter kleiner und 25 Kilo schwerer war als heute.)

Meine Mutter erkannte nun, dass sie handeln musste, und zwar schnell. Sie ging mit mir zu einem Therapeuten, aber glücklicherweise verstand sie auch, dass ich ein körperliches Ventil brauchte, um meinen Zorn und meine Frustration abzureagieren. Der Kampfsport rettete mir damals das Leben.

Treiben Sie Sport – und tanken Sie Kraft

Die Neffen des damaligen Freundes meiner Mutter trainierten Kampfsport bei einem Trainer, der ein wenig unkonventionell war, um es freundlich auszudrücken. Ich war begeistert. Meine Mutter hatte den Eindruck, dass es das Richtige für mich war. Es war allerdings so, als würde sie mich in eine Kaserne stecken, als sie mich diesem Trainer anvertraute. Mit ihm war nicht zu spaßen.

Sein Name war Robert David Margolin und er unterrichtete in einem Dojo in seiner Garage. Robert lehrte einen gemischten Stil, eine Kombination aus Aikido und Muay Thai, die Akarui-Do genannt wurde. Im Wesentlichen war er einer der Pioniere der Mixed Martial Arts (MMA). Er wurde zu einer Art Vaterfigur für mich, vielleicht auch weil er wie ein Rebell auftrat. Er lebte extrem, und das gefiel mir. Es schien mir authentischer als ein sanfter, konventioneller Ansatz. Extreme ziehen mich einfach an, glaube ich. (Wahrscheinlich haben Sie sich das schon gedacht.)

Kinder, die regelmäßig Sport treiben, haben ein 80 Prozent geringeres Risiko für Übergewicht als Altersgenossen, die nie oder selten Sport machen.

Die Männer in diesem kleinen Dojo waren wie Brüder für mich. Sie alle kümmerten sich um ihre Gesundheit, waren ehrgeizig und fokussiert auf ihr Ziel. Ich schaute zu ihnen auf und erkannte, dass all die anderen Dinge, die ich tat – Alkohol trinken, die Schule schwänzen, einfach mein Leben vergeuden –, gar nicht cool waren. *Sie* waren cool für mich. Ich wollte sein wie diese Menschen. Ich wollte sie beeindrucken.

Wie aber brachte Rob mich dazu, endlich meinen Hintern in Bewegung zu setzen? Ich werde Ihnen die Geschichte erzählen. Ich glaube, jeder Mensch, der ernsthaft sein Leben ändern will, hat Ähnliches erlebt – ich nenne es »den absoluten Tiefpunkt erreichen«. Es ist diese Erkenntnis, die einen Wendepunkt darstellt und uns antreibt, uns zu ändern – wie auch immer diese Veränderung aussehen mag.

Eines Tages, während ich auf den Beginn des Trainings wartete, verschlang ich eine Tüte Chips. Als Robert kam, um mich zu holen, fiel sein Blick auf die Tüte, und er warf mich aus dem Studio. »Du vergeudest hier meine Zeit«, sagte er. »Bis du endlich bereit bist anzunehmen, was ich dir geben kann, vergeudest du nicht nur deine, sondern auch meine wertvolle Zeit. Deswegen musst du gehen.« Mir stockte das Blut in den Adern. Er sah, wie überrascht ich war. »Wenn du das Training hier ernst nehmen willst, wenn du dich selbst ernst nehmen willst, dann kannst du wiederkommen, und ich werde dir helfen.« Und damit schlug er mir die Türe vor der Nase zu.

Roberts Botschaft, die von diesem Moment an zu meiner Leitphilosophie wurde, war folgende: Unser Weg zu einem gesunden Leben erfordert vor allem Kraft. Kraft besteht meiner Ansicht nach darin, zu lernen, wie wir unsere Träume realisieren können.

Ich will Ihnen ein kleines Geheimnis anvertrauen: Krafttraining gefällt mir nicht. Ich mache es bisweilen, aber nur selten. Es ist mir völlig gleichgültig, ob jemand einen Waschbrettbauch hat oder einen Hintern aus Stahl. Verstehen Sie mich nicht falsch, es ist gut, falls Sie das haben sollten. Aber Fitness ist viel mehr für mich. Fitness ist für mich ein Instrument, das Menschen stärker macht. Sie fühlen sich stark, selbstsicher und leistungsfähig, und das strahlt auf andere Lebensbereiche aus.

Ich habe erkannt, dass man dasselbe Konzept auf eine Diät und auf andere Aspekte des Lebensstils anwenden kann. Wenn Sie einmal die Entscheidung getroffen haben, Kontrolle über die Vorgänge in Ihrem Körper zu übernehmen, können Sie diese Kraft nutzen. Wenn Kräfte außerhalb Ihres Körpers Ihr chemisches Gleichgewicht gestört haben und Sie etwas unternehmen, um Ihren Hormonhaushalt zu optimieren, dann stoßen Sie auf diese innere Kraft und entdecken sie von Neuem für sich.

Als mich Robert aus dem Studio warf, war ich vierzehn Jahre alt. Ich war knapp über ein Jahr dort gewesen. Plötzlich erkannte ich, was für Fortschritte ich schon gemacht hatte. Von einem dicken Kind, das in der Schule konsequent auf den Boden starrte und das Mittagessen täglich im Büro von Mrs. Cronstad einnahm, weil es sich nicht traute, in den Schulhof zu gehen, war ich zu einem Kind geworden, das durch den Trainingsraum ging, den Menschen in die Augen sah und dachte: »Ihr könnt nicht so mit mir reden – ich habe gerade zwei Bretter mit meinem rechten Fuß zerschlagen.« Ich wollte nicht riskieren, diese Kraft wieder zu verlieren.

Das Training mit Robert veränderte mein Denken, gab mir Selbstvertrauen und zeigte mir eine Lebensweise, die mir gefiel und die mir helfen würde, meine Träume zu realisieren. Ich erkannte, dass ich insgesamt als Mensch stärker war, wenn ich physisch stark war.

Aber eine wichtige Sache hatte ich noch nicht verstanden. Es war Robert gleichgültig, ob ich schlank war. Er maß dem überhaupt keine Bedeutung bei. Er wollte, dass ich mich gesund ernähre, um einen gesunden Körper zu haben; aber *diesen* Teil seiner Botschaft verstand ich erst Jahre später.

Ein heißes junges Ding

Als ich siebzehn Jahre alt war, war ich dann jedenfalls schlank. Und ich war eitel. Ich war eine junge Frau, die in Los Angeles lebte. Natürlich wollte ich gut aussehen, ich war ganz versessen darauf. Ich las alles und wusste alles darüber. Ich kannte jede Zeitschrift am Markt, von *Muscle & Fitness* bis zu *Shape*. Ich hatte jedes Diät-Buch, machte jeden verrückten Fitnesstrend mit. Ich sah, was funktionierte und was nicht.

Ich studierte die Trainingsmethoden der Navy SEALs, ich verschlang Bücher über Bruce Lee und die Methoden der israelischen SWAT-Teams. Ich verbrachte viele Stunden im Fitnessstudio, machte die verrücktesten Dinge – etwa Plyometrie und High-Intensity-Training –, Jahre bevor sie richtig bekannt wurden. Ich ging ins Fitnesscenter und hängte mich mit dem Kopf Richtung Boden an einen einzigen Gravity Boot oder machte einarmige Klimmzüge, als ob nichts dabei wäre.

Die Leute im Fitnessstudio dachten: »Was zum Teufel hat dieses Mädchen drauf?« Bald fragten einige von ihnen, ob ich sie trainieren könne. So begann meine Trainerkarriere – die Menschen wollten, dass ich ihnen die Verrücktheiten beibrachte, die ich selbst machte.

Ich dachte nicht im Traum daran, daraus einen Beruf zu machen. Ich arbeitete bereits in einer Bar. (Mit einem gefälschten Ausweis, muss ich dazusagen, denn ich war eigentlich zu jung dafür – ich war immer noch rebellisch. Einige Dinge ändern sich nie.) Für einen Teenager verdiente ich wirklich gut. Ich brauchte also kein zusätzliches Geld und hielt nie nach Kunden Ausschau. Ich dachte mir: »Ich tue das eigentlich für mich, aber wenn ihr wollt, kann ich euch trainieren. Warum nicht? Das könnte Spaß machen.«

> Amerikanerinnen versuchen in ihrem Leben durchschnittlich bis zu zehn Mal, Gewicht zu verlieren.

Damals hatte ich keine Ahnung, dass es meine Bestimmung war, den Menschen zu helfen, ihren Körper und ihr Leben durch Sport und gesunde Lebensführung zu ändern. Ich musste zunächst meine eigenen Probleme bewältigen, meinen eigenen Kampf mit meinem Gewicht voranbringen.

Ich war ganz versessen darauf, die richtigen Methoden zu finden, wie man Fett verbrennt, nicht nur für meine Kunden, sondern auch für mich selbst. Eine Zeit lang folgte ich der vorherrschenden Auffassung, dass man am effektivsten Fett verbrennt, wenn man mit leerem Magen trainiert. Dann hatte ich die Gelegenheit, mit einem Biochemiker zu sprechen, und fand heraus, dass genau das falsch ist, weil es den Körper dazu bringt, das eigene Muskelgewebe anzugehen! Ich musste also meine Theorie über den Haufen werfen und etwas anderes finden.

Genauso ging es mir mit meinen Diäten. Ich experimentierte mit Pritikin, Atkins, Blutgruppendiät, ph-Diät, Paläo-Diät, vegetarischer Ernährung, Trennkost, selbst mit dem gefürchteten Master Cleanse – ich probierte alles, was man mir empfahl. Warum? Weil ich schlank sein wollte!

Ein ganzes Jahrzehnt lang behandelte ich meinen Körper, als sei er ein Versuchskaninchen. Ich ahnte nicht, dass alle diese Experimente meinen Hormonhaushalt durcheinanderbrachten. Mich interessierte nur, dass ich nie wieder dieses fette Kind sein wollte, und, um ehrlich zu sein, es war mir egal, auf welche Art ich dieses Resultat erzielen konnte.

Wenn ich im Fitnesscenter war, die neuesten wissenschaftlichen Erkenntnisse über Diäten las, dann war ich völlig in meinem Element. Dann jedoch geriet ich in die berufliche Tretmühle.

Ein neuer Hamster für das Hamsterrad

Haben Sie in Ihrem Leben jemals eine Entscheidung getroffen, die den An-
schein einer sanften Kurskorrektur hatte, aber sich als weiter Umweg ent-
puppte? Das stieß mir zu, und ich brauchte Jahre, um wieder zurück auf den
richtigen Kurs zu kommen.

Ich war zufrieden damit, tagsüber mit Kunden zu trainieren und am
Abend in der Bar zu arbeiten, ohne mir viele Gedanken über die Zukunft
zu machen. Ich wollte einfach Spaß haben. Doch dann kritisierte mich
mein damaliger Freund. »Jillian, du bist dreiundzwanzig Jahre alt«, sagte er.
»Du lebst in Los Angeles. Du kannst nicht für den Rest deines Lebens *Trainerin* sein (er sagte das, als würde er *Drogen-Dealer* meinen). Du musst etwas Seriöses machen. Du musst dir einen Beruf suchen.«

Von da an dachte ich: »Trainerin ist also kein wirklicher Beruf.« Dum-
merweise dachte ich, das Trainer-Dasein sei kein Beruf, gerade *weil* es mir
so gut gefiel. Etwas, was so viel Spaß machte, konnte kein Beruf sein, oder?
Das war ein tragischer Irrtum.

Ich redete mir ein, dass ich einen Beruf für »Erwachsene« finden müss-
te. So begann ich bei einer großen Künstleragentur in Los Angeles zu arbeiten. Vier qualvolle, niederschmetternde Jahre lang trieb ich Raubbau
mit meiner Gesundheit, indem ich einen Job mit Sechzig-Stunden-Woche,
Wahnsinnsstress und 100 Prozent reiner Schreibtischarbeit machte. Doch
auch wenn ich um Mitternacht trainieren musste, ich arbeitete mich immer
noch im Fitnesscenter ab, war immer noch von Gesundheit und Training
besessen – doch ich trainierte keine anderen Menschen mehr. In meiner
spärlichen Freizeit verschlang ich immer noch Infos zu jeder Diät, die auf
den Markt kam: Ah, die Sears-Diät ist modern? Wir bestimmen jetzt Stoff-
wechseltypen? Was ist die South-Beach-Diät – wird sie mir helfen? Ich rang
weiterhin permanent mit meinem Gewicht, mit meinem Körper, mit meiner Gesundheit. Tag für Tag zählte ich penibel jede einzelne Kalorie, die ich
zu mir nahm.

In dieser Zeit bemerkte ich, dass ich einen fleckigen braunen Punkt in
meinem Gesicht hatte, der nicht verschwinden wollte. Ich ging zum Der-
matologen. Es stellte sich als Melasma heraus, bekannt auch als »Schwan-

gerschaftsmaske«, das ist eine starke Überpigmentierung des Gesichts, die oft durch ein hohes Östrogen- oder Progesteron-Niveau ausgelöst wird. Mein Dermatologe sah mich an und sagte: »Wir könnten es peelen, um die Stelle heller zu machen.«

Ich dachte »Peelen? Moment mal – ich will zunächst einmal wissen, warum ich das habe.« Ich war noch niemals schwanger gewesen und ich nahm nicht die Antibabypille. Was war also los?

Ich hatte aber keine Zeit, lange darüber nachzudenken. Bis über die Ohren mit Arbeit eingedeckt, kam ich nur mit industriell verarbeiteter (also verfälschter) Diät-Nahrung, künstlichen Süßstoffen, Zuckeralkohol und Koffein durch den Tag und kam nur durch meine Abhängigkeit von Diät-Cola über die Runden – Unmengen davon jeden Tag.

Dabei war mein Job von außen betrachtet großartig. Ich musste in Restaurants nicht auf einen Tisch warten. Die Menschen »kannten« mich. Ich arbeitete in Hollywood, mein Gott! Ich glaubte, ich sei wichtig.

> Menschen, die angeben, dass ihre Arbeit stressig ist, haben ein 73 Prozent höheres Risiko, übergewichtig zu werden, und ein 61 Prozent höheres Risiko, Fett am Bauch zu entwickeln, als Menschen, die keinen Stress haben.

Aber in Wirklichkeit hasste ich meine Arbeit, und ich hasste, was ich tat. Jeden Morgen nach dem Aufstehen war mir zum Heulen. Ich hatte das Gefühl, dass mein Leben keinen Sinn hatte.

Sie kennen vermutlich den Spruch »Am dunkelsten ist die Nacht vor der Dämmerung«. Ich kann bestätigen, dass es so ist. Meine dunkelste Zeit kam, als ich im Machtkampf zweier Kollegen zwischen die Fronten geriet. Über den einen wusste ich etwas Schreckliches, etwas, weswegen er sicherlich entlassen, wenn nicht sogar verklagt worden wäre. Die Last des Wissens war zu groß für mich. (Dazu kam, um ehrlich zu sein, dass ich ihn nicht leiden konnte.) Als mich das höhere Management befragte, was er getan hatte, ließ ich es darum durchsickern. Die ganze Geschichte. Ich sagte ihnen, was er getan hatte und wie er es getan hatte.

Sie können sich vorstellen, was das Resultat war: Der Kollege handelte seinen Vertrag neu aus. Ich wurde gefeuert. Und ich hatte einen Todfeind für den Rest meines Lebens.

Was danach geschah? Der Kollege ruinierte meinen Ruf in der ganzen Stadt. Ich konnte keinen Job mehr bekommen. Ich konnte nicht einmal aus dem Haus gehen. Da saß ich nun und dachte: »Ich war vier Jahre meines Lebens unglücklich und habe mich völlig sinnlos zu Tode gearbeitet. Wozu?«

An einem bestimmten Punkt hatte ich schließlich keine andere Wahl – ich musste Geld verdienen. Ein Freund vermittelte mir eine Arbeit in einem Fitnesscenter, als Assistentin eines Physiotherapeuten. Ich musste in den sauren Apfel beißen und für ein Zehntel meines früheren Gehalts arbeiten. Ich musste jungen Männern Handtücher reichen, die Assistenten in der Firma waren, die mich gefeuert hatte – junge Männer, die ich als Vorgesetzte in das Fitnesscenter geschickt hatte. Diese Erfahrung war einfach demütigend. Aber gleichzeitig war es das Beste, das mir jemals zugestoßen ist. Ein schwarzer Tag für dein Ego ist ein großartiger Tag für deine Seele!

WIEDER AN MEINEM PLATZ – UND EINER ANTWORT NAHE

Wie sich herausstellte, war der gewaltige Schlag für mein Ego genau das, was ich brauchte. Der Wechsel brachte mich zurück in mein Element und machte mich gleichzeitig demütig und hungrig genug, um hart zu arbeiten. Nach einer langen Zeit, in der ich versucht hatte, einer mir fremden Definition von Erfolg gerecht zu werden, war ich wieder dort, wo ich hingehörte. Und das erste Mal seit Jahren war ich wieder glücklich.

Nach wenigen Monaten konnte ich dem Studio bereits dabei helfen, das Angebot zu erweitern und ein voll ausgestattetes Fitnesscenter aufzubauen. Meine Kundenliste vergrößerte sich – ich arbeitete mit Berühmtheiten, Agenten und Produzenten in Hollywood, alles neue Kunden, die ich aufgrund meiner Kontakte zur Unterhaltungsindustrie gewinnen konnte. Als ich mich noch mehr etabliert hatte, sprach ich mit den Ernährungsberatern der Stars, mit ihren Diätologen, Sportmedizinern, den Besten ihrer Branche. Glauben Sie mir, ich habe niemals eine Chance verpasst, mir ihre Ideen anzuhören. Ich befragte sie auch zu den Methoden, die ich kannte: »Erklären Sie mir die Atkins-Diät. Hat sie einen wissenschaftlichen Hintergrund? Was bewirkt sie tatsächlich?« Langsam versuchte ich mir ein umfassendes Bild zu machen, aber ich konnte noch immer nicht alle Steine zusammenfügen – vor allem nicht bei Fragen, die meinen eigenen Körper betrafen.

Ein Jahr später gründete ich meine eigene sportmedizinische Einrichtung in Beverly Hills, komplett ausgestattet, und ich stellte auch drei Physiotherapeuten, einen Heilpraktiker und einen Chiropraktiker ein. Es dauerte nicht lange, bis ich Anrufe von *Shape*, *Self*, *Redbook* und *Marie Claire* bekam, Man rief mich an, wann immer ein Interview zu neuen Trends in den Bereichen Fitness, Ernährung und Diäten benötigt wurde.

Im Berufsleben ging es mir also endlich prächtig, meine Zukunft sah rosig aus. Aber um mein Gewicht zu halten, musste ich immer noch hart kämpfen. Ich blieb nur in Form, weil ich mehr als pingelig war, wenn es ums Kalorienzählen ging. Ich trainierte hart, sieben bis acht Stunden in der Woche. Obwohl ich meinen Kunden sagte, sie sollten literweise Wasser trinken, war ich selbst schwer abhängig von Koffein, im Stundentakt spülte ich meine Diät-Cola hinunter.

> Mit jeder Dose und jedem Glas Diät-Cola oder Diät-Limo, die man pro Tag zu sich nimmt, erhöht sich die Gefahr für eine Fettleibigkeit um 41 Prozent.

Wenn ich einige Tage locker ließ, legte ich sofort zwei Kilo zu, was mich dann wieder zur Vernunft brachte und meine harte Trainingsroutine wieder aufnehmen ließ. Ich hatte mich wirklich reingehängt, Diäten analysiert, unglaublich viel über richtige Ernährung gelesen, aber ich konnte immer noch nicht verstehen, warum mein Training und meine sehr speziellen Essgewohnheiten nicht den gewünschten Erfolg hatten. Ich glaubte tatsächlich, dass mich die Natur mit meinen Genen benachteiligt hatte – dass mein Stoffwechsel einfach schlecht war und dass ich es nie so leicht haben würde wie einige meiner Freunde.

Und dann stellte sich heraus, dass mein Körper die Belastungen, denen ich ihn aussetzte, nur bis zu einem gewissen Punkt aushalten konnte, bis er völlig zusammenbrach. Das geschah, als ich Teil des Teams von *The Biggest Loser* wurde.

Nun, wenn ein junges Ding ins Fernsehen kommt und Menschen dazu motivieren will, Dutzende Kilo zu verlieren, dann muss es gut aussehen, oder? Das war der Gedanke, der mich bei der Vorbereitung auf die Show beherrschte. »Ich muss schlank sein. Ich muss sie beeindrucken«, sagte ich mir, daher beschränkte ich meine Kalorienaufnahme rigoros auf 1.200 Kalorien pro Tag und trainierte bis zum Umfallen im Fitnesscenter. Das war der einzige Weg, meinen Körper in Form zu bringen. Ich musste in der Form meines Lebens sein und mit gutem Beispiel vorangehen.

Und ich ging voran, aber wie ein Zombie. Ich war völlig erschöpft; abgemagert bis auf die Knochen und unglaublich gestresst. Als die Staffel endete, ging ich von 1.200 Kalorien auf weit gesündere 1.800 Kalorien über, was völlig logisch war für jemanden, der so hart gearbeitet hatte wie ich. Praktisch über Nacht legte ich sieben Kilo zu.

Aber es war nicht so, dass ich nach Hause ging und mich mit Pizza vollstopfte. Ich trainierte immer noch fünf Stunden pro Woche! Aber schon wenn ich ein einziges Glas Wein trank, legte ich Gewicht zu. Ich musste mich im Anschluss bis zur Erschöpfung im Studio abarbeiten, um das Gewicht wieder zu verlieren.

Das konnte nicht sein. Das ist lächerlich, sagte ich mir. Etwas mit meinem Stoffwechsel musste falsch laufen. Das durfte nicht so schwer sein.

DER SCHLÜSSEL ZUM ERFOLG

Dann wurde ich dreißig. Dreißig zu werden bringt einen wirklich zum Nachdenken – darüber, ob man Kinder haben möchte, und über die Sehnsucht, länger und gesünder zu leben. Bis zu diesem Punkt – und das mag sich seltsam anhören – dachte ich immer, ich würde jung sterben. Als ich dann in diesem Alter war, realisierte ich, dass ich nicht James Dean war – ich würde nicht so einen leichten Abgang haben. Und ich wollte das auch nicht! Ich wollte ein langes Leben haben, ich wollte in Würde altern.

Wenn wir ein Alter von 20 Jahren erreicht haben, fällt der Grundumsatz beim Stoffwechsel um 2 Prozent pro Jahrzehnt; nach 40 verlangsamt er sich um 5 Prozent pro Jahrzehnt.

Es ging nicht mehr nur darum, dünn zu sein; jetzt ging es mir auch darum, lange und gesund zu leben. Ich wollte nicht nur einen schlanken Körper, sondern ebenso ein gesundes, glückliches und langes Leben.

Eine gute Freundin und Kundin von mir war zu dieser Zeit gerade Patientin bei einem Endokrinologen. Ich rief den Arzt an, um mit ihm über die Gesundheit und das Wohlbefinden meiner Freundin zu sprechen. Das war für mich ein völlig normales Vorgehen. Ich habe mit beinahe allen Medizinern in Los Angeles zusammengearbeitet, mit jedem Diätologen gesprochen, mit Sportmedizinern, Biochemikern, Chiropraktikern, Fußspezialisten … Aber das war der erste Endokrinologe, mit dem ich gesprochen habe.

Als ich mich mit ihm unterhielt, verstand ich endlich, warum meine Kundin keine Ergebnisse sah. Die fehlenden Puzzlesteine, die ich nicht hatte sehen können, fügten sich jetzt leicht zusammen. Meine Kundin hatte eine Schilddrüsenunterfunktion, weshalb wir diese verflixten letzten sieben Kilo nicht wegbrachten. Sie litt auch an PCOS, das in Verbindung mit Diabetes Typ 2 steht und ihren Stoffwechsel im Schneckentempo arbeiten ließ. Ich wusste, dass sie einen langsamen Stoffwechsel hatte, aber nun wusste ich, warum. Mit der Hilfe des Endokrinologen entwarfen wir einen Diätplan, um das endlich zu ändern.

Der Testosteron- und Progesteronspiegel der Frau erreicht in ihren Zwanzigerjahren das höchste Niveau. Danach sinkt er das restliche Leben über. Die Ausschüttung von Wachstumshormonen sinkt nach Erreichen des fünfunddreißigsten Lebensjahres um 75 Prozent.

Unglaublich, dachte ich. Ich muss das auch selbst machen. »Wann kann ich zu Ihnen kommen?«, fragte ich. »Vielleicht könnte ich auch sofort einen Termin haben?«

Ich begab mich in seine Hände. Ich wurde auf alles getestet, was nur möglich war, von Cholesterinwerten bis Schwermetallbelastung. Ich kann mich noch heute an den Tag erinnern, an dem ich in seinem Büro saß und er mit den Testergebnissen in der Hand hereinspazierte. Er lächelte, gab mir ein Stück Papier, und bevor ich Zeit hatte, es zu lesen, fragte er mich: »Seit wann haben Sie eine Schilddrüsenunterfunktion?« Ich musste schlucken. Das Blatt Papier war voll mit Zahlen im »abnormen« Bereich. »Und auch Ihr Testosteron ist wirklich sehr niedrig. Haben Sie jemals Accutane® genommen?« Ich kam nicht einmal zum Luftholen. »Wissen Sie, was östrogen-dominant bedeutet?«

An diesem Punkt war mir schon ganz schwindlig. Plötzlich hatte ich eine völlig plausible Erklärung für all die Symptome, die ich so viele Jahre lang ignoriert oder geleugnet hatte: die Pigmentstörung in meinem Gesicht, die Energiehöhen und -tiefen und, ja, die sieben Kilo Problemgewicht. Das Verbindungsglied für all das waren meine *Hormone*.

Meine fettspeichernden Hormone, wie Cortisol, hatten viel zu hohe Werte. Die fettverbrennenden Hormone, wie Wachstumshormone und DHEA, lagen zu niedrig. Ich hatte so viel Östrogen im Körper, dass er nicht mehr wusste, was er damit anfangen sollte. Mein ganzes Hormonsystem war völlig aus dem Gleichgewicht geraten – und damit auch mein Stoffwechsel.

Diese Erkenntnis war eines der größten Erweckungserlebnisse meiner Laufbahn. Von diesem Moment an war ich nicht mehr zu stoppen. Diese Welt war völlig neu für mich, aber ich sah einen Weg, die Dinge endlich in Ordnung zu bringen.

Ich kanalisierte alle Energie, die ich bis dahin in die Verbrennung von Kalorien investiert hatte, in meine neue Obsession. Ich vertiefte mich in das Studium der Wissenschaft des Anti-Agings, ich traf mich mit den besten Toxikologen und Endokrinologen im Land.

Ich begann damit, mich mit Umweltgiften und ihrer Wirkung auf den Körper zu beschäftigen. Ich setzte mich mit Bio-Lebensmitteln auseinander. So wie ich es als Teenager mit der Fitness getan hatte, suchte ich auch jetzt nach den unbekanntesten Studien, wendete ihre Ergebnisse an, erkannte, was nicht funktionierte – und identifizierte, was funktionierte. Ich begann nun tatsächlich zu verstehen, warum ich immer mit meinem Gewicht gekämpft hatte und warum alles immer viel zu schwer und langsam vorangegangen war.

Ich verstand, dass der körperliche Raubbau, den ich betrieben hatte, sowie meine ungesunde Fixierung auf Diäten und die starken Beschränkungen bei meiner Ernährung meinen Hormonen und in der Folge auch meinem Stoffwechsel übel mitgespielt hatten.

Erkenntnis 1: Seit ich vierzehn war, hatte meine Ernährung ausschließlich aus Nahrungsmitteln bestanden, die das Wort »frei« auf dem Etikett trugen: fettfreier Aufschnitt, kohlenhydratfreies Brot, zuckerfreier Joghurt. Mit anderen Worten Non-Food, ziemlich gruselige, industriell verarbeitete Nahrungsmittel. Ich war geschockt, als ich erfuhr, dass synthetische Chemikalien in dieser »Nahrung« mit meinen Zellen direkt auf der Ebene der DNA kommunizierten. Sie konnten sogar Fettspeicherzellen aktivieren, die inaktiv geblieben wären, wenn ich einen Apfel anstatt zuckerfreier Chemie-Cookies mit Apfelgeschmack gegessen hätte. Ach ja, alle diese Nahrungsmittel waren natürlich in Plastik verpackt, sodass mein Körper noch mehr Umwelthormone aufnahm!

Erkenntnis 2: Die extreme Version der Gleichung »Kalorien rein – Kalorien raus«, nach der ich lebte, hatte letztlich dazu geführt, dass ich Fett ansetzte. Die Zahl der Kalorien, die ich umsetzte, war kleiner geworden. Ich erkannte, dass die langen Jahre eingeschränkter Kalorienaufnahme meinen Ruhestoffwechsel durcheinandergebracht hatten, da ich damit meine ohnehin schwache Schilddrüse noch mehr beansprucht hatte.

Erkenntnis 3: Da ich mit Anfang zwanzig sechs Monate lang das Aknemittel Accutane® genommen hatte, wurde möglicherweise mein Testosteronspiegel gesenkt, was zu Östrogendominanz beitrug, was wiederum zu diesen abscheulichen Flecken im Gesicht führte, die ich regelmäßig peelen ließ. Wir wollen gar nicht erst davon sprechen, dass ich ohne den Testosteronmangel viel mehr Kalorien verbrannt hätte!

Erkenntnis 4: Ich schlief fünf Stunden pro Nacht, obwohl ich meinen Kunden predigte, früh zu Bett zu gehen. »Guter Schlaf wird mit Gewichtsverlust in Verbindung gebracht«, sagte ich ihnen, ignorierte diesen Rat für mich selbst aber völlig. Ich realisierte, dass ich mich damit um die fettverbrennenden, muskelbildenden Hormone brachte, die mein Körper freigesetzt hätte, wenn ich zu Hause im Bett geblieben wäre, anstatt in der Stadt umherzuziehen und zuckerfreies Red Bull in mich hineinzuschütten.

Und so ging es weiter – mit jeder Entdeckung zum Thema Hormongleichgewicht erkannte ich weitere Fehler, die ich bei meiner Ernährung, bei der Auswahl meiner Nahrungsergänzungsmittel, meinem Lebensstil gemacht hatte. Endlich fügte sich alles zu einem Gesamtbild zusammen. Es waren gar nicht meine Gene, die mich im Stich ließen; sondern ich hatte mich selbst so weit gebracht. Ich hatte Raubbau an meiner Gesundheit betrieben, mich im Fitnesscenter abgearbeitet und von industriell verarbeiteten Lebensmitteln, künstlichen Süßstoffen, Zuckeralkohol und Koffein gelebt. Ich war ein Wrack.

Es wäre eine Untertreibung zu sagen, dass ich niedergeschmettert war. Wie viele Jahre, wie viele tausend Stunden im Fitnesscenter hatte ich vergeudet, weil ich nicht wusste, wie ich meine Hormone schützen konnte? Wie viel unglaublich widerliche Diätnahrung hatte ich gegessen in dem Glauben, dass mir das helfen würde, schlank zu bleiben – obwohl es mich in Wahrheit *dicker* machte?

Ich wusste nun, dass ich aufhören musste, Lebensmittel als meinen Feind zu betrachten, und sie stattdessen als Treibstoff für ein langes und gesundes Lebens sehen musste. Diese Erkenntnis war es, durch die mir ein Licht aufging. Für meinen Seelenfrieden war es wichtig, Wege zu finden, andere aus meinen Fehlern lernen zu lassen. Aus diesem Grund schrieb ich *Schlank & satt mit der Kraft der Hormone*.

Nachdem ich herausgefunden hatte, dass es auf die richtige Kombination der Elemente ankommt, stellten sich schnell Resultate ein. Die Kilos begannen zu purzeln, ohne dass ich Stunden im Fitnesscenter verbringen musste. Während ich früher pingelig jede Kalorie zählte, konnte ich nun normal essen, musste nicht hungern und befreite mich von meiner zwanghaften Fixierung auf das Essen. Ich hatte den Körper, den ich immer haben wollte – dazu fühlte ich mich gesünder und energiegeladener als in meinem gesamten Leben zuvor.

DIE URSACHEN DES KÖRPERFETTS, TEIL 2:
ES LIEGT (TEILWEISE) AN DEN GENEN

Sie kennen vielleicht die Theorie des sparsamen Gens, das, wie die Forschung annimmt, im Lauf der Evolution entwickelt wurde, um unseren Vorfahren die Speicherung von Fett in Hungerzeiten zu ermöglichen. Menschen mit diesem Gen entwickelten eine Art von jahreszeitenabhängiger Insulinresistenz, was in Zeiten der Knappheit dafür sorgte, dass mehr Kalorien als Körperfett gespeichert werden konnten (wie etwa im Winter). Auf diese Fettspeicher konnte man später zurückgreifen, um zu überleben, was jedoch die Fettspeicherung weiter intensivierte.

Das war in Fasten- und Hungerzeiten sehr hilfreich. Aber in der modernen westlichen Welt ist nun mal keine Fasten- oder Hungerperiode zu erwarten.

Wenn wir also dieses Gen hätten, dann wäre das wirklich ätzend, oder? Wie wäre es, wenn wir Tausende von diesen schrecklichen Genen hätten? Ein Bericht im *British Medical Journal* legt nahe, dass mehr als 6.000 Gene unser Körpergewicht mitbestimmen. Forscher schätzen sogar, dass es zehnmal so viele Gene gibt, die Körpergewicht steigern, als solche, die es senken.

Manche dieser Gene bringen uns dazu, mehr Zucker zu essen. Einige bewirken bei uns eine Neigung zu Schilddrüsenstörungen. Andere bewirken einen Mangel des Sättigungshormons Leptin.

Trotzdem sind diese Gene kein Schicksal: Wir können die Folgen der genetischen Veranlagung ändern, indem wir durch unsere Ernährung und unseren Lebensstil die äußere Umwelt, aber auch den Zustand der Zellen verbessern.

Wie schaffte ich das? Ich lernte, wie die Hormone jede einzelne Körperfunktion beeinflussen. Ich probierte viel aus, führte unzählige Gespräche mit Ärzten und Gesundheitsexperten, las zahllose Forschungsergebnisse, und reorganisierte und änderte Schritt für Schritt meinen gesamten Lebensstil, um die Funktionsweise meiner Hormone neu zu starten, damit sie die Aufgaben wahrnehmen konnten, die die Natur für sie vorgesehen hatte. Nun sind Sie an der Reihe, dasselbe zu tun.

WIE SIE DEN PLAN UMSETZEN

Ich bin vierunddreißig Jahre alt, und ich fühle mich gesünder als jemals zuvor. Ich esse nicht zu viel, aber ich nehme täglich 1.800 bis 2.000 Kalorien zu mir anstatt 1.200. Ich verbringe höchstens fünf Stunden in der Woche im Fitnesscenter. Es ist nicht notwendig, mehr zu tun, weil sich mein Körper auf natürliche Weise um ein Gleichgewicht kümmert. Sie können sich gar nicht vorstellen, wie befreiend das für einen Menschen ist, der mit dem Rechenstift die Nahrung kontrollierte und jahrelang intensiv trainierte.

Ich esse keinen synthetischen Mist mehr, weil diese Nahrungsmittel für mich jetzt nach Gift schmecken – was sie auch sind! Ich verbringe nicht mehr Stunde um Stunde im Fitnesscenter, aber wenn ich trainiere, dann trainiere ich hart. Ich bin weitaus energiegeladener als zuvor, und ich habe das Gefühl, dass ich meine Lebensuhr um mindestens zehn Jahre zurückgestellt habe.

Auch Sie schaffen das. Es ist gleichgültig, wie sehr Sie Ihren Körper bisher missbraucht haben – und ich wette, das haben Sie getan, wenn auch ungewollt –, Sie können eine Verbesserung erreichen. Sie können Ihren Stoffwechsel neu starten und Ihre Hormone optimieren, sodass Ihr Körper wieder lernt, Fett zu verbrennen. Sie können lernen, welche Nahrungsmittel und welcher Lebensstil die Hormone aktiviert, die Gewichtsverlust fördern, und was diejenigen Hormone dämpft, die die Gewichtszunahme bewirken. Sie können Veränderungen vornehmen, die ihre biologische Uhr zurückdrehen und sich letztlich in einem längeren Leben niederschlagen werden. Und all das werden Sie in drei einfachen Schritten tun.

ENTFERNEN, REGENERIEREN UND EIN
NEUES GLEICHGEWICHT FINDEN

Versuchen Sie, Ihren Teil zur Gesundheit des Planeten beizutragen, indem Sie die drei R des Recyclings beachten: Reduce, Reuse, Recycle (Reduzieren, Wiederverwenden, Recyceln)? Nun, Ihren Körperstoffwechsel werden Sie mit den drei R der hormonellen Stärke heilen: Remove, Restore, Rebalance. Das heißt Entfernen, Regenerieren, ein neues Gleichgewicht schaffen. Wir werden:

ANTINÄHRSTOFFE ENTFERNEN

Wir werden genmanipulierte Nahrung ein für alle Mal aus Ihrer Küche verbannen. Wir werden Ihre Speisekammer inspizieren und alle Antinährstoffe, die toxischen, industriell verarbeiteten Nahrungsmittel und synthetischen Chemikalien, die ihren Stoffwechsel durcheinanderbringen, entsorgen – inklusive derjenigen, von denen Sie annahmen, dass sie Ihnen helfen. Wir werden dabei auch einige natürliche Nahrungsmittel entfernen, weil auch sie einen überraschend negativen Einfluss auf Ihre Hormone haben können.

DIE HORMON-POWER-NAHRUNG WIEDER IN DEN SPEISEPLAN EINBAUEN

Wir führen Ihrem Körper wieder alle Nahrungsmittel zu, die er benötigt: also vollwertige, frische Nahrung, die von selbst auf natürliche Weise Ihre Hormone optimiert. Wir konzentrieren uns darauf, diejenigen Nahrungsmittel wieder aufzunehmen, die die fettverbrennenden Hormone aktivieren und die fettspeichernden Hormone schwächen. Alle diese Hormon-Power-Nahrungsmittel bauen Muskelmasse auf, glätten die Haut, erhöhen Ihr Energielevel und helfen, gefährliche Leiden und Erkrankungen wie Krebs, Herzerkrankungen, hohen Blutdruck, Diabetes, metabolisches Syndrom und viele andere zu vermeiden.

EIN NEUES GLEICHGEWICHT: ZEITPUNKT UND MENGE

Hier werden keine Kalorien gezählt. Wir erstellen einen individuellen, leicht zu befolgenden Ernährungsplan, damit Sie ein neues Gleichgewicht bei der Nahrungsaufnahme finden, das Ihren Blutzuckerspiegel und ihre Energie den ganzen Tag über konstant halten wird, ohne Hunger und Gelüste nach irgendwelchen Lebensmitteln zu verspüren. Sie werden lernen, Nahrungsmittel so zu kombinieren, dass eine optimale Hormonausschüttung aktiviert wird. So stellen wir sicher, dass Sie die notwendigen Nährstoffe in der notwendigen Menge aufnehmen, die den Stoffwechsel fördern. Damit der

Körper den Tag über Kalorien verbrennt, müssen Sie nahezu immer essen – das ist eines meiner liebsten Details an dieser Diät.

Die Regenerierung Ihres Stoffwechsels endet nicht beim Ernährungsplan. Einer der wichtigsten Aspekte meines hormonellen Erweckungserlebnisses war die Tatsache, wie stark Umwelt und Lebensstil unsere Hormone beeinflussen. Die Zeitungen sind in letzter Zeit voll mit Geschichten über die Gefahren, die Kunststoff hervorruft, indem er Östrogen in unsere Nahrung durchsickern lässt. Als ich mit Experten rund um den Globus sprach, war ich schockiert, wie weitverbreitet das Phänomen der Umwelthormone, also hormonaktiver Substanzen, sowohl in der äußeren Umwelt als auch in unseren Wohnungen ist. Doch ich lernte auch, dass es viele Methoden gibt, den Einfluss der Umwelthormone zu reduzieren. Deswegen hält *Schlank & satt mit der Kraft der Hormone* auch Strategien für einen gesunden Lebensstil bereit; wir packen das Übel an der Wurzel und schränken die Risiken in Ihrem persönlichen Leben so weit wie möglich ein.

Folgendes werden Sie lernen:

DIE TOXINE ENTFERNEN

Sie können sich gar nicht vorstellen, wie viele Chemikalien im Wasser, im Haus, im Auto, im Büro – suchen Sie sich einen beliebigen Lebensbereich aus – Sie gerade jetzt dick machen. Wir werden Ihren Körper entgiften, indem wir bekannte Umwelthormone aus Ihrer Umgebung entfernen, wo immer das möglich ist. Wir werden damit auch der Welt insgesamt einen Dienst erweisen, Haushalt für Haushalt.

WIEDER NÄHRSTOFFE AUFNEHMEN

Alles an der modernen Lebensmittelkette – von der industriellen Landwirtschaft über den Pestizideinsatz bis zur übermäßigen Verarbeitung – entfernt die natürlichen Nährstoffe aus unserer Nahrung. Wenn Sie die Nährstoffe, die den Stoffwechsel optimieren, wieder zu sich nehmen, dann sind Sie sicher auf dem richtigen Weg. Doch manchmal benötigt Ihr Körper zusätzlich bestimmte Vitamine und Mineralstoffe, um den Stoffwechsel voll zum Arbeiten zu bringen. Wir werden alle verbleibenden Defizite mit einigen wenigen Nahrungsergänzungsmitteln bekämpfen und so wichtige fehlende Nährstoffe wieder in Ihren Speiseplan integrieren.

IHR STRESSNIVEAU AUSGLEICHEN

Ein neues Gleichgewicht aufzubauen ist die letzte Phase der Strategie, aber in vielerlei Hinsicht ist sie die wichtigste. Ruhe und Entspannung haben größeren Einfluss auf das Hormongleichgewicht als alles andere, was Sie tun können. Sie können einen makellosen Ernährungsplan entworfen haben, doch wenn Sie gestresst sind oder zu wenig schlafen, wird er nicht funktionieren. Wir werden ein neues Gleichgewicht aufbauen und lernen, wie wir den unvermeidbaren Stress in unserem Leben bewältigen können (und eine neue Schlaf-/Wach-Bilanz herstellen), um unsere Stresshormone unter Kontrolle zu halten.

MEIN VERSPRECHEN AN SIE – UND EINE BITTE

Ihr Körper wurde ausgetrickst, es wurde ihm seine Gesundheit genommen. Wir machen uns nun daran, das wieder in Ordnung zu bringen. Aber ich muss Sie auch um etwas bitten:

Sie müssen aktiv mitmachen. Sie müssen Verantwortung übernehmen. Die großen Nahrungsmittelkonzerne sind nicht auf Ihrer Seite. Nur weil Pestizide legal sind, nur weil Ihr Boss sagt, dass Sie rund um die Uhr arbeiten und mit Ihrem Job verheiratet sein müssen – muss das nicht richtig sein, im Gegenteil. Sie können nicht länger den Kopf in den Sand stecken. Künstliche Nahrung, Chemikalien und Stress verändern Ihre Hormone, bis sie nicht mehr wiederzuerkennen sind, vergiften Ihren Körper und vernichten unseren Planeten. Es geht nicht nur um unsere Einstellung – es geht um unsere Rettung.

Es ist aber im Grunde egal, ob Sie bei jenem Teil der Strategie mitmachen wollen, bei dem es darum geht, die Welt zu retten. Ob Sie sich um Ihre Linie oder um die Welt Sorgen machen, ist mir egal, solange Sie sich an den Ernährungsplan halten. Das Ergebnis ist das gleiche – Ihre Hormone werden im Gleichgewicht, Ihre Taille wird schmaler sein, und Sie werden um einiges länger leben, um die Welt zu genießen, die Sie retten halfen.

Bevor wir uns den Plan näher ansehen, nehmen wir uns einen Moment Zeit, um die Begriffe zu definieren. Wir könnten uns den ganzen Tag über den Stoffwechsel unterhalten, aber wissen Sie, woraus Ihr Stoffwechsel besteht? Wir werden einige der Schlüsselhormone kennenlernen, die mithelfen, unser Gewicht zu bestimmen. Sie werden ein Gefühl dafür bekommen, wie sehr Ihre Hormone aus dem Gleichgewicht sind – oder ob sie überhaupt aus dem Gleichgewicht sind. Manche Menschen haben Glück, wie meine Freundin Vanessa. (Sie werden in Kürze von ihr hören.) Aber sehr viele von uns haben zumindest ein hormonelles Ungleichgewicht, das ihre Fähigkeit, Gewicht zu verlieren, entweder einschränkt oder völlig blockiert. In den nächsten zwei Kapiteln werden Sie erfahren, was jedes einzelne Hormon leistet, welche Hauptsymptome auf Ungleichgewichte im Körper hinweisen und wie dieser hormonelle Zusammenbruch ursprünglich zustande kam.

Wenn Sie sofort die Diät beginnen wollen, dann steht Ihnen das natürlich frei – springen Sie zu Kapitel 4 und lesen Sie zuallererst über die Strategie. Sie können auch direkt mit Kapitel 5 loslegen, »Schritt 1 – Entfernen«, und noch heute beginnen, Ihre Küche auszuräumen. Viele Menschen starten die Diät, während sie parallel über grundlegende Sachverhalte nachlesen. Doch wenn Sie fertig sind, kehren Sie zum Anfang zurück. Denn so furchterregend auch einige Informationen sein mögen – und sie *sind* es –, Wissen ist Macht. Sprechen wir nun über die Hormone – welchen Einfluss sie auf unser Gewicht haben und wie wir schon heute beginnen können, sie ins Gleichgewicht zu bringen.

Kapitel 2

MACHEN SIE SICH MIT DEN SCHLÜSSELFAKTOREN VERTRAUT

———————●———————

WIE DIE HORMONE IHREN STOFFWECHSEL BESTIMMEN

Erinnern Sie sich, wie ich Ihnen erzählte, dass sich mein Leben veränderte, als ich zum Endokrinologen ging? Das wirkliche Aha-Erlebnis hatte ich aber erst zwei Wochen später. Als mir mein Arzt sagte, dass ich mein Hormonsystem völlig überreizt hatte, war ich sprachlos vor Staunen. Ich überlegte: »Ich kenne mich da überhaupt nicht aus. Vielleicht will er mir nur Nahrungsergänzungsmittel andrehen?«

Ich bat meine beste Freundin Vanessa um Hilfe, um ihn zu testen. Vanessa ist eine dieser Frauen, die so beneidenswert leicht schlank bleiben. Ich habe mit eigenen Augen gesehen, dass sie mehr Essen zu verschlingen in der Lage ist, als ihr zarter Körper in einem ganzen Leben verbrennen kann. Und doch nimmt sie niemals zu. Warum?

Wir sind gleich groß, ich habe viel mehr Muskeln als sie, dennoch musste ich auf jede einzelne Kalorie achtgeben und sie nicht. Würde der Endokrinologe zu dem Schluss kommen, dass er in ihrem Fall tätig werden muss, dann wäre klar, dass er nur auf Geld aus war. So weit mein Plan.

Um es kurz zu machen, als die Testergebnisse vorlagen, bekam ich eine Lektion. »Vanessa, ich habe Ihren Befund gelesen, und ich bin begeistert«, sagte der Arzt. »Sie haben den Testosteronspiegel eines achtzehnjährigen Jungen.

Ihre Wachstumshormone sind perfekt. Ihre Schilddrüse ist außerordentlich gesund. Sie sind in einem ausgezeichneten Zustand. Sie müssen rein gar nichts unternehmen.« Vanessa dankte dem Arzt, und sie plauderten ein wenig, während ich dabeisaß und grün vor Neid wurde. Ich liebe Vanessa, aber warum hatte ausgerechnet sie so viel Glück?

Ich war entschlossen, es herauszufinden. Nachdem ich mich jahrelang abgearbeitet hatte, wollte ich endlich sein wie sie.

WAS BEDEUTET STOFFWECHSEL ÜBERHAUPT?

Die meisten Menschen verwenden das Wort *Stoffwechsel* und glauben fest daran, dass sie wissen, was es bedeutet. Sie sagen Dinge wie: »Ich habe einen langsamen Stoffwechsel« oder: »Er muss einen schnellen Stoffwechsel haben«, wenn sie ausdrücken wollen, dass Menschen langsam oder schnell Gewicht verlieren. Das drückt zwar aus, was der Stoffwechsel tut, aber es sagt nichts darüber aus, was er in Wahrheit *ist*. Was ist er also? Und kann er gestört oder gestärkt werden?

Wir stellen uns den Stoffwechsel gern wie einen Ofen vor, er ist jedoch eher wie ein chemisches Labor. Ihr Stoffwechsel ist die Kombination aller Moleküle, Hormone, Gehirn-, Darm- und Fettzellen-Botenstoffe; sie legen gemeinsam fest, wie viele Kalorien verbrannt werden. Wenn Sie essen, zerlegen die Enzyme in Ihrem Verdauungstrakt das Essen: Proteine werden in Aminosäuren verwandelt, Fette in Fettsäuren und Kohlenhydrate in Glucose. Das Blut bringt jeden Bestandteil in die Zellen, seine Ankunft dort aktiviert chemische Reaktionen, die bestimmen, in welchem Ausmaß er genutzt oder umgewandelt wird. Es hängt von den Hormonen ab, ob diese Energie auf der Stelle verbrannt, als Fett gespeichert oder genutzt wird, um Muskeln aufzubauen.

Im Grunde laufen alle Stoffwechselaktivitäten auf zwei Arten ab:

Bei *katabolischen Vorgängen* handelt es sich um Zerstörung – größere Moleküle werden zerlegt (wie Kohlenhydrate, Fette und Proteine in der Nahrung), um den Treibstoff freizusetzen, den der Körper zum Arbeiten braucht. Dieser Vorgang gibt uns nicht nur die Energie, umherzugehen, zu lächeln und zu denken, sondern auch die Energie, Körpergewebe bei den anabolischen Prozessen aufzubauen.

Bei *anabolischen Vorgängen* handelt es sich um den Aufbau von Stoffen – Zellen nehmen Glucose, Fettsäuren und Aminosäuren, die bei den katabolischen Prozessen entstehen, auf und verwandeln sie in Körpergewebe wie Muskeln, Fett und Knochen.

Viele Hormone, die unser Gewicht beeinflussen, sind typischerweise in einer dieser beiden Kategorien zu finden. Cortisol wird beispielsweise als katabolisches Hormon angesehen; Wachstumshormone sind anabolische Hormone. Weder katabolische noch anabolische Hormone sind definitiv gut oder böse – wir benötigen beide Arten von Hormonen, damit unser Stoffwechsel normal funktioniert. Der Trick besteht darin, das richtige Hormongleichgewicht zu haben, so wie Vanessa, damit Sie Fett verbrennen und Muskelmasse aufbauen, nicht umgekehrt – niemand will Fett aufbauen und Muskelmasse verbrennen.

Die Ergebnisse der Hormontests von Vanessa und von mir waren wie Tag und Nacht. Ich musste unwillkürlich einen Blick auf sie werfen und mich fragen: »Warum? Wie kann das sein?« Ich überlegte mir die Unterschiede zwischen uns beiden:

- Ich machte seit etwa fünfzehn Jahren Diäten und aß kalorienreduziert. Vanessa hatte noch nie eine Diät gemacht.
- Ich hatte Tonnen von Pseudo-Nahrung verdrückt, fettfrei oder Low Carb. Vanessa aß vollwertige Lebensmittel – das hatte sie immer getan.
- Ich trank Unmengen Diät-Cola pro Tag. Vanessa trank niemals Softdrinks.
- Ich achtete nicht darauf, wo oder wie mein Essen angebaut und produziert wurde. Vanessa aß Bio-Lebensmittel, wann immer das möglich war.

Ich studierte die »Ich mache/sie macht«-Liste, bis ich Kopfschmerzen bekam. Das Ergebnis war niederschmetternd, aber es wies mir den Weg aus meinem Dilemma.

Was ich verstand, nachdem ich (a) schockiert war und (b) eine Lektion erhalten hatte, ist die Tatsache, dass der Stoffwechsel, unser biochemisches Labor, dynamisch ist, nicht statisch. Das heißt, dass er glücklicherweise verändert werden kann, und zwar sowohl zum Schlechteren als auch zum Besseren. Schon einige kleine Änderungen in Ihrem Ernährungsplan, Ihren Gewohnheiten und Ihrem Lebensstil können einen starken Einfluss auf Ihren Stoffwechsel beziehungsweise den Muskelaufbau und die Fettverbrennung haben.

Wenn Sie schnelle Ergebnisse haben wollen und es Ihnen lieber ist, Hormone in Pillenform zu nehmen oder täglich eine Spritze zu setzen, dann könnten Sie zum Arzt gehen, sich ein Rezept geben lassen und fertig. Aber bedenken Sie, dass dieser Ansatz den Körper von äußerer Unterstützung abhängig macht, und das bringt große Risiken mit sich. Unser Plan geht tiefer an die Wurzel des Problems, er optimiert Ihren Hormonspiegel und aktiviert Ihren Stoffwechsel auf natürliche Art und Weise.

Wenn Sie Ihrem Körper die Nahrung geben, für die er gemacht ist, helfen Sie den Hormonen zu tun, was sie tun sollten, und lassen Ihren Stoffwechsel für Sie arbeiten anstatt gegen Sie. Es freut mich sehr, dass ich nun von einem starken Stoffwechsel profitieren kann, lange Zeit jedoch waren meine Hormone *nicht* auf meiner Seite. Ich hatte keine Ahnung, wo sie waren und welche Funktionen sie hatten, ich wollte nur, dass sie für mich arbeiten. Lassen Sie mich an diesem Punkt beginnen.

FETTLEIBIGKEIT BEI NORMALGEWICHT – IST ES DAS, WAS SIE HABEN?

Selbst wenn Sie offiziell nicht übergewichtig sind, ist es möglich, dass Sie einen zu hohen Körperfettanteil haben – und dieses überflüssige Fett macht Sie anfällig für Insulinresistenz. Eine jüngst von der Mayo Clinic durchgeführte Studie zeigt, dass auch viele Erwachsene mit Normalgewicht einen hohen Anteil Körperfett – größer als 20 Prozent bei Männern und 30 Prozent bei Frauen –, aber auch Herzprobleme und Stoffwechselstörungen haben. Die Forscher fanden diese »Fettleibigkeit trotz Normalgewicht« (was ich »skinny fat« nenne) bei mehr als der Hälfte der Patienten mit normalem Body-Mass-Index (BMI). Sie hatten auch eine Tendenz zu erhöhten Blutfettwerten (hohes Cholesterin), erhöhtem Leptin (ein Hormon, das im Fett zu finden ist und bei der Regulierung des Appetits eine Rolle spielt) und zeigten eine höhere Anfälligkeit für das metabolische Syndrom. Die Körperzusammensetzung ist das, was wirklich zählt, nicht das Gewicht.

ANGEBOT UND NACHFRAGE BEI HORMONEN

Hormone sind chemische Botenstoffe, die die Aktivitäten im ganzen Körper koordinieren. Die Hauptaufgabe des Hormonsystems ist die Aufrechterhaltung der Homöostase, die Selbstregulierung des Gleichgewichts, damit der Körper genau so viel Insulin, Cortisol, Schilddrüsenhormone etc. zur Verfügung hat, um richtig zu funktionieren.

Wenn die Menge bestimmter Hormone abnimmt oder der Körper davon ausgeht, dass aus irgendeinem Grund mehr notwendig sind, werden die endokrinen Drüsen aktiviert. Sie schütten Hormone aus, die durch das Blut zu ihren Empfängern in Geweben und Organen gelangen. Jedes Hormon passt zu seinem Rezeptor wie ein Schlüssel ins Schlüsselloch. Rastet der Schlüssel »ein«, werden Körperprozesse wie Hunger, Durst, Verdauung, Muskelaufbau, Fettspeicherung, Menstruation, sexuelle Lust aktiviert. Probleme gibt es, wenn wir zu viel oder zu wenig von einem bestimmten Hormon im Körper haben. Eine häufige Ursache dafür: Chemikalien und Toxine in Nahrung und Umwelt senden Signale an den Körper, sodass er mehr oder weniger Hormone produziert als normalerweise. Diese Toxine agieren wie Hormone und stören damit die Funktion des endokrinen Systems. Wir werden in Kapitel 3 Umwelthormone und ihren Einfluss auf den Stoffwechsel besprechen. An dieser Stelle genügt es, festzuhalten: Störungen des Hormonsystems schädigen nicht nur Ihre Gesundheit – auch die Mechanismen der Gewichtskontrolle arbeiten langsamer oder setzen ganz aus.

Deshalb wollen wir möglichst viele dieser Umwelthormone, die unser Hormonsystem stören, beseitigen. Das Hormonverteilungssystem wird wieder rundlaufen, und unsere endokrinen Drüsen und Rezeptoren werden uns nicht mehr im Stich lassen. Der Körper kann sich wieder seiner Aufgabe widmen, Muskeln aufzubauen und Fett zu verbrennen, und wir werden gesund und glücklich sein.

Nehmen wir uns etwas Zeit, um die wichtigsten Hormone für den Stoffwechsel kennenzulernen beziehungsweise zu sehen, was geschieht, wenn sie ausfallen. Wenn wir mehr darüber wissen, wie unsere Hormone im Idealfall funktionieren sollten, können wir sie reparieren.

HORMONE, DIE DEN STOFFWECHSEL BEEINFLUSSEN

Ich glaube, wir alle wissen, warum Sie dieses Buch lesen: Sie wollen Gewicht verlieren. Auch ich will, dass Sie das tun. Anstatt daher eine tausendseitige Studie über das Funktionieren des Hormonsystems im Allgemeinen abzuliefern, will ich mich auf diejenigen Hormone konzentrieren, die den meisten Einfluss auf Ihr Körpergewicht haben. Es ist gleichgültig, ob Sie eine frustrierte Fünfundzwanzigjährige sind, die süchtig nach Diäten ist, oder ein Fünfundfünfzigjähriger, der seinen Bauchspeck verlieren will, Sie haben beide dieselben Stoffwechselhormone. Auch wenn die Hormone bei jedem Menschen in völlig unterschiedlicher Menge vorhanden sind, das Grundprinzip der Ernährung gilt für alle.

Wir werden also die jeweilige Rolle betrachten, die jedes einzelne Hormon für die Funktion des Stoffwechsels spielt: für Hunger, Körperfett und die Verteilung des fettarmen Muskelgewebes, für das Energieniveau und für die Gesundheit allgemein. Wir werden betrachten, was geschieht, wenn alle Hormone auf optimalem Niveau arbeiten, und welchen Schaden jedes einzelne von ihnen anrichtet, wenn es aus dem Gleichgewicht kommt. Wenn wir das alles wissen, können wir die Ursachen der Stoffwechselstörungen besser verstehen, über die wir in Kapitel 3 sprechen werden. Wenn Sie wissen, was geschieht und warum es geschieht, können Sie verstehen, warum der Plan in diesem Buch den Schaden beheben kann.

Später im Buch werden wir auch über einige erst kürzlich entdeckte Akteure beim Stoffwechsel und bei den Hormonen sprechen, wie etwa Adiponektin, Resistin, Cholecystokinin (CCK), Neuropeptid Y und andere. Doch konzentrieren wir uns zunächst auf die Hauptakteure:

- Insulin
- Schilddrüsenhormone
- Östrogen und Progesteron
- Testosteron
- Dehydroepiandrosteron (DHEA) und Cortisol
- Adrenalin und Noradrenalin
- Wachstumshormone
- Leptin und Ghrelin

STOFFWECHSELHORMON 1: INSULIN

Als die kohlenhydratarmen Diäten boomten, lasen wir viel über Insulin. Das geschah aus gutem Grund. Insulinprobleme sind die Wurzel für äußerst gefährliche Krankheiten und Leiden, da das Insulin nahezu alle Körperzellen beeinflusst. Wenn Sie Ihre Insulinschwankungen unter Kontrolle bringen, haben Sie einen großen Schritt zur Wiederherstellung des Hormongleichgewichts getan.

Wo das Insulin entsteht: in der Bauchspeicheldrüse. Sie liegt hinter dem Magen und spielt eine zentrale Rolle dabei, wie der Körper auf Nahrung reagiert.

Wie das Insulin Ihren Stoffwechsel beeinflusst: Die wichtigste Aufgabe von Insulin ist es, die Menge von Glucose im Blut zu senken. Kurz nachdem Sie Nahrung zu sich genommen haben, vor allem wenn es sich um stark verarbeitete Kohlenhydrate handelt, wird diese in Einfachzucker zerlegt, die in die Blutbahn freigesetzt werden. Innerhalb von Minuten pumpt die Bauchspeicheldrüse mehrere Insulinstöße aus. Das Insulin führt diese Zucker in der Folge direkt in die Leber, wo sie in Glycogen umgewandelt und von den Muskeln verwendet werden. Insulin hilft auch dabei, Glucose in Fettsäure umzuwandeln, und führt diese in die Fettzellen, wo sie zur späteren Nutzung als Brennstoff gespeichert werden. Beides verringert die Zuckerkonzentration im Blut, was überaus wichtig ist.

Große Mengen von Glucose im Blut haben die Freisetzung von Insulin zur Folge, bei geringen Mengen wird sie verhindert. Ein niedriger Insulinspiegel – eines der Hauptziele einer Diät – erlaubt es daher dem Körper, auf gespeichertes Fett als Brennstoff zurückzugreifen. (Auch Training hilft dabei, die Muskelzellen sensibler für Insulin und effizienter bei der Verwendung von Glucose als Treibstoff zu machen.)

Wenn der Mechanismus, der Ihr Insulin freisetzt, richtig arbeitet, hilft er bei der Gewichtskontrolle. Aber wenn er nicht funktioniert, müssen Sie auf der Hut sein!

GUTES FETT, BÖSES FETT

Das schwabbelnde Fett an den Hüften und am Hintern sowie die Fett-schichten direkt unter der Haut nennt man subkutanes Fett. Dieses Fett ist nicht unbedingt schädlich für Sie – dort entstehen die Hormone Leptin und Adiponektin, die gut für den Stoffwechsel sind. Eine aktuelle Studie des Joslin Diabetes Center an der Harvard University zeigte, dass subku-tanes Fett sogar die Sensitivität für Insulin verbessert und Sie vor Diabetes schützt. Das Fett im Bauchinneren jedoch – das Viszeralfett – umgibt Ihre Organe und löst einen wahren hormonellen Flächenbrand aus (der nichts Gutes verheißt). Dr. Scott Isaacs, Autor des Buchs *The Leptin Boost Diet*, nennt das Viszeralfett »metabolisch schlecht«, weil es alles auslöst, was schädlich ist: Es verlangsamt den Stoffwechsel, es fördert den Anstieg von Cortisol, es senkt den Wachstumshormonspiegel, es verursacht Insulin-resistenz und erhöht das Risiko für verschiedenste Krankheiten inklusive Diabetes, Herzerkrankungen, hohen Blutdruck und Fettleber.

Wie das Insulin aus dem Gleichgewicht gerät: Die Probleme entstehen dann, wenn der Körper zu viel Insulin produziert; das kann aus verschiede-nen Gründen der Fall sein. Der häufigste Grund wird keine Überraschung für Sie sein: wenn Sie zu oft zu viele schlechte Kohlenhydrate essen, speziell industriell verarbeitete Kohlenhydrate wie Weißbrot und Nudeln, die den Blutzucker dramatisch in die Höhe treiben. Um mit dem Blutzuckeranstieg fertig zu werden, stößt Ihre Leber entsprechend Insulin aus, um alles in die Zellen zu transportieren.

Nehmen wir beispielsweise an, Sie haben einen Schokoriegel auf lee-ren Magen gegessen. Die Blutzuckerwelle ist so groß, dass das Insulin zu stark reagiert und doppelt so intensiv arbeitet wie sonst, um den Zucker aus dem Blut zu bekommen. Diese übereffiziente Entfernung des Zuckers lässt nicht genügend im Blut zirkulierende Glucose zurück, deshalb fällt die Blutzuckerkonzentration, Sie werden wieder hungrig und verspüren Lust auf mehr Kohlenhydrate. Das ist der sogenannte »Crash-and-Binge«-Kreis-lauf nach Zuckergenuss, die Wurzel der Zuckerabhängigkeit.

Wenn die Muskeln noch vom vorherigen Imbiss gesättigt sind, wohin wird das Insulin die neuen Kalorien dann transportieren? Direkt in die

Fettzellen. Und solange die großen Mengen Insulin noch im Blut sind, kann der Körper den im Fett gespeicherten Treibstoff nicht aktivieren – Sie werden also auch kein Fett verbrennen.

Wenn dieser Kreislauf häufig wiederholt wird, überkompensiert die Bauchspeicheldrüse und produziert konstant mehr Insulin, das von den Zellen schließlich ignoriert werden wird. Es entsteht eine Insulinresistenz, Wegbereiterin von Diabetes Typ 2, die auch häufig bei Menschen mit metabolischem Syndrom und bei Übergewicht vorkommt. Von den Muskeln abgewiesen, bleibt der Zucker im Blut, ziellos und heimatlos.

Wenn dieser heimatlose Zucker zu lange im Blut bleibt, nennen das die Ärzte einen gestörten Nüchternblutzucker (wenn am Morgen gemessen) oder eine gestörte Glucosetoleranz (wenn zwei Stunden nach der Mahlzeit gemessen). Beides kann sich zu einem Diabetes entwickeln, wenn es nicht unter Kontrolle gebracht wird.

Sie haben wahrscheinlich schon mal gehört, dass Fettleibigkeit Insulinresistenz und Diabetes hervorruft. Das stimmt allerdings auch andersherum: Oft tritt zuerst eine Insulinresistenz auf, die Insulinproduktion und Blutzucker nach oben schießen lässt, so dass *dadurch* Übergewicht entsteht. (Wir werden in Kapitel 3 noch über andere überraschende – und erschreckende – Ursachen für die epidemische Ausbreitung von Insulinresistenz sprechen.)

Was das Insulin durcheinanderbringt	Anzeichen dafür, dass Sie zu wenig Insulin produzieren	Anzeichen dafür, dass Sie zu viel Insulin produzieren (und für Insulinresistenz)	Erkrankungen, die mit Insulinstörungen zusammenhängen
Bestimmte Nahrungsergänzungsmittel	Unscharfsehen	Bauchfett (mehr als 100 cm Taillenumfang beim Mann, 90 cm bei Frauen)	Diabetes
Bestimmte Pestizide	Erschöpfung	Akne	Herzkrankheiten
Bestimmte Kunststoffe	Erhöhter Puls	Dunkle Flecken an den Achseln, an Hals, Leistenbeuge oder Ellbogen (Acanthosis nigricans)	Gestörte Glucosetoleranz
Bestimmte rezeptpflichtige Medikamente	Erhöhter Harndrang	Depression	Metabolisches Syndrom

Was das Insulin durcheinanderbringt	Anzeichen dafür, dass Sie zu wenig Insulin produzieren	Anzeichen dafür, dass Sie zu viel Insulin produzieren (und für Insulinresistenz)	Erkrankungen, die mit Insulinstörungen zusammenhängen
Kohlenhydrate mit hohem glykämischem Index	Infektionen wie Kandidose und Reizungen im Genitalbereich	Schlafstörungen	Polyzystisches Ovarialsyndrom (PCOS)
Infektionen	Beschleunigte Atmung	Erhöhte Triglyceridwerte	Prädiabetes/gestörter Nüchternblutzucker
Mangel an körperlicher Bewegung	Magen-/Bauchschmerzen	Erhöhte Leberenzyme (Fettleber)	Nierenerkrankung
Leber- oder Nierenstörung	Ungewöhnlich viel Durst	Gesichtsbehaarung (bei Frauen)	Gallensteine
Kein Frühstück	Erbrechen	Nüchternblutzucker höher als 100 mg/dl	Diabetes in der Schwangerschaft/ erhöhte Eisenproduktion (Hämochromatose)
Fettleibigkeit	Gewichtsverlust	Erschöpfung	Schlafapnoe
Schwangerschaft		Gicht	
Auslassen von Mahlzeiten		Hoher Blutdruck	
Rauchen		Unfruchtbarkeit	
Steroide (langfristige Einnahme)		Unregelmäßige Menstruationszyklen	
Stress		Geringe sexuelle Lust	
Zu wenige Kalorien		Niedriges »gutes« Cholesterin (HDL)	
Zu viele Kalorien		Fettleibigkeit	
		Hautflecken	

STOFFWECHSELHORMONE 2: SCHILDDRÜSENHORMONE

Die Schilddrüsenunterfunktion ist in letzter Zeit zu einem heiß diskutierten Thema geworden. Schilddrüsenprobleme sind weitverbreitet. Um die 27 Millionen Menschen haben zum Beispiel in den USA Schilddrüsenstörungen. Aber weniger als die Hälfte weiß davon, denn die Symptome – Schwankunge bei Energielevel, Stimmung und Gewicht – ähneln denen anderer Krankheiten.

Wo die Schilddrüse liegt: Die Schilddrüse ist eine Drüse in der Form eines Schmetterlings, die im Hals unmittelbar unter dem Adamsapfel und unmittelbar über dem Schlüsselbein liegt. Sie schmiegt sich mit ihren beiden Flügeln um die Luftröhre. Normalerweise ist sie mit etwa fünf Zentimetern Durchmesser ziemlich klein. Aber wenn sie sich entzündet, kann es zu einer sogenannten Kropfbildung kommen, bei der eine dauerhaft sicht- und fühlbare Schwellung am Hals entsteht.

Wie die Schilddrüsenhormone den Stoffwechsel beeinflussen: Schilddrüsenhormone haben unzählige Aufgaben im Körper. Sie unterstützen die Regulierung der Sauerstoffmenge, die die Zellen benötigen; sie bestimmen darüber, wie viele Kalorien Ihr Körper verbrennt; über die Herzfrequenz, das Wachstum, die Körpertemperatur, die Fruchtbarkeit, die Verdauung sowie das Erinnerungsvermögen und die Stimmung.

In der Hirnanhangdrüse wird das Thyreoidea-stimulierende Hormon (TSH) gebildet, das die Schilddrüse anregt. Sie nimmt dann Jod aus dem Blut auf und wandelt es in Schilddrüsenhormone um; es wird am meisten T4, Thyroxin, produziert. Das Hormonwunder findet statt, wenn T4 in T3 umgewandelt wird, das flinke, den Stoffwechsel fördernde Schilddrüsenhormon. Diese Umwandlung ist Schwankungen unterworfen und hängt vollständig davon ab, was im Körper gerade vor sich geht. Ob Sie krank oder gestresst sind, sich gut oder schlecht ernähren, schwanger sind, Medikamente einnehmen, bereits etwas älter sind, Umweltgifte aufnehmen – all das hat Auswirkungen darauf, wie effizient die Umwandlung stattfinden kann, also wie viel aktives T3 im Körper ist. Wenn Sie beispielsweise nicht genügend Kalorien aufnehmen, stoppt die Hirnanhangsdrüse die Produktion von TSH, und die Schilddrüse produziert nicht genügend T4. Weniger T4 bedeutet weniger T3. Weniger T3 bedeutet einen verlangsamten Stoffwechsel. Und das ist ein Aspekt des Teufelskreises, der bei Diäten als Jo-Jo-Effekt bekannt ist.

Wie die Schilddrüsenhormone aus dem Gleichgewicht geraten: Wenn Schilddrüsenhormone aus dem Gleichgewicht geraten, also die Produktion zu hoch oder zu niedrig ist, werden chemische Reaktionen im gesamten

Körper gestört. Eine zu wenig aktive Schilddrüse kann zu Energieverlust und Gewichtszunahme führen. Bei dieser sogenannten Schilddrüsenunterfunktion fühlen Sie sich schlapp und legen Gewicht zu, ohne dass dies auf falsche Ernährung oder Bewegungsmangel zurückzuführen wäre (siehe »Hilfe bei Schilddrüsenunterfunktion« auf Seite 281).

Die meisten meiner Kunden mit Schilddrüsenunterfunktion wiegen um die sieben Kilogramm zu viel. Mir ging es genauso. Seitdem ich Schilddrüsenmedikamente nehme – und den Ernährungsplan dieses Buches befolge –, bin ich bei meinem Idealgewicht und halte es mit geringem Aufwand. Ich trainiere immer noch und halte mich beim Essen zurück, aber ich quäle mich nicht mehr im Fitnesscenter und hungere auch nicht mehr.

Der häufigste Grund für eine Schilddrüsenunterfunktion ist Hashimoto-Thyreoiditis, eine vererbbare Krankheit, die bei Frauen siebenmal häufiger auftritt als bei Männern. Dabei attackiert das Immunsystem die Schilddrüse. Frauen sind in Sachen Schilddrüsen also ziemlich benachteiligt. Das ist ein Grund mehr, Ihre Schilddrüse kontrollieren zu lassen, wenn Sie den Verdacht haben, dass eines oder mehrere der hier aufgelisteten Symptome auf Sie zutrifft. Der Ernährungsplan in diesem Buch stützt Ihre Schilddrüse; sie ist dann wieder in der Lage, Fett für Sie zu verbrennen.

Da eine Schilddrüsenunterfunktion alle Vorgänge im Körper verlangsamen kann, könnte man erst einmal vermuten, dass eine Schilddrüsenüberfunktion eine gute Sache ist, nicht wahr? Aber das ist sie nicht. Bei der am häufigsten auftretenden Form, der Basedowschen Krankheit, erhöht sich die Herzfrequenz, es kann passieren, dass man wärmere Temperaturen nicht mehr erträgt, und es treten auch Gewichtsverlust und starke Müdigkeit auf. Bei Menschen mit einer überaktiven Schilddrüse wird gelegentlich eine Radiojodtherapie durchgeführt, was in der Folge die Anfälligkeit für eine Schilddrüsenunterfunktion steigert. Daran kann man sehen, wie komplex die Aufrechterhaltung des Gleichgewichts der Schilddrüsenfunktionen ist und dass mit unerfreulichen Nebeneffekten zu rechnen ist, egal ob die Schilddrüse zu wenige oder zu viele Hormone produziert. Deshalb ist es wichtig, sich von einem guten Endokrinologen beraten zu lassen und den Hormonspiegel im Gleichgewicht zu halten.

Was die Schild-drüsenhormone stören kann	Anzeichen für zu wenige Schild-drüsenhormone	Anzeichen für zu viele Schild-drüsenhormone	Erkrankungen, die mit gestörten Schilddrüsenhor-monen zusammen-hängen
Bestimmte Speisen, vor allem zu viel Jod	Kognitive Dysfunktion	Durchfall	Basedowsche Krankheit
Umweltgifte	Karpaltunnelsyndrom	Benommenheit	Postpartale Thyreoiditis
Extreme Diäten	Raues Haar, raue Haut	Emotionale Unaus-geglichenheit	Thyreoiditis
Genetik	Verwirrung und Vergesslichkeit	Hitzewallungen	
Medikamente (Lithium und Amiodaron)	Verstopfung	Extremer Hunger	
Menopause	Depressive Verstimmun-gen	Schneller Puls	
Schwangerschaft	Schwierigkeiten beim Schlucken	Erschöpfung	
Stress	Schlaffe Augenlider	Wärmeempfindlichkeit	
Vitaminmangel	Trockene und gelbliche Haut	Hyperaktivität	
	Erschöpfung	Verstärktes Wachstum der Haare	
	Starke, lange Perioden	Schlaflosigkeit	
	Hoher Blutdruck	Reizbarkeit	
	Heiserkeit oder lang-sames Sprechen	Leichte oder ausblei-bende Perioden	
	Kälteempfindlichkeit	Niedriger Blutdruck	
	Lethargie/Ziellosigkeit/ Unwohlsein	Geschwulst am Hals	
	Haarausfall	Nervosität	
	Ausfall des äußeren Drittels der Augenbrauen	Pochender Herzschlag	
	Geschwulst am Hals	Hervorstehende Augen (»Insektenaugen«)	
	Muskelkrämpfe, -steifheit und -schmerzen	Weiche, feuchte Haut	

Was die Schild-drüsenhormone stören kann	Anzeichen für zu wenige Schild-drüsenhormone	Anzeichen für zu viele Schild-drüsenhormone	Erkrankungen, die mit gestörten Schilddrüsenhor-monen zusammen-hängen
	Langsamer Puls	Schwitzen	
	Schnarchen	Gewichtsverlust	
	Gewichtszunahme/ aufgedunsenes Gesicht		

STOFFWECHSELHORMONE 3 UND 4: ÖSTROGENE UND PROGESTERON

Östrogene haben eine große Anzahl von Aufgaben, insbesondere im Körper der Frau. Sie steuern die gesamte Entwicklung vom Kind bis zur erwachsenen Frau und haben unter anderem einen entscheidenden Einfluss auf Blutfette, Verdauungsenzyme, Wasser- und Salzhaushalt, Knochendichte, Herzfunktionen und Gedächtnis.

Östrogene und Progesteron sind Steroidhormone. Die meisten Menschen denken sofort an Muskelpakete, wenn sie das Wort Steroide hören, doch es heißt nichts weiter, als dass der Körper diese Hormone aus Cholesterin bildet. Sowohl Männer als auch Frauen produzieren Östrogen und Progesteron, aber auch in unserer Umwelt sind unsere Körper einer gewaltigen Menge an Östrogenen ausgesetzt. Xenoöstrogene sind vom Menschen erzeugte Östrogene, etwa medikamentöse Hormonersatztherapien, Umweltgifte (Pestizide, Kunststoffe, Dioxine) und Lebensmittelzusätze, die einen tief greifenden Einfluss auf das Östrogengleichgewicht des Körpers haben können. Geringer ist der Einfluss sogenannter Phytoöstrogene aus Soja und anderen pflanzlichen Quellen.

Wo Östrogene und Progesteron im weiblichen Körper produziert werden: in den Eierstöcken, den Nebennieren, dem Fettgewebe und der Plazenta. Östrogene entstehen praktisch überall im Körper. Sie können sich mit Rezeptoren außerhalb der Zellen verbinden, etwa mit anderen Hormonen, oder direkt an Rezeptoren im Zellkern andocken, wo die DNA zu finden ist. Diese Vielseitigkeit ist eine der Ursachen für die große Bedeutung von Östrogen.

Frauen haben viele verschiedene Östrogene, die wichtigsten aber sind Östradiol, Östron und Östriol. Vor der Menopause ist die Menge von natürlich produziertem Östrogen am höchsten in den Eierstöcken; es handelt sich um das Östradiol, das innerhalb von Sekunden nach seiner Herstellung im ganzen Körper verteilt wird. Östradiol sorgt für die Ausbildung von Brüsten und weiblichen Hüften, glättet die Haut, schützt das Gehirn, das Herz und die Knochen, reguliert aber auch den Menstruationszyklus.

Das Östrogen Östron entsteht in unseren Fettzellen sowie in den Nebennierendrüsen, walnussgroßen Drüsen, die oberhalb der Nieren angesiedelt sind Östron spielt eine weniger positive Rolle im Körper als das Östradiol. Glücklicherweise wird es vor Eintreten der Menopause schnell in Östradiol umgewandelt. (Danach allerdings bleibt es als Östron erhalten.)

Östriol kommt nicht annähernd so häufig vor wie die anderen beiden Östrogene. Produziert wird das Östriol während der Schwangerschaft in der Plazenta, dem Mutterkuchen.

Progesteron, das zweite Sexualhormon, kommt aus den Eierstöcken, wo es produziert wird, wenn einmal im Monat der Eisprung stattfindet und die Eizelle freigesetzt wird. Progesteron spielt sowohl in der Schwangerschaft als auch beim Stillen eine wichtige Rolle. Es wird in den Nebennieren produziert und dient als Vorstufe von Cortisol, Testosteron und Östrogen.

Wo Östrogene und Progesteron im männlichen Körper produziert werden: in den Hoden und Nebennieren. Männer produzieren eine kleine Menge Östradiol. Wenn das Östrogen auf Normalniveau ist, schützt es Gehirn, Herz und Knochen, kann aber auch eine gesunde Libido fördern.

Wie Östrogene und Progesteron den weiblichen Stoffwechsel beeinflussen: Östradiol ist das Östrogen der Jugend; in Maßen hilft es dem Körper der Frau, schlank zu bleiben. Östradiol senkt den Insulinspiegel und und den Blutdruck, erhöht das HDL und senkt das LDL. Frauen mit mehr Östradiol haben mehr Muskeln und weniger Fett. Östradiol reguliert das Hungergefühl und löst dasselbe Gefühl der Befriedigung aus wie Serotonin. Analog dazu sorgt es für gute Stimmung und für ein höheres Energielevel, was uns wiederum zum Sport motiviert. Östradiol lässt uns Fett an Hüften und Hintern ansetzen, aber denken Sie daran – dieses Fett fördert Ihre Reaktion auf Insulin.

Wenn Sie auf die Menopause zusteuern, setzen die Eierstöcke ihre Arbeit aus, und die Östradiol-Produktion sinkt. Dann wird das Östron zum wichtigsten Östrogen, was eher ungünstig ist. Östron verlagert sofort Fett von Hintern und Hüften zum Bauch. Wenn Ihre Eierstöcke immer weniger Östrogen produzieren, hält sich der Körper an andere Quellen, die Östrogen erzeugen, inklusive dem Fettgewebe. Das erschwert definitiv den Abbau von Fett am Bauch. Das Problem ist: Je mehr Fett Sie ansetzen, desto mehr Östron werden Sie produzieren, weil Fettgewebe die fettverbrennenden Androgene in fettspeichernde Östrone umwandelt.

Die meisten Frauen legen in der Übergangsphase einige Kilogramm zu, und der Teufelskreis beginnt: mehr Östrone, mehr Bauchfett; mehr Bauchfett, mehr Östrone.

Ein anderer Östrogen-Teufelskreis steht in Verbindung mit Insulin. Insulin erhöht das Östrogen-Niveau, und Östron verursacht Insulinresistenz. Nach einer Studie der Mayo Clinic ist der Östrogenspiegel bei übergewichtigen Frauen nach der Menopause fünfzig- bis hundertmal höher als bei Frauen, die dünner sind. Das könnte die Ursache für das 20 Prozent höhere Krebsrisiko (speziell Brustkrebs) bei übergewichtigen älteren Frauen sein.

UND WAS IST MIT DEN BIOIDENTISCHEN HORMONEN?

Seit im Jahr 2002 eine Studie der Women's Health Initiative zeigte, dass Frauen, die konventionelle Hormonersatztherapien durchführen, ein erhöhtes Risiko für Bruskrebs, Herzinfarkte und Schlaganfälle aufwiesen, ist das Interesse an bioidentischen Hormonen als natürliche Alternative stark gestiegen. Die Hersteller versichern, dass diese auf das Individuum abgestimmten Präparate sicherer seien und vom Körper besser aufgenommen würden als die herkömmlichen, von der US-Gesundheitsbehörde (FDA) genehmigten Varianten.

Das hört sich großartig an – ich kann das gut verstehen. Wir alle wünschen uns die Hormone, die wir in jungen Jahren hatten. Auch ich! Aber ich habe einige ernste Vorbehalte. Zunächst ist die Behandlung mit bioidentischen Hormonen sehr teuer. Und die Einnahme dieser Medikamente ist eine von außen kommende Behandlung des Problems, es ist keine interne Lösung. Vor allem ist jedoch besorgniserregend, dass zu manchen bioidentischen Hormonprodukten keine Studien vorliegen. Wir wissen also einfach nicht, was diese Substanzen in unserem Körper bewirken; niemand hat bislang die nötigen Forschungen abgeschlossen. Soweit wir wissen, besteht aber grundsätzlich die Möglichkeit, dass sie dieselben Risiken wie die konventionellen Hormonersatztherapien in sich bergen.

Wenn Sie interessiert an bioidentischen Hormonen sind, dann rate ich Ihnen dringend, einen Endokrinologen aufzusuchen. Lassen Sie vor einer Behandlung Ihre Hormone untersuchen, und bestehen Sie auf Kontrolluntersuchungen im Abstand von einigen Monaten. Die größte Gefahr besteht dann, wenn es keine langfristige Kontrolle für die Patienten gibt.

Schließlich rate ich Ihnen dringend davon ab, rezeptfreie Hormonergänzungsmittel einzunehmen, ohne sich beraten zu lassen – und empfehle dringend, es Ihrem Arzt mitzuteilen, wenn Sie das bereits getan haben. Solche Mittel sind nicht ungefährlich, einige können Ihre Drüsen ernsthaft schädigen oder gar zerstören. Seien Sie vorsichtig damit.

Progesteron trägt dazu bei, den Östrogenspiegel im Gleichgewicht zu halten, und kann bei der Bewältigung der angeführten Probleme helfen. Es kann also schlecht sein, wenn der Progesteronspiegel fällt. Wenn beispielsweise das Progesteron kurz vor der Periode abnimmt, dann ist es dieses Ungleichgewicht, das Heißhunger, vor allem auf Kohlenhydrate, auslöst. Progesteron nimmt auch während der Menopause ab, und zwar noch weit stärker als das Östrogen. Da Progesteron eine Vorstufe von Testosteron und Östradiol ist, geht durch die Abnahme der Progesteronproduktion auch die fettverbrennende Wirkung dieser für den Stoffwechsel wichtigen Hormone zurück.

Wie Östrogene und Progesteron den Stoffwechsel des Mannes beeinflussen: Wenn das Östrogen im Gleichgewicht mit dem männlichen Testosteron ist, hat es wenige negative Auswirkungen auf den Stoffwechsel. Aber wenn das Östrogen nicht im Gleichgewicht mit anderen Hormonen ist, können Männer die Fähigkeit zum Muskelaufbau und zur Fettverbrennung einbüßen. Dann können sich Männerbrüste und weibliche Rundungen im Hüftbereich ausbilden.

Wie Östrogene und Progesteron aus dem Gleichgewicht geraten: Viele Menschen glauben, dass Hormonstörungen bei Frauen vom sinkenden Östrogenspiegel herrühren, speziell während der Perimenopause, der Menopause, während des prämenstruellens Syndroms oder nach der Geburt. Doch immer mehr Frauen in den Industrieländern haben eher *zu viele* Östrogene als zu wenige. Ärzte stellten fest, dass in den letzten fünfzig Jahren die Veränderungen, die mit der Geschlechtsreife verbunden sind, also das Brustwachstum, die Entwicklung der Schamhaare und das Einsetzen der Menstruation, immer früher stattfinden. Die Brustkrebserkrankungen haben in den letzten fünfzig Jahren um vierzig Prozent zugenommen. Vieles – inklusive abnehmende Spermienzahl und steigende Prostatakrebsraten – deutet darauf hin, dass Männer dieselben Probleme mit überschüssigem Östrogen haben.

Hauptverantwortlich für diese Umwelthormone im Körper ist die explosionsartige Zunahme von Xenoöstrogen in der Umwelt. Wir werden auf das Problem noch detailliert eingehen, da es eine der schwerwiegendsten Auswirkungen bei der Verwendung von toxischen Chemikalien ist. Unser Körper wird mit synthetischen Hormonen geradezu bombardiert, die zum Beispiel in Kosmetika oder Reinigungsmitteln oder auch in Konservierungsmitteln in unserer Nahrung sowie in Kunststoffverpackungen enthalten sind. Die Folgen für das hormonelle Gleichgewicht sind immens.

Weitere Faktoren können den Östrogenspiegel ebenfalls ansteigen lassen. Dazu zählen Stress, die Aufnahme von schlechten Fetten oder Protein sowie ein Zuviel an raffiniertem Getreide, Zucker und industriell verarbeiteten Nahrungsmitteln. Wir werden über alle diese Faktoren sprechen, denn die Überbelastung mit Östrogen ist heute eines der größten Probleme, mit denen die biochemischen Prozesse in unserem Körper aus der Balance geraten.

Männer erleben mit zunehmendem Alter übrigens generell einen Östrogenanstieg. Jeder weitere Anstieg kann daher zu zusätzlichen Problemen wie etwa einem langsamen Stoffwechsel, erschwertem Muskelaufbau und einer Verringerung der sexuellen Lust führen. Bei jüngeren Männern sind nahezu immer Umweltöstrogene verantwortlich für ein steigendes Östrogenniveau. Diese überschüssigen Östrogene erhöhen das Risiko von Krebs, Unfruchtbarkeit, Diabetes und anderen schweren Leiden.

Anders als früher gehen heute einige Wissenschaftler davon aus, dass die Mehrzahl der hormonellen Probleme in der Phase der Perimenopause und der Menopause nicht durch das sinkende Östrogen, sondern durch die Abnahme des Progesterons hervorgerufen werden. Manche Forscher glauben, dass zu viel Östrogen und zu wenig Progesteron »Östrogen-Dominanz« auslöst, ein Zustand, der erstmals von Dr. John R. Lee beschrieben wurde, einem der ersten Ärzte, der seinen Patientinnen mit bioidentischem Progesteron half, die Menopause zu bewältigen. Dr. Lees Theorie wird kontrovers diskutiert, aber seit die Gefahren der Umweltöstrogene bekannter werden, glaubt man immer mehr daran, dass die Östrogen-Dominanz zur Epidemie werden könnte.

Stress verschlimmert jedes Ungleichgewicht im Hormonhaushalt zusätzlich. Denn Cortisol und Progesteron wetteifern um dieselben Rezeptoren in unseren Zellen. Wenn zu viel Cortisol produziert wird, gefährdet das daher die Aktivität von Progesteron. Der Ernährungsplan von *Schlank & satt mit der Kraft der Hormone* wird Ihnen helfen, das Östrogen-/Progesteron-Gleichgewicht wiederherzustellen, da er viele der angesprochenen Probleme lösen kann. Zunächst werden wir die exogenen Östrogene in Ihrer Nahrung und in Ihrer Umwelt lokalisieren und in der Folge so viele wie möglich entfernen. Sie werden vollwertige Lebensmittel in Ihre Ernährung aufnehmen, allen voran gesunde Fette, die Ihrem Körper helfen, die richtigen Hormone zu produzieren, während Sie parallel den Stress unter Kontrolle bringen, der eine geregelte Hormonproduktion behindert.

Was Östrogen und Progesteron durcheinanderbringt	Anzeichen dafür, dass Sie zu wenig Östrogene und Progesteron haben	Anzeichen dafür, dass Männer eine Östrogenstörung haben	Erkrankungen, die mit Störungen bei Östrogen und Progesteron zusammenhängen
Alter	Säurereflux	Brüste	Brust-, Eierstock-, Hoden- oder Nebennierenkrebs
Antibabypille	Angstzustände	Nachlassende Libido	Leberzirrhose
Körperfett	Bauchfett	Sinkender Muskeltonus	Frühe Pubertät
Pestizide	Blähungen	Depressive Verstimmungen	Endometriose
Kunststoffe	Kognitive Dysfunktion	Vergrößerte Prostata	Fibrozystische Brüste
Umweltverschmutzung	Beginn der Brustentwicklung vor dem 8. Lebensjahr	Erektionsstörung	Hypogonadismus
Rauchen	Zysten in der Brust	Vermehrter Anteil an Bauchfett	Hypophyseninsuffizienz
Stress	Heißhunger auf Kohlenhydrate	Vermehrter Anteil an Körperfett	Unfruchtbarkeit
	Chronische Erschöpfung	Niedrige Spermienzahl	Menopause
	Schwache Libido	Geringe Spermienmobilität	Perimenopause

Was Östrogen und Progesteron durcheinanderbringt	Anzeichen dafür, dass Sie zu wenig Östrogene und Progesteron haben	Anzeichen dafür, dass Männer eine Östrogenstörung haben	Erkrankungen, die mit Störungen bei Östrogen und Progesteron zusammenhängen
	Depressive Verstimmungen	Verringerte Gesichtsbehaarung	Polyzystisches Ovarialsyndrom (PCOS)
	Benommenheit		Prämenstruelles Syndrom (PMS)
	Trockene Haut		Uterusmyome
	Starke Gesichtsbehaarung		
	Starkes PMS oder prämenstruelle dysphorische Störung (PMDD)		
	Erschöpfung		
	Haarausfall		
	Starke oder ausbleibende Periode		
	Hohe Blutzuckerwerte		
	Hitzewallungen		
	Beeinträchtigtes Gedächtnis		
	Inkontinenz		
	Erhöhte Neigung zu Asthma oder Allergien		
	Schlaflosigkeit		
	Insulinresistenz		
	Reizbarkeit		
	Reizdarmsyndrom		
	Gelenkstarre		
	Migräne		
	Stimmungsschwankungen		
	Nächtliches Schwitzen		
	Unruhiger Schlaf		
	Gewichtszunahme		

STOFFWECHSELHORMONE 5 UND 6:
TESTOSTERON UND DHEA

Die männlichen Sexualhormone Testosteron und DHEA (Dehydroepian-drosteron) wirken auch im weiblichen Körper. Aber keine Angst, meine Damen – wenn Sie diese auch »Androgene« genannten Hormone för-dern, macht Sie das keineswegs zum »Mannweib«. Vielmehr können sie bei Frauen das Energielevel erhöhen, Lust aufs Fitnesscenter machen und dabei helfen, Muskeln aufzubauen, die dann Kalorien verbrennen. Wir sollten alles daransetzen, ihren Spiegel zu erhöhen, denn mit dem Alter sinkt er ab.

Wo Testosteron und DHEA produziert werden: Die Produktion er-folgt bei Frauen in den Eierstöcken und den Nebennieren. Männer pro-duzieren das meiste Testosteron in den Drüsen, die für die Fortpflanzung bestimmt sind, also den Hoden. Wie das Östradiol bei Frauen sorgt Tes-tosteron bei Männern für die Ausbildung der sekundären Geschlechts-merkmale, etwa für Körper- und Gesichtsbehaarung. Doch Männer und Frauen brauchen Testosteron – es stärkt die sexuelle Lust, sorgt für mehr Energie, schützt die Knochen und in späteren Jahren die mentalen Funk-tionen.

Bei Frauen kommen die meisten Testosterone aus den Nebennieren, in de-nen auch DHEA entsteht. Als Vorstufe von Testosteron (und Östradiol) trägt DHEA zur Prävention von Brustkrebs, Herzerkrankungen, Gedächtnis- und Hirnstörungen sowie Osteoporose bei. DHEA ist ein fantastisches Hormon, denn möglicherweise hilft es uns sogar dabei, länger zu leben.

Wie Testosteron und DHEA den Stoffwechsel beeinflussen: Androge-ne sind anabole Hormone, das heißt, sie bauen etwas auf, statt zu zerstören. Glücklicherweise bauen sie vor allem Muskeln auf. Bei Männern und bei Frauen stärken sie die magere Muskelmasse und die Kraft, regen die sexuel-le Lust an und erhöhen das Energielevel. Im weiblichen Körper kann übri-gens Testosteron auch zu Östrogen umgewandelt werden. Testosteron und DHEA sind also »gute« Hormone.

Wie Testosteron und DHEA aus dem Gleichgewicht geraten: Testosteron und DHEA sind Hormone der Jugendjahre. Wenn Männer und Frauen altern, nimmt die Produktion ab. Nach Scott Isaacs erlebt ein Drittel der Frauen einmal in ihrem Leben einen zu niedrigen Androgenspiegel. Beim Mann beginnt bereits ab dem Alter von dreißig Jahren das Testosteron-Niveau jährlich um etwa ein bis zwei Prozent zu fallen. Bei den meisten Männern geht diese »Andropause« langsam, aber stetig vor sich, unterscheidet sich also vom schnelleren Verlust der Östrogene und des Progesterons bei der Frau (deren Spiegel in der Menopause abrupt sinkt). Auch das DHEA geht zurück, und da es ein Baustein für viele wichtige Hormone ist, leidet der Hormonhaushalt insgesamt.

Wenn wir mit fortschreitendem Alter diese wichtigen Hormone verlieren, gehen einige Veränderungen vor sich: Die Libido nimmt ab, wir bauen Bauchfett auf, und auch die Knochen werden schwächer. Die Lust auf körperliches Training nimmt ab, was ein Problem ist, da Training die Testosteronausschüttung stärkt. Bei Männern mit sehr niedrigem Niveau freier Testosterone ist das Aufteten von depressiven Verstimmungen dreimal häufiger als bei Männern mit hohem Testosteronspiegel.

Was die Sache noch schlimmer macht: Wenn man zunimmt, wandelt der Körper mehr Testosteron in Östrogen um. Das Östrogen gewinnt die Oberhand über das Testosteron, und ein weiterer Teufelskreis wird angestoßen: mehr Östrogen, mehr Fett; mehr Fett, mehr Östrogen. Das Testosteron ist aus dem Gleichgewicht geraten.

Testosteron-Nahrungsergänzungmittel für Männer und Frauen sind Neuland, und obwohl einige Forschungsergebnisse vielversprechend sind, haben Ärzte nach wie vor Vorbehalte und warten lieber ab, bis die laufenden Langzeitstudien abgeschlossen sind. Wenn junge Menschen künstliche anabole Steroide nehmen, trainieren sie letztlich ihre Drüsen darauf, weniger eigene Androgene zu produzieren. Deswegen haben junge Männer, die Steroide nehmen, eine Tendenz zu kleinen Hoden und einer hohen Stimme – ihr Körper glaubt, dass sie über ausreichend männliche Hormone verfügen, und drosselt die Eigenproduktion. (Und das ist wohl das Gegenteil von dem, was Sie wollten, oder?)

Riskant verhalten sich auch einige Menschen, die sich selbst »Nebennierenschwäche« diagnostizieren und DHEA-Ergänzungsmittel einnehmen, ohne einen Endokrinologen zu konsultieren. Wenn diese Ergänzungsmittel falsch angewendet werden, haben sie zweierlei Wirkung:

- Sie erschweren die Hormonproduktion der Nebennieren (da die Nebennieren glauben, dass in Ihrem Körper genügend Hormone zirkulieren, und die eigene Produktion einstellen).
- Sie veranlassen den Körper, überschüssiges DHEA in überschüssiges Östrogen umzuwandeln (was Ihre Probleme mit Körperfett vergrößert und das Krebsrisiko erhöht).

Fazit: Spielen Sie nicht ohne ärztliche Aufsicht mit Ergänzungsmitteln. Sie sind viel besser beraten, wenn Sie die natürliche Produktion von Androgenen im Körper optimieren. Sie können das tun, indem Sie Ihre Nebennieren schützen – die Quelle von über der Hälfte der weiblichen Produktion an Androgenen – und sicherstellen, dass Sie ausreichend qualitativ hochwertige Fette und Proteine, aber auch Vitamine und Mineralstoffe (wie Vitamin B und Zink) zu sich nehmen. Damit kann Ihr Körper diese wichtigen Steroide selbst in ausreichender Menge herstellen.

Auf der anderen Seite gibt es Frauen mit einem Polyzystischen Ovarialsyndrom (PCOS), das mit einem zu hohen Androgenspiegel zusammenhängt (siehe »Hilfe beim PCOS« auf Seite 286). PCOS ist auf hoch komplexe Weise mit der Insulinresistenz verwoben, doch die Wissenschaftler sind sich noch nicht hundertprozentig sicher, was seine Ursache ist. Frauen mit PCOS haben häufig unregelmäßige Perioden, unnatürlichen Haarwuchs und Probleme, schwanger zu werden. Unglücklicherweise verlagern überschüssige Androgene und Insulinresistenz viel Fett direkt in den Bauchbereich der Frau, dasselbe Muster wie bei der männlichen Gewichtszunahme. Da wir noch nicht genau wissen, was PCOS verursacht, ist die beste Methode, sein Auftreten zu vermeiden, die Kontrolle des Insulinspiegels – eine der wichtigsten Aufgaben bei unserem Ernährungsplan.

Was Testosteron und/oder DHEA durcheinanderbringt	Anzeichen dafür, dass Sie zu wenig Testosteron und/ oder DHEA haben	Anzeichen dafür, dass Sie zu viel Testosteron und/ oder DHEA haben	Erkrankungen,und Lebensphasen im Zusammenhang mit einer Störung von Testosteron und/ oder DHEA
Alterungsprozess	Angstzustände	Akne	Andropause (männliche Menopause)
Körperfett	Bierbauch	Aggressionen	Unfruchtbarkeit
Diabetes	Änderungen in der Körperzusammensetzung	Haarausfall	Polyzystisches Ovarialsyndrom (PCOS)
Insulinresistenz	Geringere Libido	Übermäßige Zunahme der Körperbehaarung	
Bewegungsmangel	Depressive Verstimmungen	Hoher Blutdruck	
Hypophysentumor	Erektionsstörungen	Unregelmäßige Periode	
Stress	Erschöpfung	Tiefere Stimme	
Steroideinnahme	Schwinden der Motivation	Übermäßige sexuelle Lust	
Zu wenig Progesteron	Verlust von Muskelmasse		
Zu viel Östrogen	Männliche Brüste		
Hodentrauma	Geringere Knochendichte		
	Kleinere Hoden		
	Breitere Hüfte		

STOFFWECHSELHORMONE 7, 8 UND 9: NORADRENALIN, ADRENALIN UND CORTISOL

Diese sogenannten Kampf- oder Fluchthormone können uns in kritischen und gefährlichen Situationen helfen. Sie lassen uns Termine einhalten, Babys vor dem Sturz über das Treppengeländer bewahren und dem Bus nachrennen. Allerdings hält die Wirkung des fettspeichernden Cortisols im Gegensatz zu Noradrenalin und Adrenalin (die kurzfristig die Herzfrequenz steigern) länger an und kann tödlich sein.

Wo Noradrenalin, Adrenalin und Cortisol produziert werden: Das Cortisol, auch Hydrocortison genannt, wird in der Nebennierenrinde gebildet, dem äußeren Teil der Nebenniere. Der innere Teil der Nebenniere, das Nebennierenmark, produziert die anderen wichtigen Stresshormone, Noradrenalin oder Norepinephrin (das die Blutgefäße verengt und damit den Blutdruck erhöht) und Adrenalin oder Epinephrin (das die Herzfrequenz erhöht und Blut in die Muskeln pumpt). Jedes dieser Stresshormone wird abhängig von der Aufgabe, die Sie zu bewältigen haben, in unterschiedlichen Mengen ausgeschüttet. Steht Ihnen eine Herausforderung bevor, von der Sie glauben, dass Sie sie bewältigen können, sondern Ihre Nebennieren mehr Noradrenalin ab. (Wenn Sie es geschafft haben, setzen sie Testosteron frei, während Sie den Sieg feiern.) Wenn Sie vor einer Herausforderung stehen, die schwieriger zu sein scheint und deren Erfolg nicht sicher ist, sondern die Nebennieren mehr von dem »Angsthormon« Adrenalin ab. Und wenn Sie völlig mutlos und davon überzeugt sind, dass Sie scheitern werden, dann überwiegt der Anteil von Cortisol. Aus diesem Grund bezeichnen manche Wissenschaftler Cortisol auch als »das Hormon der Niederlage«.

Wie Noradrenalin, Adrenalin und Cortisol den Stoffwechsel beeinflussen: Wenn Sie Stress haben, veranlasst das Noradrenalin Ihren Körper, die Produktion von Insulin einzustellen, damit Sie große Mengen rasch wirkenden Blutzucker zur Verfügung haben. Auf die gleiche Art und Weise entspannt das Adrenalin die Muskulatur von Magen und Darm und senkt den Blutfluss zu diesen Organen. (Ihr Körper hilft jetzt lieber dabei, Ihr Leben zu retten, anstatt die Nahrung zu verdauen.) Diese zwei Vorgänge sind die Ursache für den hohen Blutzucker und für Magenprobleme, die mit Stress in Zusammenhang stehen.

Sobald der Stressfaktor ausgeschaltet ist, gibt das Cortisol dem Körper die Anweisung, die Produktion dieser Hormone zu stoppen und die Verdauung wieder aufzunehmen. Doch Cortisol hat weiterhin einen gewaltigen Einfluss auf Ihren Blutzucker, und speziell darauf, wie der Körper seinen Treibstoff verwendet. Als katabolisches Hormon sagt Cortisol dem Körper sowohl, welche Fette, Proteine oder Kohlenhydrate er verbrennen soll, als auch *wann* er sie verbrennen soll. Cortisol kann Ihr Fett in Form von Triglyceriden aufnehmen und zu den Muskeln transportieren oder Muskeln abbauen und in Glycogen umwandeln, um mehr Energie zur Verfügung zu haben. (Überschüssiges Cortisol zersetzt auch Knochen und Haut, was zu Osteoporose führt und die Anfälligkeit für Blutergüsse und Dehnungsstreifen erhöht.)

Während der Adrenalinstoß bei akutem Stress den Appetit unterdrückt (wer mag schon essen, wenn einem beispielsweise gerade jemand einen Schlag verpassen will?), wird Cortisol ihn nach dem stressauslösenden Ereignis anregen. Wenn Sie nicht alles überschüssige Cortisol beim Zurückschlagen oder Weglaufen in Ihr Blut geschwemmt haben, wird das verbleibende Cortisol Ihre Lust auf sehr fettige, kohlenhydratreiche Nahrung steigern. Cortisol senkt auch den Leptinspiegel und erhöht den Spiegel von Neuropeptid Y (NPY). Diese Veränderungen stimulieren nachweislich den Appetit.

Wenn Sie dann essen, setzt Ihr Hirn ein Feuerwerk an Stoffen frei, die ein Wohlgefühl auslösen, das Sie süchtig nach Essen machen kann. Die Folge: Wenn Sie sich gestresst fühlen, essen Sie. Ihr Körper setzt natürliche Opioide frei, und Sie fühlen sich besser. Wenn Sie dieses Muster nicht bewusst vermeiden, können Sie physisch und psychisch von der Ausschüttung dieser Stoffe abhängig werden, um Stress bewältigen zu können. Es ist kein Zufall, dass Stressesser, die sich mit Essen trösten, zu unwillkürlichen Adrenalinschüben und chronisch hohen Cortisolwerten neigen.

Wenn der Stress lange Zeit anhält und der Cortisolspiegel hoch bleibt, wehrt sich der Körper gegen Gewichtsverlust. Der Körper geht davon aus, dass Sie in harten Zeiten leben und dass Sie möglicherweise hungern, und so hortet er gierig jede Nahrung und jedes Fett, das bereits im Körper ist. Cortisol wandelt dann auch Adipozyten, das sind junge Fettzellen, in reife Fettzellen um, die uns für immer erhalten bleiben.

Cortisol transportiert außerdem Körperfett von Stellen, wo es gesünder für Sie ist, zum Po und zu den Hüften, wo mehr Cortisolrezeptoren vorhanden sind. Dabei wandelt es peripheres in Viszeralfett um, das Entzündungen im Körper fördert und die Insulinresistenz erhöht. Dieses Bauchfett resultiert dann in noch mehr Cortisol, weil es höhere Konzentrationen eines bestimmten Enzyms enthält, das inaktives Cortison in aktives Cortisol umwandelt. Kurz gesagt: Je mehr Bauchfett Sie haben, desto mehr aktives Cortisol wird hergestellt – ein Teufelskreis.

Wie Noradrenalin, Adrenalin und Cortisol aus dem Gleichgewicht geraten: Abhängig von den Genen und den Erfahrungen in der frühen Kindheit haben einige Menschen eine sehr schwache Adrenalinreaktion auf Stresssituationen. Viele neigen jedoch schon bei geringfügigen Bedrohungen zu Überreaktionen, weil die Stressreaktion mit jeder negativen Erfahrung stärker wird. Wenn diese Menschen erwachsen sind, haben ihre Körper sehr sensible Stressreaktionssysteme.

Die chronische Reizüberflutung der Nebennieren ist zu einer Epidemie geworden. Wir sind Opfer von Stress, aber auch abhängig von ihm. Den Preis dafür zahlt unser Körper, denn die langfristige Daueraktivierung des Stresssystems kann tödlich sein. Wer seine Nebennieren zu stark in Anspruch nimmt, schafft die Voraussetzungen für Herzinfarkte, Diabetes, Schlaganfälle und andere potenziell tödliche Erkrankungen. Aber auch bereits lange vor Auftreten solcher Krankheiten könnten Sie Ihre Nebennieren zum völligen Versagen bringen.

Die »Nebennierenschwäche« soll Schlaflosigkeit, Gewichtszunahme, depressive Verstimmungen, Akne, Haarausfall, Heißhunger nach Kohlenhydraten und eine Schwächung des Immunsystems verursachen. Dennoch erkennt die Schulmedizin sie nicht als Erkrankung an. Es gibt aber Endokrinologen, die sich auf die Behandlung der Symptome spezialisiert haben.

Wenn Sie entweder einen unnatürlich hohen oder niedrigen Cortisolspiegel vermuten, dann vermittelt Ihnen das Programm dieses Buches die optimale Ernährung und die besten Strategien für einen Lebensstil, mit dem Sie Stress entspannt begegnen können. Wenn Sie die Koffeinzufuhr auf 200 mg pro Tag reduzieren, einfache Kohlenhydrate, industriell verarbeitete Nahrungsmittel und raffiniertes Getreide meiden sowie hochwertige Proteine zu sich nehmen und die Antistress-Strategien befolgen, die ich Ihnen in Kapitel 8 vorstelle, helfen Sie gleichzeitig auch Ihrem Körper, Ihre Stresshormone, und speziell das Cortisol, niedrig zu halten.

Wenn Sie dennoch weitere Hilfe benötigen, lassen Sie von einem Endokrinologen Ihren Hormonspiegel bestimmen, bevor Sie zu Ergänzungsmitteln greifen. *Ich rate dringend davon ab, frei im Handel erhältliche Ergänzungsmittel zu nehmen, die die »Nebenniere stützen« – Sie könnten damit sogar eine Nebenniereninsuffizienz provozieren, ein überaus schweres, potenziell tödliches Leiden.*

Was den Cortisol-spiegel stören kann	Anzeichen dafür, dass Sie zu wenig Cortisol haben	Anzeichen dafür, dass Sie zu viel Cortisol haben	Erkrankungen, die mit Störungen des Cortisols zusammenhängen
Aggressionen	Veränderung des Blutdrucks oder der Herzfrequenz	Bauchfett	Addison-Krankheit
Wutausbrüche	Chronischer Durchfall	Depressive Verstimmungen	Nebenniereninsuffizienz
Streitsucht	Dunklere Hautstellen, fleckige Haut	Diabetes	Cushing-Syndrom
Depressive Verstimmungen	Extremes Schwächegefühl	Leicht verletzliche Haut	Diabetes
Diabetes	Erschöpfung	Häufige Infekte oder Erkältungen	Hirsutismus
Häufige Diäten	Verletzungen im Mund	Hoher Blutdruck	Hypoglykämie
Übermäßiges Koffein	Appetitverlust	Hoher Blutzucker	Insulinresistenz
Übermäßiger Zucker	Niedriger Blutdruck	Hoher Cholesterin- und hoher Triglyceridwert	
Angstzustände	Übelkeit, Erbrechen	Schlaflosigkeit	
Unregelmäßige Mahlzeiten	Blässe	Insulinresistenz	
Schlafmangel	Begierde nach Salz	Unregelmäßige Perioden	
Frei im Handel erhältliche Ergänzungsmittel zur »Unterstützung der Nebenniere«	Langsame, schwerfällige Bewegungen	Übergewicht	
Lang andauernder Stress	Unnatürlich dunkle Hautstellen	Verminderte Libido	
Auslassen des Frühstücks	Unerwünschter Gewichtsverlust	Gewichtszunahme	
Ungesunde psychologisch bedingte Verhaltensweisen			

STOFFWECHSELHORMONE 10: WACHSTUMSHORMONE

Das Wachstumshormon (auch HGH genannt) ist eines der Hormone, von denen wir gern mehr hätten. Es scheint einfach alles besser zu machen: Es baut Muskeln auf, verbrennt Fett, hilft Herzerkrankungen zu vermeiden, schützt unsere Knochen, verbessert unsere Gesundheit – manche Forscher meinen sogar, dass es uns glücklicher macht. Menschen mit einem hohen Wachstumshormonspiegel leben länger und besser. Aber besorgen Sie sich besser keine HGH-Nahrungsergänzungsmittel; sie sind gefährlich und können sogar zu einer Insulinresistenz führen. Eines der Hauptziele unseres Ernährungsplans ist es, die natürliche Produktion von Wachstumshormonen zu schützen und zu fördern.

Wo das Wachstumshormon produziert wird: in der Hypophyse, einer kleinen Drüse, die unter dem Hypothalamus im Gehirn liegt. Das Wachstumshormon gehört zu den wichtigsten anabolischen bzw. aufbauenden Hormonen. Es spielt eine bedeutende Rolle beim Wachstum der Knochen und anderer Körpergewebe, stärkt aber auch das Immunsystem.

Wie das Wachstumshormon den Stoffwechsel beeinflusst: HGH erhöht die Muskelmasse auf verschiedene Arten. Es hilft dem Körper bei der Aufnahme von Aminosäuren und bei deren Umwandlung in Muskeln, und in der Folge hindert es die Muskeln am Abbau. Alle diese Vorgänge erhöhen Ihren Ruhestoffwechsel und geben Ihnen mehr Kraft für Ihr Training.

Das Wachstumshormon hilft auch dabei, Ihre Fettspeicher anzuzapfen: Fettzellen haben Rezeptoren für das Wachstumshormon, die die Auflösung der Zellen bewirken und die Triglyceride verbrennen. Das Wachstumshormon hält darüber hinaus die Fettzellen davon ab, im Blut befindliches Fett zu absorbieren oder zu binden.

Abgesehen von diesen Vorteilen kann das Wachstumshormon auch bestens mit der Leber zusammenarbeiten. Es erhält und beschützt die Pankreasinselzellen (Langerhans-Inseln), die Insulin produzieren und beim Aufbau von Glucose durch die Leber helfen. Das Wachstumshormon unterstützt auch die Glukoneogenese, bei welcher der Körper Kohlenhydrate aus Proteinen gewinnt. Diese Neubildung von Glucose hilft beim schnelleren Fettverlust; gleichzeitig versorgt sie das Gehirn und andere Organe mit der benötigten Energie, ohne dass über die Ernährung viele Kohlenhydrate zugeführt werden müssten.

Das Wachstumshormon kann sogar die Fähigkeit des Insulins einschränken, Glucose in die Zellen zu transportieren, indem es die Glucose in die Leber umleitet. Unglücklicherweise ist das einer der Gründe, warum ein Übermaß an Wachstumshormon-Nahrungsergänzungsmitteln Insulinresistenz verursachen kann – deshalb müssen Sie überaus vorsichtig sein, bevor Sie solche Ergänzunsmittel nehmen.

Wie das Wachstumshormon aus dem Gleichgewicht geraten kann: Ein Mangel an Wachstumshormonen ist eine reale Gefahr und vor allem während der Kindheit schädlich. Kinder, die nicht über genügend Wachstumshormone verfügen, werden nicht so groß wie ihre Altersgenossen, und ihre sexuelle Entwicklung setzt verspätet ein. Darüber hinaus kann sich ihr Mangel an Wachstumshormonen bis ins Erwachsenenalter fortsetzen. Ein Mangel an HGH kann übrigens auch erst bei Erwachsenen entstehen, er ist dann aber möglicherweise schwieriger zu entdecken, da typische Symptome wie etwa abnehmende Knochendichte und Verlust von körperlicher Kraft leicht mit typischen Alterungserscheinungen zu verwechseln sind.

Einige Anti-Aging-Kliniken verabreichen ihren Patienten, die die fettverbrennenden und muskelbildenden Merkmale der Wachstumshormone nutzen wollen, Nahrungsergänzungsmittel. Wie bei Menopause und Andropause ist es eine Tatsache, dass die Konzentration des Wachstumshormons etwa ab Mitte dreißig abnimmt. Doch wir selbst sorgen oft dafür, dass dieser Abfall früher einsetzt und schneller abläuft; und wir sollten zuerst die Verhaltensmuster, die dies verursachen, unter Kontrolle bringen, bevor wir zu Nahrungsergänzungsmitteln greifen.

Von allen ungünstigen Verhaltensweisen, mit denen wir dazu beitragen, unseren Hormonhaushalt durcheinanderzubringen, ist wahrscheinlich die schlimmste, wenn wir uns um unseren Schlaf bringen. Das Wachstumshormon wird bei Erwachsenen im Durchschnitt fünfmal täglich ausgeschüttet. Die größte Ausschüttung findet nachts in der Tiefschlafphase, also etwa eine Stunde nach dem Einschlafen statt. In einer Studie der University of Chicago wurde festgestellt, dass der Wachstumshormonspiegel um 23 Prozent fällt, wenn Menschen diese Schlafphase nicht durchlaufen (durch kleine Störungen, die sie nicht wecken, aber die Qualität des Schlafes beeinträchtigen).

Aber auch das Essen von minderwertigen Kohlenhydraten, die den Blutzucker und das Insulin hochtreiben, vermindert die Konzentration des Wachstumshormons im Körper. Proteine wiederum können dazu beitragen, dass größere Mengen des Wachstumshormons freigesetzt werden. Wenn wir also die Proteine zugunsten der Kohlenhydrate einschränken, stören wir die Herstellung von HGH in unserem Körper gleich in zweifacher Hinsicht. Es gibt außerdem neue Hinweise darauf, dass Hormone aus Pestiziden und anderen Schadstoffen in unserer Umwelt direkt den Wachstumshormonspiegel beeinflussen können.

Ein sehr sicherer Weg, unseren Körper in eine Wachstumshormone produzierende Maschine zu verwandeln, ist intensives Training. Während der intensiven körperlichen Betätigung (und speziell beim Intervalltraining) meidet das Wachstumshormon Glucose und bringt stattdessen den Körper dazu, Fett als Treibstoff zu verwenden. Das hilft nicht nur bei der Fettverbrennung, während Sie trainieren – es hält auch Ihren Blutzuckerspiegel stabil, damit Sie die Energie haben, weiterzutrainieren. Wenn Sie nicht trainieren und die Muskeln insulinresistent werden, erhöhen Sie den Insulinspiegel und unterdrücken das Wachstumshormon noch mehr. Es lohnt sich also, den inneren Schweinehund zu besiegen und diesen unglaublich gesunden Weg zur Aufhaltung des Alterungsprozesses zu nutzen – das ist besser als jedes Nahrungsergänzungsmittel!

Der Ernährungsplan von *Schlank & satt mit der Kraft der Hormone* nutzt verschiedene Methoden, um auf natürliche Weise die Wachstumshormone zu stärken: Stressabbau, Ruhe und besserer Schlaf; ausgeglichener Blutzucker; hochwertige Proteine; intensives Training, das Fett verbrennt, die Insulinsensitivität verbessert und Toxine aus dem Körper spült.

Was den Wachstumshormon- spiegel stören kann	Anzeichen dafür, dass Sie zu wenig Wachstumshormon haben	Anzeichen dafür, dass Sie zu viel Wachstumshormon haben
Umweltgifte	Verminderte Knochendichte	Karpaltunnelsyndrom
Überschüssiges Östrogen	Schlechtere Trainingsleistung	Diabetes
Hoher Blutzucker	Verminderte sexuelle Lust	Arterienverkalkung
Hoher Cortisolspiegel	Abnehmende Muskelmasse	Hoher Blutdruck
Langes Aufbleiben (bis Mitter- nacht und später)	Abnehmende Muskelkraft	Insulinresistenz
Fleisch und Milchprodukte, die nicht biologisch sind	Depressive Verstimmungen und Stimmungsschwankungen	Männliche Brüste
Zu wenig Sport	Fettablagerungen im Gesicht und am Bauch	Sexuelle Funktionsstörungen
Zu wenig Schlaf	Hoher Insulinspiegel	Knochenverdickung an Kiefer, Fingern und Zehen
Leichter Schlaf (keine Tiefschlaf- phasen)	Weniger Energie	
Stress	Kleinwüchsigkeit	
Zu große Fettzufuhr über die Nahrung	Schlafprobleme	
	Ungesunder LDL-Spiegel	
	Falten	

STOFFWECHSELHORMONE 11: LEPTIN

Wissenschaftler glaubten lange Zeit, dass Fettzellen große Klumpen seien, die wachsen oder schrumpfen können. Heute weiß man, dass unser Fett eine sehr große Drüse ist, die aktiv Hormone produziert oder auf sie reagiert. Noch heute werden täglich neue Fettzellenhormone entdeckt, bisher am besten erforscht ist jedoch das Leptin.

Wo wird Leptin produziert: Leptin ist ein Protein, das von den Fettzellen produziert und von einem einflussreichen Gen gesteuert wird, dem OB-Gen. Leptin arbeitet mit anderen Hormonen – wie Schilddrüsenhormon, Cortisol und Insulin – zusammen. So kann der Körper beurteilen, wie hungrig er ist, wie schnell er die Nahrung verbrennen soll, die er aufnimmt, und ob er sein Gewicht vergrößern oder reduzieren soll.

Wie Leptin den Stoffwechsel beeinflusst: Im ganzen Körper verstreut existieren Leptinrezeptoren, aber im Gehirn ist dieses Hormon am aktivsten. Wenn Sie eine Mahlzeit zu sich genommen haben, schütten die Fettzellen im Körper dieses Hormon aus. Das Leptin wandert Richtung Hypothalamus, dem Teil des Gehirns, der den Appetit reguliert, und dockt dort an Leptinrezeptoren an. Diese Rezeptoren kontrollieren die Produktion von Neuropeptiden, kleinen Signalproteinen, die unseren Appetit wecken oder drosseln.

Eines der bekanntesten dieser Botenstoffe ist das Neuropeptid Y, das den Appetit weckt und die Stoffwechselgeschwindigkeit senkt. Leptin schaltet das Neuropeptid Y aus und aktiviert Signale, die den Appetit unterdrücken, wodurch der Körper die Nachricht erhält, keinen Hunger mehr zu haben, und mehr Kalorien verbrennt.

Wenn das Leptin richtig arbeitet, hilft es dem Körper, auf langfristige Fettspeicher zurückzugreifen und sie abzubauen. Falls jedoch das Leptinsignal nicht funktioniert, essen Sie weiter, weil Ihnen das Gefühl der Sättigung fehlt oder weil es sich zu spät meldet.

Zusätzlich zum Leptin, das nach dem Essen ausgeschüttet wird, schüttet der Körper auch in der Nacht während des Schlafens Leptin aus. Dieser Leptinschub erhöht die Konzentration der Hormone, die die Schilddrüse stimulieren, was ihr dabei hilft, Thyroxin auszuschütten.

Wie Leptin aus dem Gleichgewicht gerät: Bei Leptin kann einiges schiefgehen. Einerseits ist es möglich, dass Sie mit einem niedrigen Leptinspiegel geboren werden. Wissenschaftler entdeckten, dass eine Mutation des OB-Gens unsere Leptinproduktion beeinträchtigt. Bei manchen Kindern mit starkem Übergewicht kann eine solche Mutation die Ursache sein. Die Verabreichung von Leptin-Nahrungsergänzungsmitteln kann diesen Kindern helfen, ein gesundes Gewicht zu halten. Diese Erkrankung ist allerdings extrem selten – Sie wüssten es ganz sicher, wenn Sie sie hätten.

Doch zu niedrige Leptinwerte sind keineswegs das Hauptproblem. Forscher fanden heraus, dass viele Menschen, die übergewichtig sind, tatsächlich einen sehr hohen Leptinspiegel haben. Wie kann das sein? Nun, je mehr Fett Sie haben, desto mehr Leptin produziert der Körper. Ähnlich dem Vorgang, der zu Insulinresistenz führt, werden die Leptinrezeptoren abgenutzt und erkennen es nicht, wenn der Körper – in Reaktion auf übermäßiges Essen – fortwährend überschüssiges Leptin produziert. Menschen mit Leptinresistenz haben eine hohe Leptinkonzentration im Körper, aber ihre Rezeptoren binden es nicht. Das Neuropeptid Y wird nicht ausgeschaltet, man fühlt sich nach dem Essen weiter hungrig, der Stoffwechsel verlangsamt sich. (Der hohe Neuropeptid-Y-Spiegel stört die Aktivität von T4, was den Stoffwechsel weiter schädigt.)

Leptinresistenz und Insulinresistenz gehen Hand in Hand, doch wie bei Insulinresistenz reagiert der Körper sensibler auf Leptin, wenn Sie etwas Gewicht abnehmen. Dann beginnt das Hormon langsam wieder so zu wirken, wie es sollte: Es bringt Sie dazu, nach dem Essen vom Tisch aufzustehen und zu sagen: »Genug!«

Was den Leptin-spiegel stören kann	Anzeichen dafür, dass Sie zu wenig Leptin haben	Anzeichen dafür, dass Sie zu viel Leptin haben (und Ihr Körper resistent dagegen geworden ist)	Erkrankungen, die mit Störungen des Leptinspiegels zusammenhängen
Bauchfett	Anorexie	Fortwährender Hunger	Diabetes
Alterungsprozess	Fortwährender Hunger	Diabetes	Fettleber
Schlechte Kohlenhydrate in der Nahrung	Depressive Verstimmungen	Erhöhter Spiegel der Schilddrüsenhormone	Gallensteine
Viele Transfette in der Nahrung		Herzerkrankungen	Herzerkrankungen
Infektionen		Hoher Blutdruck	Erhöhte Blutlipidwerte (LDL, Trigyzeride)
Entzündungen		Hohe Cholesterinwerte	Hoher Blutdruck
Menopause		Entzündungen	Insulinresistenz
Nicht genug REM-Schlaf (oder weniger als 7 bis 8 Stunden durchgehender Schlaf)		Übergewicht	PCOS
Übergewicht			Stielwarzen
Schmerzen			Testosteronmangel
Rauchen			
Stress			

STOFFWECHSELHORMONE 12: GHRELIN

Leptin und Ghrelin wirken wie Yin und Yang, das heißt, sie halten die Balance zwischen Hunger- und Sättigungsgefühl. So wie Leptin dem Gehirn signalisiert, das Hungergefühl abzuschalten, meldet Ghrelin dem Gehirn, dass wir hungrig sind.

Wo Ghrelin produziert wird: Das Hormon entsteht im Magen, im Zwölffingerdarm und im oberen Darm. Wenn Sie hungrig sind, zu essen planen oder auch nur daran denken, etwas Köstliches zu essen, setzt Ihr Darm Ghrelin frei. Der Botenstoff Ghrelin wandert dann zum Hypothalamus und aktiviert das Neuropeptid Y, das den Appetit erhöht und den Stoffwechsel drosselt. Ghrelin hat übrigens noch eine spezielle Eigenschaft: Es hilft der Hirnanhangdrüse, Wachstumshormone freizusetzen.

Wie Ghrelin Ihren Stoffwechsel beeinflusst: Normalerweise steigt der Ghrelinspiegel, wenn der Magen leer ist. Das Hormon ist die Ursache dafür, dass Sie sich zu bestimmten Tageszeiten hungrig fühlen – Ihre innere Uhr aktiviert die Freisetzung von Ghrelin nach einem fein abgestimmten Zeitplan. Der Ghrelinspiegel bleibt hoch, bis Sie Ihrem Körper genügend Nährstoffe zugeführt haben, um seine Bedürfnisse zu befriedigen. Da diese Signale mit einigen Minuten Verzögerung wirken, kann langsames Essen dabei helfen, insgesamt weniger zu essen. Wenn der Magen sich füllt, fallen die Ghrelinwerte wieder, Sie fühlen sich satt und können aufhören zu essen.

Interessanterweise löst aber nicht Ghrelin selbst das Hungergefühl aus. Der Hunger entsteht vielmehr zum Teil durch das Neuropeptid Y, zum anderen Teil durch das Wachstumshormon, bei dessen Freisetzung Ghrelin hilft. Das ist nur einer der vielen Gründe, warum unser Ernährungsplan empfiehlt, nicht nach 21 Uhr zu essen – die Nahrung sollte so gut wie vollständig aus Ihrem Verdauungssystem heraus sein, wenn Sie zu Bett gehen.

EINIGE WEITERE STOFFWECHSELHORMONE

In den letzten Jahrzehnten entdeckten Wissenschaftler Dutzende Hormone, die einen Einfluss auf das Gewicht, auf die Fettspeicher, den Hunger, Gelüste und den Stoffwechsel haben. Wir konzentrieren uns in diesem Kapitel zwar auf die zwölf Haupthormone, aber der Ernährungsplan in diesem Buch hält auch die folgenden Hormone und Peptide in Balance.

Adiponektin: Es wird vom Fett in Ihrem Körper produziert, vor allem im Gesäß, und ist ein gutes Hormon. Es verbessert die Funktionsweise der Leber und der Blutgefäße, es senkt den Blutzucker und schützt den Körper gegen Insulin- und Leptinresistenz. Ein niedriger Adiponektinspiegel wird mit Entzündungen und dem metabolischen Syndrom in Zusammenhang gebracht.

Cholecystokinin (CCK): Das Neuropeptid CCK ist ein natürlicher Appetit-hemmer und wird im oberen Zwölffingerdarm sowie im Leerdarm produziert, wenn Sie eine Mahlzeit eingenommen haben – vor allem wenn sie viele Ballast-stoffen, Fett oder Proteine enthielt –, um Ihrem Gehirn das Signal zu übermit-teln, dass Sie nicht mehr hungrig sind. CCK agiert rasch mit einer Halbwertszeit von 1–2 Minuten und stellt dann die Produktion bis zur nächsten Mahlzeit ein.

GLP-1 (Glucagon-like Peptide 1): Dieses Peptid wird im Dünndarm pro-duziert, vor allem wenn Sie Kohlenhydrate und Fett essen. GLP-1 bringt die Bauchspeicheldrüse dazu, kein Glukagon, dafür aber Insulin zu produzieren. GLP-1 verlangsamt die Verdauung und hält den Appetit klein.

Neuropeptid Y (NPY): NPY ist nicht Ihr Verbündeter. Es wird durch Ghrelin ak-tiviert, macht Sie hungrig – sehr hungrig – und regt Ihren Körper dazu an, Fett zu speichern. Sowohl extreme Diäten als auch übermäßiges Essen verbunden mit Gewichtszunahme erhöhen die Aktivität von NPY. Es wird im Gehirn und in den Bauchfettzellen produziert, und es stimuliert auch die Bildung neuer Fettzellen.

Obestatin: Obwohl es vom selben Gen wie Ghrelin kontrolliert und eben-falls im Darm produziert wird, hat es die gegenteilige Wirkung von Ghrelin: Es signalisiert dem Gehirn, dass Sie nicht hungrig sind und weniger essen sollten.

PYY (Peptid YY, Peptid Tyrosin Tyrosin): Auch PYY wird freigesetzt, wenn sich Ihr Bauch nach dem Essen ausdehnt, und drosselt den Appetit, vor allem in-dem es NPY blockiert. Fette und Proteine scheinen den PYY-Spiegel am meisten zu heben; durch zwei- bis dreitägiges Fasten werden seine Werte über 50 Pro-zent reduziert. Die Wirkung von PYY ist nachhaltiger als die der anderen Darm-hormone – sie erreicht innerhalb von 30 Minuten nach dem Essen ihren Höhe-punkt und hält bis zu zwei Stunden an.

Resistin: Dieses »böse« Hormon spielt eine große Rolle bei der Entstehung von Insulinresistenz, denn es blockiert die Fähigkeit der Muskeln, auf Insulin zu reagieren. Manche Wissenschaftler glauben, dass es das entscheidende Verbin-dungsglied zwischen Übergewicht und Insulinresistenz sein könnte. Übrigens: Das Bauchfett produziert fünfzehnmal mehr Resistin als das periphere Fett – ein Grund mehr, den Bauch loszuwerden.

Denn Ihr Körper benötigt das »Hungerhormon« Ghrelin, damit er Sie erfolgreich durch alle notwendigen Schlafphasen bringen kann. Ohne den notwendigen Phasenwechsel erreichen wir weder die Tiefschlafphase, in der wir einen großen Schub Wachstumshormone erhalten, noch den REM-Schlaf, der unseren Leptinspiegel schützt.

Den restlichen Tag über sollte der Ghrelinspiegel allerdings niedrig sein. Sie sollten also tagsüber nicht hungern. Solcher Extra-Hunger bringt keinerlei Nutzen, im Gegenteil: Er gefährdet den Erfolg Ihrer Diät und beschwört unter anderem durch extreme Blutzuckerschwankungen genau das Stoffwechselchaos in Ihrem Körper herauf, um das es in diesem Buch geht.

Was den Ghrelin-spiegel stören kann	Anzeichen dafür, dass Sie zu wenig Ghrelin haben	Anzeichen dafür, dass Sie zu viel (oder eine höhere Sensitivität gegen-über) Ghrelin haben	Erkrankungen, die mit Störungen des Ghrelinspiegels zusammenhängen
Exzessives Essen	Ausbildung von Essstörungen	Ständiger Hunger	Magersucht
Aufnahme von zu viel Fett	Desinteresse am Essen		Esssucht
Weniger als 8 Stunden Schlaf pro Nacht	Gewichtsverlust		Ess-Brech-Sucht
Niedriger Spiegel der Schilddrüsenhormone			Prader-Willi-Syndrom
Zu wenige Proteine oder Kohlenhydrate in der Nahrung			
Extremes Fasten			
Auslassen von Mahl-zeiten			
Stress			

Wie Ghrelin aus dem Gleichgewicht gerät: Sie sollten die Kontrolle über die Ghrelinschübe behalten, denn Ghrelin versteht sich außerordentlich gut darauf, Sie zum Essen zu bringen. Wie die jüngste Forschung zeigt, aktiviert es Belohnungszentren im Gehirn, die man auch mit Drogenabhängigkeit in Verbindung bringt. Forscher glauben, dass Ghrelin sie auch dann aktiviert, wenn es keinen Anlass oder Anreiz zum Essen gibt – anders als es der Fall ist, wenn Sie gerade an einer Bäckerei vorbeikommen und der Duft von frischem Brot Ihnen Appetit macht.

Ein ständiges Kaloriendefizit hält den Ghrelinspiegel auf hohem Niveau. Das könnte ein Grund dafür sein mag, dass viele Menschen den Jo-Jo-Effekt erleben, weil sie umso mehr Hunger spüren, je weniger Kalorien sie zu sich nehmen. Das hängt mit den Strategien der Natur zusammen, uns zum Essen zu bewegen. Da wir uns heute in einer Welt mit einem permanent präsenten Überangebot an Nahrung bewegen, ist es wahrscheinlich nicht zuletzt dem immer bereitwillig steigenden Ghrelin zuzuschreiben, dass nachhaltiges Abnehmen so schwierig ist.

Es gibt interessanterweise aber auch eine ganz spezifische Gruppe Menschen, die sich besser fühlen, wenn die Ghrelinwerte steigen. Magersüchtige haben tatsächlich einen weit höheren Ghrelinspiegel als gesunde Menschen, wohingegen Menschen mit Esssucht ein niedrigeres Niveau haben. Die Ghrelinproduktion der Menschen mit Esssucht kann einbrechen, wenn sie wiederholt durch das viele Essen den Punkt erreichen, an dem das Ghrelin sie nicht mehr hungrig macht – wie auch bei anderen Hormonen funktioniert dann das hormonelle Regulierungssystem nicht mehr. Wie andererseits Tierversuche nahelegen, könnte der Anstieg von Ghrelin manchen Menschen helfen, depressive Verstimmungen unter Kontrolle zu bringen, die durch chronischen Stress verursacht werden. Vielleicht wirkt Ghrelin also bei Menschen mit Magersucht nahezu wie ein Antidepressivum.

Eine Reduzierung des Ghrelinspiegels ist möglicherweise auch einer der Gründe, warum eine Magen-Bypass-Operation das Gewicht reduziert. Weil dabei auch Zellen entfernt werden, die Ghrelin produzieren, verspürt man weniger Hunger. Aber ich finde, es gibt bessere Wege, das Ghrelin zu regeln, als sich unters Messer zu legen – beispielsweise alle vier Stunden ausgewogene Mahlzeiten zu essen und acht Stunden pro Nacht zu schlafen. Das hört sich doch nicht schlecht an, oder?

MACHEN SIE SICH AUF EINEN SCHOCK GEFASST

Jede Entscheidung, die wir in unserem Leben treffen, hat Auswirkungen auf die oben beschriebene komplexe Chemie unseres Körpers: wo wir leben, wie lange wir schlafen, ob wir Kinder haben oder nicht, wie wir Sport treiben (oder ob überhaupt). Wir können nicht alles beeinflussen, aber wir haben die Macht darüber, was wir essen oder welche Stoffe wir auf unsere Haut auftragen.

Lassen Sie mich zunächst einen Blick auf die Ursachen der Probleme werfen. Machen Sie sich auf einen Schock gefasst: Als ich mir die Zusammenhänge zum ersten Mal verdeutlichte, war ich wirklich erschrocken. Aber wenn Sie erst einmal wissen, womit Sie es zu tun haben, können Sie sich daranmachen, Ihren Stoffwechsel zu regenerieren und Ihre fettverbrennenden Hormone zum Arbeiten zu bringen.

Kapitel 3

WIE ES SO WEIT KOMMEN KONNTE

—————————•—————————

WARUM IHNEN DER ÜBERFLUSS NICHT GUT TUT – IN VIELERLEI HINSICHT

Ich wette, dass Sie zumindest einen Menschen in Ihrem Umfeld kennen, der essen kann, was und so viel er will, und dennoch darum kämpfen muss, nicht abzunehmen. Da ist die Frau, die nach der Schwangerschaft in einem einzigen Monat 25 Kilogramm verlor. Da ist der Mann, der bei einer Mahlzeit drei Burger verputzt, aber immer noch dieselbe Jeansgröße wie zu Uni-Zeiten hat.

Ich weiß nicht, wie es Ihnen geht, aber mir ist das unmöglich. Mein Stoffwechsel lässt das nicht zu. Warum aber habe ich einen lahmarschigen Stoffwechsel, und wie kann ich das ändern? Kann ich es einfach auf meine Eltern schieben und Schluss? Sind nicht für alles die Gene verantwortlich?

Nicht so schnell. Die Gene sind nur ein Teil des Bildes – manche Wissenschaftler gehen davon aus, dass die Gene für dreißig Prozent des Risikos von Fettleibigkeit zuständig sind, andere glauben, dass es siebzig Prozent sind. Doch alle sind sich darin einig, dass es darauf ankommt, wie sich diese Gen-Anlage manifestiert. Und das hängt davon ab, was in unserer Umwelt vor sich geht.

Wenn das einzige Ergebnis unserer Diäten ist, dass wir den Jo-Jo-Effekt erleben, industriell verarbeitete Nahrung essen, uns mit Toxinen umgeben und bis zur Erschöpfung arbeiten, dann beeinflussen alle diese Entscheidungen die Art und Weise, wie der Stoffwechsel Nahrung verarbeitet, Kalorien verbrennt und das Gewicht reguliert. Um zu lernen, wie wir diese biochemischen Prozesse zu unserem Vorteil beeinflussen können, müssen wir zunächst verstehen, wie unsere Hormone bereits zuvor zu unserem Nachteil manipuliert wurden.

Ich muss Sie warnen: Einiges von dem, was Sie hier lesen werden, ist nicht nett. Aber wir müssen wissen, womit wir es zu tun haben, um es zu bekämpfen.

UMWELTHORMONE:
EINE VERNICHTUNGSMISSION

Sie wissen jetzt, dass verschiedene Hormone den Stoffwechsel steuern. Wenn diese Hormone normal funktionieren, ist alles in Ordnung – unsere Muskeln nehmen angemessene Mengen Blutzucker auf, unser Insulin ist stabil, unsere Schilddrüse arbeitet normal. Energie wird aufgenommen und verbrannt, alles ist im Gleichgewicht.

Doch wenn diese Hormone durcheinandergeraten und auch nur ein einziges aus dem Takt gerät, fragen sich die anderen: »Was jetzt?« Dann versucht jedes für sich, eine Lösung zu finden. Die Drüsen beginnen, zu viele oder zu wenige Hormone zu produzieren in einem verzweifelten Versuch, das Gleichgewicht, die Homöostase, wiederzufinden. Und das ist der Moment, in dem wir Gewicht zulegen. Alles, was das normale Funktionieren der Hormone behindert, bringt Probleme für den Stoffwechsel.

Als Umwelthormon kann jede Substanz und jeder Einfluss definiert werden, die das normale Funktionieren der Körperhormone beeinträchtigen. Ein Umwelthormon kann die übliche Aktivität der Hormone auf vielfältige Weise steigern, senken oder auf andere Weise verändern, inklusive

- Nachahmung eines Hormons und Andocken an einen Rezeptor, der aktiviert wird, als handle es sich um das originale Hormon
- Blockierung des Zugangs eines wirklichen Hormons zum Rezeptor
- Erhöhung oder Senkung der Zahl der Hormonrezeptoren in bestimmten Körperregionen
- Veränderung der produzierten Menge eines bestimmten Hormons
- Veränderung der Geschwindigkeit, mit der die Hormone im Körper verarbeitet werden

Jede dieser Aktionen kann eine Kette von Ereignissen auslösen. Nehmen wir beispielsweise an, dass Ihr Körper Bisphenol A (BPA) aufnimmt, eine Chemikalie, die nachweislich aus Polykarbonat-Kunststoffbehältern in die Flüssigkeiten freigesetzt werden kann, die in den Behältern enthalten ist. Tierversuche haben gezeigt, dass diese exogenen Östrogene in den Körper eindringen und dort innerhalb von dreißig Minuten den Blutzuckerspiegel reduzieren sowie gleichzeitig den Insulinspiegel dramatisch erhöhen. Nach nur vier Tagen BPA-Exposition beginnt die Bauchspeicheldrüse, mehr Insulin auszustoßen; der Körper entwickelt eine Insulinresistenz.

Bedenken Sie nun, dass es mehr als tausend solcher chemischen Zusätze in unseren Verpackungen und bei der Lebensmittelverarbeitung gibt. Denken Sie daran, wie viele andere Kunststoffe mit Ihren Lippen in Berührung kommen oder direkt mit Ihrem Essen in Verbindung stehen: der Kunststoff-Kaffeebecher, die Quetschflasche mit dem Salatdressing, die Frischhaltefolie um Speisen, die Beschichtung von Suppendosen, die mikrowellentaugliche Gemüsetüte. Denken Sie an den Duft Ihres Waschmittels und an die chlorgebleichte Toilettenbürste. Denken Sie an den Nachbarn, der für seinen topgepflegten Rasen großzügig zu Herbiziden und Dünger greift.

Sehen Sie, wie ein winziges Problem zu einer Lawine ausarten kann? In meiner Diät- und Lifestyle-Strategie geht es vor allem darum, die Lawine der Umwelthormone zu stoppen, ehe sie neue Probleme schafft und auf ihrer Bahn alles mit in den Abgrund reißt.

Wie nahezu alles in unserer übersättigten Gesellschaft ist auch unser Übergewicht hauptsächlich auf unsere Konsumgewohnheiten zurückzuführen. Wir kaufen in großen Mengen. Wir wollen, dass alles billig ist. Wir wollen, dass das Produkt ewig haltbar ist. Dafür müssen wir jedoch einen hohen Preis zahlen. Sehen wir uns die Faktoren an, die eine rasende, zerstörerische Lawine ausgelöst haben.

ZU VIELE FAULE JAHRE

Es gibt unzählige Menschen, die das Training vernachlässigen, wenn sie älter werden, und in der Folge für ihre Hormonprobleme dem langsamen Stoffwechsel die Schuld geben. Deshalb wollen wir die Altersfrage so schnell wie möglich klären.

Einige Hormone legen zu, wenn wir altern, andere bleiben gleich. Doch ich muss es zugeben: Die meisten Hormone nehmen ab.

Es stimmt, unsere Hormone sind Veränderungen unterworfen, die Gewichtszunahme begünstigen. Wenn Sie älter werden, nehmen beispielsweise die Leptinrezeptoren in Ihrem Gehirn ab, weshalb Ihr Körper nicht mehr erkennt, wenn er satt ist – was Sie dazu verführt, zu viel zu essen. Bei Frauen nehmen die weiblichen Hormone ab, und die Hormone, die das Insulin regulieren, arbeiten weniger effektiv; beides kann zu zusätzlichen Kilos führen. Bei Männern zeigen die bioverfügbaren Testosteronspiegel eine stetig absteigende Tendenz: ab dem Alter von dreißig Jahren um die 1,5 Prozent pro Jahr. Der DHEA-Spiegel nimmt noch schneller ab – 2 bis 3 Prozent pro Jahr. Dies kann zur Reduzierung der Muskelmasse führen, während Bauchfett und Insulinresistenz zunehmen. Das macht Sie auch leicht irritierbar und depressiv – was schlecht ist für Ihren Stoffwechsel.

Diese Senkung der Hormonspiegel gibt den Pharmafirmen und Verfechtern von Hormonen als Ergänzungsmittel ausreichend Munition für ihre Zwecke. Das stützt ihre Marketingstrategie, dass es notwendig sei, synthetische und bioidentische Hormone als Ergänzungsmittel einzunehmen, um die Auswirkungen auf den Stoffwechsel zu kompensieren oder um unser Leben zu verlängern. Aber ist es wirklich notwendig? Eine große Studie unter mehr als 1.100 Männern im Alter von vierzig bis siebzig Jahren widerspricht dem. Sie konnte nachweisen, dass die Testpersonen 10 bis 15 Prozent bestimmter Hormone, vor allem Androgene, zulegen konnten – und das nur, indem sie ein gesundes Gewicht hielten, exzessives Trinken mieden und um ernste Leiden wie Diabetes und Herzerkrankungen herumkamen.

Nahezu täglich gibt es außerdem neue Forschungsergebnisse, die darauf hinweisen, dass wir den Muskelabbau zum größten Teil unter Kontrolle halten können. Jahrzehnte hindurch schoben wir dem vorrückenden Alter die Schuld an unseren Bäuchen zu, aber die Wahrheit ist, dass wir nicht auf uns achteten! Auch wenn beim Alterungsprozess die Produktion bestimmter Hormone sinkt, gilt dennoch: Je reiner wir essen, je reiner wir leben und je mehr wir trainieren, desto ausgeglichener wird unser Hormonhaushalt sein und desto gesünder bleibt unser Stoffwechsel.

Ich will ehrlich sein: Ich mag das Trainieren nicht. Die Wahrheit ist aber, dass es sein muss. Der Körper benötigt es wie Sauerstoff und Wasser. Zunächst verbrennt ein halbes Kilogramm Muskeln dreimal mehr Kalorien als ein halbes Kilogramm Fett. Muskeln schöpfen Blutzucker ab und verbessern die Insulinsensitivität des Körpers. Training reduziert Hormone, die uns Gewicht zulegen lassen (wie zum Beispiel Cortisol), da es für die Freisetzung von Endorphinen sorgt. Endorphine wiederum bekämpfen Stress und erhöhen die Produktion fettverbrennender Hormone wie Testosteron, menschliche Wachstumshormone, DHEA und Thyroxin (T4). Kurz: Wir haben körperliches Training nötig. Punkt.

(Ich weiß, dieses Buch ist kein Fitnessbuch, aber Sie können die Vorteile und die Notwendigkeit von Training nicht leugnen. Wenn die Anleitungen unseres Diätplans wirklich effizient sein sollen, müssen Sie parallel trainieren. Ich verlange kein brutales Fitnessprogramm. Ich meine einfach, dass Sie sich in Bewegung setzen und so schnell wie möglich eine gesunde Freizeitaktivität beginnen sollten. In Kapitel 8 werde ich mehr dazu sagen, wie Sie mit minimaler Trainingszeit maximale Wirkung erzielen können.)

Wenn Sie Hormone als Ergänzungsmittel einnehmen wollen, sollten Sie Ihren Arzt konsultieren. Lesen Sie sich ein (mein Lieblingsbuch zum Thema ist *Ageless* von Suzanne Somers) und sprechen Sie mit einigen Anti-Aging-Endokrinologen. Sie müssen auf jeden Fall zu einem Experten gehen. Ehrlich gesagt, als vor ein paar Jahren die Ergebnisse der Women's Health Study veröffentlicht wurden, die von einem erhöhten Risiko von Herzerkrankungen und Krebs bei Frauen sprachen, die eine Hormonersatztherapie gemacht hatten, jagte mir das eine Heidenangst ein! Doch die Forschungen gehen weiter, und in naher Zukunft könnten großartige Dinge entdeckt werden.

Bis es so weit ist, schlage ich bei meiner Diät einen anderen Weg ein. Ich versuche, das Hormongleichgewicht auf eine Art und Weise zu bewahren und zu optimieren, die mit der von Gott vorgegebenen Bauweise unseres Körpers harmonisiert. Die Natur hat uns die Mittel zur Heilung an die Hand gegeben; wir aber verpfuschen es wieder! Es gibt fantastische Nahrungsmittel – über die wir in Kapitel 6 sprechen werden –, die nicht nur unsere Hormone im Gleichgewicht halten, sondern auch Krebs, Diabetes, Schlaganfälle, Herzerkrankungen und Alzheimer bekämpfen. Doch was tun wir? Wie besprühen sie mit Pestiziden und toxischen Gasen und verwandeln diese von der Natur gegebenen

Heilmittel in Gift. Wir müssen diese natürlichen Hormonregulatoren wieder für uns zurückgewinnen, um die Angriffe abzuwehren, denen unsere Hormone tagtäglich an vielen Fronten ausgeliefert sind. Ich werde Ihnen einfache, sichere, natürliche und effektive Strategien darlegen, durch die Sie sich besser fühlen werden und mit denen Sie Ihrem Körper helfen, seine Aufgaben zu bewältigen, ohne ihm alle diese Angriffe zuzumuten.

ZU VIELE DIÄTEN MIT JO-JO-EFFEKT

Ich bin mir fast sicher, dass Sie in Ihrem Leben schon das eine oder andere Mal Diäten versucht haben, bevor Sie dieses Buch in die Hand genommen haben. Immerhin waren 33 Prozent aller deutschen Frauen schon mehrmals auf Diät; 19 Prozent haben es ein Mal probiert. Und fast jeder zweite Deutsche möchte gern abnehmen. Trotzdem klappt das nur selten auf Dauer. Mangelndes Wissen könnte eine der Ursachen sein: Eine Umfrage des International Food Information Council zeigt zum Beispiel, dass nur 15 Prozent der Menschen die Zahl der Kalorien, die sie ihrer Größe und ihrem Gewicht entsprechend zu sich nehmen sollten, richtig einschätzen. Viele fallen daher in Extreme, wenn sie abnehmen wollen. Sie streichen Hauptnährstoffe wie Kohlenhydrate oder Fette vollständig. Das ist schädlich, schädlich und nochmals schädlich. Diese Art von Diät zerstört Ihr Hormongleichgewicht, da sie das Signal an den Körper sendet, dass es ums Überleben geht. Weil er nicht weiß, wie lange die Hungerperiode anhalten wird, sorgt er vor: Er speichert Fett und drosselt den Stoffwechsel.

Die meisten Menschen, die »Gewichtszyklen« durchlaufen – also Diäten mit Jo-Jo-Effekt –, sind das ganze Leben über auf Diät. Das Essmuster beginnt bereits in den Zwanzigern. Eine Studie der University of Minnesota verfolgte das Essverhalten von 25.000 Jugendlichen – Jungen und Mädchen – über einen Zeitraum von fünf Jahren. Das Ergebnis: Diejenigen, die fasteten, hatten ein dreimal so hohes Risiko für Übergewicht und ein sechsmal so hohes Risiko für eine Esssucht als gleichaltrige Studienteilnehmer, die niemals fasteten. Die Nurses' Health Study zeigte, dass Frauen mit extremen Gewichtszyklen, bei denen sie innerhalb der vorausgegangenen vier Jahre zumindest dreimal neun Kilogramm abgenommen hatten, durchschnittlich über vier Kilogramm mehr zulegten als Frauen mit einem stabilen Gewicht. Menschen, bei denen

Gewichtszyklen auftreten, »fasten« lieber, um Gewicht zu verlieren, anstatt angemessene Portionen der richtigen Nahrungsmittel zu essen.

Ein solches Auf und Ab frustriert auf Dauer und macht jeden Versuch abzunehmen frustrierender als den jeweils vorhergenden, vor allem wenn der Körper ausgehungert wird und wir uns nicht bewegen. Wir müssen trainieren, wenn wir fasten, um die Muskelmasse zu erhalten. Diese »Kalorienverteilung« stellt sicher, dass die aufgenommenen Kalorien dazu verwendet werden, die Muskeln neu aufzubauen und zu heilen.

Wenn Sie nicht trainieren, wird nach der Diät schnell deutlich, dass Sie nur sich selbst geschadet haben. Hungerfasten ist katabolisch; es bringt den Körper dazu, die Muskeln zu zerlegen, um an Treibstoff zu kommen. Der Körper ist klug und auf langfristiges Überleben konditioniert, daher greift er auf alle verfügbaren Kalorien zurück für den Fall, dass der Hungerzustand andauert. Ohne diese abgebauten Muskeln ist der Stoffwechsel langsamer, aber auch die mit dem Stoffwechsel zusammenhängenden wichtigen Schilddrüsenhormone werden verringert. Die radikalsten Einschnitte bei den Schilddrüsenhormonen und der Stoffwechselgeschwindigkeit geschehen bei den radikalsten Kalorienreduktionen.

So folgen viele Menschen, mit denen ich arbeite, einem Muster von schnell abnehmen/falsch abnehmen/Esssucht. Sie wollen unbedingt für ein wichtiges Ereignis Gewicht verlieren und glauben, dass es eine gute Idee ist, wenn sie für ein paar Wochen nicht mehr als 800 Kalorien zu sich nehmen. Was geschieht? Zunächst einmal verlangsamt sich der Stoffwechsel unglaublich schnell. Wenn sie dann zu einer Menge von 1.600 bis 2.000 Kalorien zurückkehren, die man mit normalem Essen in Verbindung bringt, dann sind sie erledigt. Der T3-Spiegel ist im Keller, ihre Leptin- und Insulinsensitivität ist beeinträchtigt, das Ghrelin ist stark gestiegen usw.

IMMER ZU VIEL VOM GLEICHEN ESSEN
UND IMMER VERARBEITET

Einige Nahrungsmittel, speziell industriell verarbeitete, zerstören unser Hormongleichgewicht. Warum das so ist? Ich will Ihnen das Geheimnis verraten: Unser Körper erkennt sie nicht als Nahrung.

Verarbeitete Nahrungsmittel kommen nicht aus der Natur, sie kommen aus der Fabrik. Je produktiver die Fabrik ist, desto mehr Geld macht das Unternehmen, dem die Fabrik gehört. Und je weniger das Unternehmen für die billigen Materialien ausgibt, die in der Fabrik verarbeitet werden, desto höher ist die Gewinnspanne. Wer kann sie dafür tadeln? Höhere Profite, höhere Rentabilität – ist das nicht der kapitalistische Weg? Stecken wir ein paar Cent hinein, holen wir Euros raus. Das macht süchtig. So wie die »Speisen«, die die Konzerne erfinden.

Der Speiseplan des 21. Jahrhunderts setzt sich vor allem aus Mais, Soja und Weizen zusammen, ob wir sie nun auf unserem Teller sehen oder nicht. Diese Nutzpflanzen sind so billig für Nahrungsmittelproduzenten geworden, dass diese immer neue Wege ersinnen, sie zu verwenden. Und mithilfe der modernen Wunderwissenschaft Chemie produzieren sie auf diese Weise immer neue Schein-Nahrung. Sie denken, Sie nehmen zum Mittagessen Fleisch, einen Teller Suppe oder ein Glas Fruchtsaft zu sich – aber in Wahrheit haben Sie raffiniertes Weizenmehl, hydrolysiertes Sojaprotein, teilweise hydriertes Maisöl, Maissirup mit hohem Fructoseanteil und Salz (einen weiteren billigen Zusatz) auf dem Teller und im Glas.

SIND SIE SÜCHTIG NACH ESSEN?

Wenn Menschen ihre Lieblingsspeise sehen, wird der Neurotransmitter Dopamin, der mit Vergnügen verbunden wird, in dem Bereich des Gehirns freigesetzt, der für Motivation und Belohnung zuständig ist. Interessanterweise haben fettleibige Menschen genau wie Junkies weniger Dopaminrezeptoren in diesem Bereich – je abhängiger sie sind, desto weniger Rezeptoren gibt es dort. Die Forscher sind sich nicht sicher, ob die Rezeptoren von den wiederholten Dopaminschwemmen abgenutzt sind, die die Gier nach der Droge oder dem Essen auslösen, oder ob die Süchtigen mit weniger Rezeptoren geboren wurden. Das Ergebnis allerdings ist dasselbe – sie wollen ständig *mehr*. Strategien, die Dopamine auf natürliche Weise steigern – wie Training oder das Essen von ausreichend Proteinen –, können hilfreich sein.

Wie schafft die Nahrungsmittelindustrie das? Wie bringt sie uns dazu, in allem, was wir essen, diese drei Bestandteile zu uns zu nehmen? Nun, die

Lebensmittelproduzenten fügen diesen drei unglaublich billigen, unglaublich faden Zutaten einen ganzen Chemiemix hinzu, um ihnen Geschmack zu geben. Denken Sie an Mais, Soja und Weizen als weiße Leinwand, auf der die Entwickler der Nahrungsmittelindustrie die Illusion von Essen malen. Und um die Illusion nicht zu zerstören, greifen sie mitunter auch zu schmutzigen Tricks.

Nahrungsmittel, die reich an Fett und Zucker sind, bringen das Gehirn dazu, »endogenes Opioid« abzusondern, also biologische Morphine. Wenn sie jemals Oreo, das zu 60 Prozent aus Zucker und Fett gemacht ist, als Droge betrachtet haben, nach der man süchtig ist, dann lagen sie richtig. Wie ein Süchtiger an seine Droge erinnert wird, wird Ihr orbitofrontaler Cortex, in dem Motivation und Gier angesiedelt sind, gereizt, wenn Sie begehrte Nahrung sehen, riechen oder kosten.

Es stimmt also, wir können auf Süßes abfahren und abhängig werden. »Aber Sie könnten doch einfach Nein sagen«, werden jetzt diejenigen erwidern, die für »persönliche Verantwortung« eintreten. Aber an diesem Punkt wird die Geschichte verzwickt. In einer investigativen Artikelserie berichtete die *Chicago Tribune* im Jahr 2005, dass Kraft Foods (seit 2012: Mondelēz International), der Hersteller der Oreo-Cookies, mit Wissenschaftlern des Tabakunternehmens Philip Morris und der Großbrauerei Miller Brewing gemeinsam Hirnforschung betrieb; sie alle waren damals auf Konzernebene miteinander verbunden. (Hmm, Zigaretten, Alkohol und Oreos ... was könnten die nur gemeinsam haben?) Nachdem die *Chicago Tribune* diesen Sachverhalt aufgedeckt hatte, erklärte ein Kraft-Sprecher, dass es sich dabei um eine rein wirtschaftliche Entscheidung gehandelt habe, nämlich dass die Forscher »Wege suchten, Informationen auszutauschen, *Best Practices* (Kursivsetzung durch Autorin) zu teilen und durch Synergien die Gesamtkosten zu reduzieren«. Interessant, nicht wahr?

Fazit? Je stärker die Nahrung verarbeitet ist, desto größer ist die Chance, dass ein skrupelloser Biochemiker mit unserer Neurochemie herumspielt, damit wir mehr haben wollen – immer mehr und mehr. Wir werden in Kapitel 5 darüber sprechen, wie schädlich industriell verarbeitetes Essen für unsere Hormone und für unsere Gesundheit insgesamt ist. Aber fürs Erste sollten Sie erkennen, dass die großen Nahrungsmittelkonzerne – solange für sie die Kombination von minderwertiger Stärke + Zucker + Fett + Salz

+ abhängig machenden Chemikalien am billigsten kommt – alles daransetzen werden, diese Produkte in die Regale und auf unsere Teller zu bekommen. Bis unsere Regierungen vermehrt die Forschung berücksichtigen, den Kampf gegen die Nahrungsmittellobby aufnehmen und für diese die umfassende Vergiftung der Öffentlichkeit teurer machen, müssen wir uns selbst schützen. *Schlank & satt mit der Kraft der Hormone* hilft Ihnen dabei!

ZU VIELE PESTIZIDE IN UNSEREM ESSEN

Die meisten der Nutzpflanzen, aus denen die Lebensmittelindustrie die Hauptbestandteile der Nahrung bezieht, sind genetisch verändert oder mit Dutzenden, für Umwelthormone verantwortliche Pestiziden besprüht. Der so vertraute Mais ist einer der Hauptschuldigen: Die Organic Consumers Organization berichtete, dass der Mais, der an Tiere verfüttert oder in Maisprodukten verarbeitet wird, jährlich mit 73 Millionen Kilogramm chemischer Pestizide besprüht wird. Wir haben keine Ahnung, was in unserem Körper landet, und das hat Folgen.

Das National Institute of Health untersuchte kürzlich in einer groß angelegten epidemiologischen Studie, was mit 30.000 Menschen, zumeist Männern, geschah, die in der Landwirtschaft Pestizide einsetzten. Diese »zugelassenen Anwender« der Chemikalien trugen wahrscheinlich Schutzausrüstung: Schutzbrillen, Handschuhe, Stiefel, Overalls – das volle Programm. Dennoch stellten die Wissenschaftler fest, dass das Diabetesrisiko für diese Männer bei Verwendung eines von sieben untersuchten Pestiziden – auch wenn nur ein einziges davon verwendet wurde – stark erhöht war. Diese Resultate legen nahe, dass es, neben Fettleibigkeit, mangelnder Bewegung und einer familiären Vorbelastung, stark zum Auftreten von Diabetes beiträgt, wenn man Pestiziden ausgesetzt ist.

Eines dieser Pestizide, das Trichlorfon, wird gern für Rasenflächen in Gärten und auf Golfplätzen eingesetzt. Dieselbe Studie zeigte, dass Menschen, die diese Chemikalie zehnmal und mehr verwendeten, ein 250 Prozent höheres Diabetesrisiko aufwiesen. Ich frage Sie nun: Wie viele Runden Golf haben Sie in Ihrem Leben gespielt? Wie viele Mengen an Herbiziden und Dünger haben Ihr Nachbar oder Sie selbst eingesetzt?

Sehen wir uns nun Ihren Speiseplan an. Als Konsumenten berühren wir nicht einfach Pflanzen, die mit Pestiziden besprüht wurden, wir essen sie. In manchen Weltregionen wird sogar das Vieh mit Trichlorfon besprüht, um Schädlinge zu bekämpfen.

Manche Pestizide, die in den USA bereits vor über zwanzig Jahren verboten wurden, befinden sich immer noch in unserer Nahrungskette. Sie sind in Fischen, Vögeln und anderen Säugetieren sowie in der menschlichen Muttermilch zu finden. Eine Behörde des US-Gesundheitsministeriums (die CDC) stellte zum Beispiel fest, dass wir noch immer den in schon lange verbotenen Pestiziden enthaltenen giftigen Chlorkohlenwasserstoffen ausgesetzt sind. Sie gelangen in unseren Körper:

- durch den Konsum von fetthaltiger Nahrung wie Milch, Milchprodukten oder Fisch, die mit diesen Pestiziden kontaminiert sind
- durch den Konsum von importierten Nahrungsmitteln aus Ländern, in denen der Einsatz dieser Pestizide noch erlaubt ist
- durch Stillen, aber auch schon im Mutterleib durch die Plazenta
- durch unsere Haut

Einige Wissenschaftler meinen sogar, dass Pestizide in höherem Ausmaß für Insulinresistenz, das metabolische Syndrom und Diabetes verantwortlich sind als Fettleibigkeit! Eine Studie unter Beteiligung von mehr als 2.000 Erwachsenen zeigte, dass bei 80 Prozent von ihnen »langlebige organische Schadstoffe« im Körper nachweisbar waren, Chemikalien also, die sich ein Jahrzehnt oder möglicherweise noch länger im Gewebe halten. Diejenigen, in deren Körper hohe Mengen solcher Schadstoffe wie Dioxin, polychlorierte Biphenyle (PCB) und Chlordan zu finden waren, zeigten eine 38-mal höhere Wahrscheinlichkeit von Insulinresistenz als Personen mit geringerer Belastung. Bei Übergewichtigen, die keine Spuren von langlebigen organischen Schadstoffen aufwiesen, trat Diabetes weit seltener auf.

Ich behaupte nicht, dass Pestizide der einzige Grund für Diabetes sind. Aber mir scheint klar, dass diese Schadstoffe in unserem Körperfett mit unseren überflüssigen Kilos in Wechselwirkung treten und das Diabetesrisiko erhöhen.

Ich habe noch gar nicht die anderen »netten« Nebenwirkungen von Chlor-kohlenwasserstoffen erwähnt: Zittern, Kopfschmerzen, Hautirritationen, Atemprobleme, Benommenheit, Übelkeit, Krämpfe. Ach ja, und da wären noch Krebs, Gehirnschäden, die Parkinsonsche Krankheit, Geburtsfehler, Atemwegserkrankungen, abnormes Verhalten des Immunsystems … ist es nötig, noch weiter fortzufahren?

Doch chlororganische Verbindungen sind nur eine Kategorie chemi-scher Pestizide, nur ein kleiner Teil der Umwelthormone, die in der Lebens-mittelkette lauern. Hier sind auch die Schwangerschaftshormone und die Laktationshormone zu nennen, die dem Milchvieh gegeben werden, um den »Ertrag zu steigern«. Oder die Wachstumshormone, die man Schlacht-vieh verabreicht, damit es mehr Fleisch ansetzt. Oder die Antibiotika, die man Hühnern gibt, damit sich in ihren Käfigen von der Größe einer Schuh-schachtel keine Krankheiten ausbreiten. Solche Ergebnisse aus Studien sind einfach schrecklich, aber die Wissenschaft untersucht die Chemika-lien, Pestizide oder andere Umwelthormone immer noch getrennt, isoliert. Jüngste Forschungen zeigen, dass die kombinierte Wirkung (der sogenann-te Synergieeffekt) aller dieser Substanzen, sogar noch weit schlimmer ist, als wir uns vorstellen können.

Wenn ich von biologischer Ernährung spreche, fragen manche Menschen immer wieder, ob das notwendig ist. »Komm schon, Jillian, ist es das Extra-Geld wirklich wert? Die Zeiten sind hart.«

Ich frage dann zurück: Was ist dir deine Gesundheit wert? Warum be-kommen Frauen in ihren frühen Dreißigern Brustkrebs? Warum müssen Achtjährige Statine einnehmen? Warum entstehen aus dem Nichts geheim-nisvolle Krankheiten wie Fibromyalgie?

Zu den Kosten: Wie viel, glauben Sie, kosten Medikamente gegen Krank-heiten, die mit Fettleibigkeit in Zusammenhang stehen? Oder wie viel kostet eine Chemotherapie? Jeder Euro, den Sie in Vorbeugung stecken, hilft Tau-sende Euro Behandlungskosten sparen.

Denken Sie daran, dass der Mensch der höchsten Konzentration von organischen Schadstoffen in der Nahrung im Alter von ein bis fünf Jah-ren ausgesetzt ist, also ausgerechnet zu der Zeit, in der unsere Fettleibig-keitsgene ein- oder ausgeschaltet werden, gerade wenn der Stoffwechsel zu arbeiten beginnt. Wir waren diesen Giften lange Jahre ausgesetzt, ohne es zu ahnen. Nun, da wir es wissen, müssen wir sehr genau achtgeben, woher unsere Nahrung kommt. Es ist sicher nicht übertrieben, wenn ich abschließend feststelle, dass jeder Bissen, den wir zu uns nehmen, lebenslange Folgen für unsere Gesundheit, unsere Hormone und unseren Stoffwechsel haben kann.

ZU VIELE TOXINE IN UNSERER UMWELT

Unsere Nahrung ist jedoch trotz allem nicht der einzige Träger hormonaktiver Toxine. Über 100.000 synthetische Chemikalien sind zur kommerziellen Nutzung zugelassen – 2.000 kommen pro Jahr dazu –, aber nur sehr wenige wurden hinreichend auf Giftigkeit, geschweige denn auf potenzielle hormonelle Wirkungen getestet. Die zuständigen Behörden jedoch wiegeln ab. »Diese Substanzen sind nur in hohen Konzentrationen gefährlich«, versichern sie. Sie erwähnen aber nicht, dass sie in geringer Konzentration gar nicht getestet wurden. Nun erkennen Wissenschaftler, dass viele dieser Chemikalien unseren Hormonhaushalt auch in winziger Dosis beeinflussen. Außerdem bleiben sie in unserem Körper gespeichert. Eine schwedische Studie zeigte, dass sich die Konzentration von polybromiertem Diphenylether (enthalten in den Flammschutzadditiven von Baby-Strampelanzügen, Kissenüberzügen, elektrischen Geräten und Möbeln) in der Muttermilch zwischen 1972 und 1998 alle fünf Jahre verdoppelte.

Diese Substanzen können einen starken Einfluss auf unsere Hormone haben. Ein Beispiel sind die Fischerinnen des Ontario-Sees, der für seine hohe Konzentration an polychlorierten Biphenylen (PCB) bekannt ist. Eine Studie des *American Journal of Epidemiology* ergab: Fischerinnen, die mehrere Jahre hindurch mehr als einen Fisch pro Monat aßen, hatten einen kürzeren Menstruationszyklus als Frauen, die das nicht taten. Andere Studien weisen darauf hin, dass die Betroffenen zudem Schwierigkeiten haben, schwanger zu werden.

Doch nicht nur die weiblichen Organe sind betroffen. Männliche Ratten, die in der Gebärmutter einer einzigen Dosis von Dioxinen ausgesetzt waren, produzierten später 74 Prozent weniger Spermien als ihre nicht dem Gift ausgesetzten Artgenossen. Ihr Testosteronspiegel war niedriger und die Größe ihrer Genitalien war erheblich reduziert. Studien zeigten darüber hinaus, dass Tiere, die PCB und Dioxinen ausgesetzt sind, Veränderungen in den Schilddrüsen aufweisen, die der Reaktion von Menschen auf die Hashimoto-Krankheit gleichen. Wenn trächtige Ratten erhöhten Konzentrationen von PCB ausgesetzt sind, haben ihre Jungen weniger Schilddrüsenhormone, und die Neurotransmitter spielen verrückt. Wissenschaftler haben erkannt, dass Süßwasserfische in Seen und Flüssen tatsächlich einem Geschlechtswandel unterliegen – das heißt, aus Männchen werden Weibchen; die Ursache sind die hohen Konzentrationen von chemisch hergestellten Östrogenen im Wasser!

Diese Xenoöstrogene gefährden uns in allen Lebensphasen. Im April 2008 verbot Kanada als erstes Land Bisphenol A (BPA) in Babyfläschchen; es handelt sich um eine chemische Verbindung, die Östrogene imitiert. Nachdem die kanadischen Beamten die vorhandenen Forschungsergebnisse geprüft hatten, kamen sie zu dem Schluss, dass die Risiken für Babys, die diese Chemikalie aufnahmen, zu groß waren. Später stellte der Autor eines Artikels im *Journal of the American Medical Association* fest, dass eine höhere BPA-Konzentration im menschlichen Urin mit einem 300 Prozent höheren Risiko für Herz-Kreislauf-Erkrankungen und einem 240 Prozent größeren Diabetesrisiko sowie Abweichungen bei Leberenzymen zu assoziieren sind. Frauen mit dem polyzystischen Ovar-Syndrom (PCOS) weisen höhere BPA-Konzentrationen auf als Frauen, die diese Stoffwechselstörung nicht haben. Auch geringe Dosen von BPA können neue Fettzellen bilden und sie vergrößern. Insgesamt mehr als 130 Tierstudien brachten geringe Dosen BPA mit Brust- und Prostatakrebs, früh einsetzender Pubertät, Gehirnschädigungen, Fettleibigkeit, Diabetes, geringerer Spermienzahl, Hyperaktivität, gestörtem Immunsystem und anderen, teil sehr schweren Leiden in Zusammenhang.

Das Problem bei BPA: Es ist praktisch überall. An die drei Millionen Kilogramm BPA werden weltweit jährlich produziert, davon ein Drittel in den USA. Eine CDC-Studie erarbeitete, dass 95 Prozent der Amerikaner BPA im Urin haben. Hersteller setzen BPA Polycarbonaten zu und nutzen es zur Beschichtung von Dosen, Flaschen und anderen Nahrungsmittelbehältern.

UMWELTHORMONE ZUHAUF

Diese sehr stark gekürzte Auflistung hormonaktiver chemischer Substanzen in unserer Umwelt ist nur die Spitze des Eisbergs.

Chemische Substanz	Abkürzung/ Bekannt unter	Verwendung
Polychlorierte Biphenyle	PCB	Seit 1977 verboten, ursprünglich in Kühlflüssig-keit, elektrischer Ausrüstung, Schneidflüssigkeit, in Tinte, Farbstoffen und Durchschreibpapier eingesetzt
Phthalate	z. B. Diethylhexyl-phthalat (DEHP), Diisononylphthalat (DINP)	Zusatz zu Kunststoffen, um sie weicher und flexibler zu machen
Dioxine		Nebenprodukt der Verbrennung und in der Prozessindustrie
Bisphenol A	BPA	Zusatz zu Kunststoffen, um sie haltbarer zu machen
Flüchtige organische Verbindungen	VOC	Nicht bekannt (VOC sind Nebenprodukte ohne praktische Verwendung)
Chlor	Bleichmittel	Desinfektionsmittel; in der Industrieproduktion eingesetzt
Nonylphenol-ethoxylate	NPE	Tenside, chemische waschaktive Substanz

Wo man sie finden kann	Potenzielle oder nachgewiesene Wirkungen
Lachs aus Aquakulturen, Süßwasserfische (obwohl seit mehr als 30 Jahren verboten)	Schwere Akne (Chlorakne), Anschwellen der oberen Augenlider, Bleichung von Nägeln und Haut, Benommenheit in Armen und/oder Beinen, Schwäche, Muskelkrämpfe, chronische Bronchitis, Leber- und Nierenkrebs
Medizinische Schläuche, Beißringe, Schnuller, Duschvorhänge, Plastikverpackung, Kunststoffbehälter, Duftstoffe	Reduzierte Spermienzahl, verminderte Fruchtbarkeit bei Tieren
Essen nicht-biologischer Tierprodukte (Dioxin bildet sich in Fettgewebe)	Weniger Geburten männlicher Kinder beim Menschen; geringere Spermienzahl, geringere Produktion von Testosteron und kleinere Genitalien bei Ratten; Krebs der Fortpflanzungsorgane, Entwicklungsstörungen, Hautausschläge, Leberschaden, exzessive Körperbehaarung
Babyfläschchen, Polycarbonat-Trinkflaschen, Innenbelag von Nahrungsmittel- und Getränkedosen	Erhöhtes Risiko von Brust- und Prostatakrebs, Unfruchtbarkeit, PCOS, Insulinresistenz und Diabetes
Freisetzung von Restgasen von Farben, PVC, Plastik, Reinigungsmittel, Lösungsmittel, Geruchsentferner, Weichspülmittel, Trocknertücher, Spannteppiche, Deodorant, trockengereinigte Wäsche, Kosmetika	Übelkeit, Kopfschmerzen, Schläfrigkeit, Halsentzündung, Benommenheit, Erinnerungslücken. Kann Krebs verursachen. Oft in Kombination mit Phthalaten.
Trinkwasser, Industrieabfälle, Reinigungsmittel, Schwimmbecken, gebleichtes Papier (Küchenpapier, Kaffeefilter), Nylon	Keuchen, Husten, verengte Atemwege, Lungenschmerzen oder Lungenkollaps, Augen- und Hautreizung, Halsentzündung. Erhitztes Chlor bildet Dioxine.
Reinigungsmittel für Haushalt und Wäsche, andere Reinigungsmittel	Der Sierra Club berichtete, dass NPE »Organismen veranlasst, sowohl männliche als auch weibliche Sexualorgane zu bilden; es erhöht die Sterblichkeit und schädigt Leber und Nieren; es schränkt das Hodenwachstum und die Spermienzahl ein; es stört das sexuelle Beisammensein von Mann und Frau, den Stoffwechsel, die Entwicklung; das Wachstum und die Reproduktion«. Diese Auswirkungen vervielfältigen sich potenziell, wenn das NPE in die Umwelt abgegeben wird.

Diese toxischen Umwelthormone stören nicht nur unseren Stoffwechsel – sie sind möglicherweise außerdem die Ursache für Krebsarten, die von hormonellen Faktoren ausgelöst werden. In einer kürzlich an der Harvard University durchgeführten Studie kam man zu dem Ergebnis, dass 50 Prozent aller Fälle von Prostatakrebs mit zu viel Östrogenen im Körper zu tun haben. Geht es nach den Physicians for Social Responsibility, rufen einige der häufigsten Schadstoffe in Kunststoff, Treibstoff, Medikamenten und Pestiziden bei Tieren (und wahrscheinlich auch beim Menschen) Krebs hervor, da sie in die gesunde Hormonaktivität eingreifen.

Wir, die Angehörigen der Generation X und der Generation Y, also jünger als die Baby-Boomer, sind doppelt angeschmiert – unsere Kindheit war bereits nicht mehr frei von Umwelthormonen und somit keine tragfähige Basis, die uns vor einigen dieser Gifte geschützt oder zumindest widerstandsfähiger gegen sie gemacht hätte. Wir wuchsen in einer Umwelt auf, in der die Hormonkonzentration rundum anstieg, mit dem Ergebnis, dass wir im Durchschnitt dicker und kränker sind als diejenigen, die zu den Generationen vor unseren gehören!

Was mir am meisten Sorge macht, ist das Zusammenspiel all dieser Faktoren. Denn die Gefahren potenzieren sich. In einer Studie wurden beispielsweise die Auswirkungen von PCB und Dioxinen untersucht, die beide häufig im menschlichen Körper zu finden sind. Das Ergebnis zeigte: Die kombinierte Wirkung beider Substanzen zusammen richtet 400-mal mehr Schaden an der Leber an als es etwa Dioxine allein täten.

Nun multiplizieren Sie das Ergebnis mit der Zahl der Chemikalien, die in unserer Umwelt zu finden sind ...

Wir müssen uns auf der Stelle schützen!

ZU VIELE BÖSE MIKROBEN – UND ZU WENIGE GUTE

In dieses pestizidgetränkte Chaos stürzte uns zum Teil wohl der Wunsch, die »Schädlinge« zu töten, die uns unangenehm waren oder gefährlich erschienen. Wir, als höhere Lebewesen, sind sicherlich berechtigt, das zu tun, oder? Wir versuchen uns von Staphylokokken, Salmonellen und Kolibakterien zu befreien, indem wir unser Vieh mit Antibiotika vollpumpen. Aber dabei, zu dumm, pumpen wir uns auch selbst damit voll.

Was wir übersehen, ist die komplexe Wahrheit: Es ist nicht nur gefährlich, wenn man den Großteil der Mikroben loswerden will, es ist in der Praxis auch sinnlos. Einem Artikel der *New York Times* zufolge ist von den Billionen Zellen im menschlichen Körper nur eine von zehn menschlich. Der Rest sind Bakterien, Pilze, Protozoen – insgesamt gibt es mehr als 500 andere Mikrobensorten, die meisten davon befinden sich im Darm.

Tatsächlich sind die meisten dieser Mikroben gut für uns, denn diese »Präbiotika«, die in unserem Bauch leben, sorgen für das gesunde Funktionieren unseres Immun- und Verdauungssystems. Erst wenn sie aus dem Gleichgewicht geraten und von den »bösen« Mikroben überwältigt werden, droht Gefahr. Dann können Sie Durchfall oder andere Symptome von bakteriellen Magenerkrankungen bekommen. Sie können Lebensmittelallergien entwickeln. Sie können wirklich bösen Bakterien erliegen, wie dem MRSA (multiresistenter Staphylococcus aureus), eine potenziell tödliche Infektion, die Sie sich in Krankenhäusern oder anderen öffentlichen Gebäuden zuziehen können.

Sie können aber auch dick werden.

Dr. Nikhil Dhurandhar erfand das Wort »infectobesity« (infektiöse Fettleibigkeit) zur Beschreibung der Tatsache, dass Infektionen zu Übergewicht führen können. In den vergangenen 20 Jahren wurde bei zumindest zehn Krankheitserregern festgestellt, dass sie das Gewicht bei Mensch und Tier erhöhen können, darunter auch Viren, Bakterien und die Darmflora.

Wissenschaftler der Washington University zeigten, dass sich bei Menschen, die Gewicht verlieren, der Anteil der beiden Hauptbakterienstämme – das sind Bacteroidetes und Firmicutes, die 90 Prozent der Darmflora bilden – verändert. Die Forscher nehmen an, dass unsere »mikrobielle Darmökologie« bestimmt, wie viele Kalorien unser Körper aus der Nahrung absorbiert und an die Fettzellen sendet. Zunächst führten sie Untersuchungen an Mäusen durch und fanden heraus, dass fettleibige Mäuse 50 Prozent weniger Bacteroidetes und 50 Prozent mehr Firmicutes aufwiesen. Dann stellten sie bei Untersuchungen an Menschen fest, dass bei denjenigen, die Gewicht verloren, gleichgültig ob nun bei einer Diät mit wenig Fett oder mit wenig Kohlenhydraten, die »dünnen« Bacteroidetes zu gedeihen begannen; die Konzentration der »fetten« Firmicutes aber ging zurück. Die Wissenschaftler glauben, dass der Bakterienstamm Firmicutes dem Körper beim Abbau von Kalorien hilft, vor allem Kalorien von Kohlenhydraten, und direkt auf die Fettreserven zugreift. Wenn die Menschen aber Gewicht verlieren, ist es beinahe so, als würden sie diese Bakterien zugunsten der »dünneren«, gemeineren Bacteroidetes beseitigen. Diese Forscher fragen sich auch, ob nicht einige Menschen eine Veranlagung zur Fettsucht besitzen, weil sie von Anfang an einen höheren Anteil an Firmicutes in ihrem Darmbereich haben.

Ironischerweise töten die Antibiotika, die die »bösen« Bakterien ausrotten sollen, gleichzeitig ebenso die »guten« Bakterien, die der beste Schutz des Menschen sind. Dann müssen wir den nützlichen Bakterienschutz wieder von vorn aufbauen, was nahezu unmöglich ist, wenn wir uns lediglich mit industriell verarbeiteten Nahrungsmitteln ernähren, die die »bösen« Bakterien lieben. Wir können nur versuchen, das Immunsystem zu stärken und auf unsere Mikroflora im Darm achtzugeben, indem wir Nahrung zu uns nehmen, die die nützlichen Bakterien belebt und ernährt, damit diese die Aktivität der schlechten Bakterien ausgleichen können. Diese Diät hilft Ihnen, indem sie sich auf biologische Nahrung und Milchprodukte von Tieren konzentriert, die ohne Antibiotika aufwuchsen, und indem sie die übermäßige Verabreichung von Antibiotika vermeidet, wann immer das möglich ist.

ZU VIEL ARBEIT – UND ZU WENIG SCHLAF

Stress ist für Ihre Hormone wie Kryptonit für Superman – auch ganz wenig davon kann Sie völlig aus dem Gleichgewicht bringen. Wenn Sie über lange Zeit gestresst sind, können Sie vielen Körperteilen inklusive der Drüsen großen Schaden zufügen. (Denken Sie nur daran, wie ich meine Schilddrüse durch jahrelange Überbelastung mit Cortisol, Kalorienentzug und Missbrauch auf allen Ebenen zerstörte.)

Nach Dr. Scott Isaacs, dem Autor von *The Leptin Boost Diet* und Guru für alles, was Hormone betrifft, kann Stress die Ursache sein für:

- Leptinresistenz
- Insulinresistenz
- Niedrige Östrogenwerte (Östradiol) bei Frauen

- Niedrigere Testosteronwerte bei Männern
- Weniger Wachstumshormone
- Höhere Cortisolwerte
- Gestörte Umwandlung von Schilddrüsenhormonen

Jede dieser hormonellen Veränderungen verlangsamt den Stoffwechsel und verursacht Gewichtszunahme. Rechnen Sie sie hoch und nehmen Sie die schlechten Gewohnheiten, die mit Stress verbunden sind – Essen im Stehen, Essen aus Stress, Essen in der Nacht, zu wenig körperliche Bewegung, zu viel Koffein und/oder Alkohol, auch eine oder zwei Zigaretten zwischendurch –, und Sie werden erkennen, dass Stress eine der Hauptquellen für Hormonstörungen ist.

Eine spezielle Rolle bei der Ausschaltung der Hormone durch Stress spielt Schlafmangel: Die Zahl junger Erwachsener, die acht bis neun Stunden pro Nacht schlafen, hat sich in den letzten 40 Jahren fast halbiert. 1960 waren es 40 Prozent, 2002 nur noch 23 Prozent. Im selben Zeitraum hat sich das Auftreten von Fettleibigkeit verdoppelt. Kann das ein Zufall sein?

ZU VIEL SCHLAF

Wenn Sie zehn Stunden am Tag schlafen, könnten Sie hormonellen Risiken ausgesetzt sein, mit denen auch diejenigen kämpfen, die zu wenig schlafen. Eine kanadische Studie zeigte kürzlich, dass Menschen, die weniger als sieben Stunden und mehr als neun Stunden schlafen, durchschnittlich 2 Kilogramm mehr wogen (und breitere Hüften hatten) als Menschen, die pro Nacht acht Stunden schliefen. Die Forscher glauben, dass zu wenig oder zu viel Schlaf die Fähigkeit beeinträchtigt, Ihren Appetit zu kontrollieren, da die Produktion des Hungerhormons Ghrelin steigt, während die des Sättigungshormons Leptin sinkt.

Eine Studie der University of Chicago zeigte, dass schon bei jungen Männern, die nur zwei Nächte in Folge zu wenig schliefen, der Wert des Sättigungshormons Leptin an die 20 Prozent zurückging und der Wert des Hungerhormons Ghrelin an die 30 Prozent zunahm – mit einem Wort, sie wurden gefräßig. Ihr Appetit auf Süßigkeiten (wie Candy, Cookies und Eis) sowie stärkereiches Essen (wie Brot und Nudeln) nahm um 33 Prozent zu, auf salzige Speisen (wie Chips und gesalzene Nüsse) sogar um 45 Prozent. Sich selbst überlassen, hätten diese jungen Männer annähernd die doppelte Menge Kohlenhydrate zu sich genommen als gewohnt und bei ausreichend langem Schlaf. In einer anderen Studie derselben Institution wurde festgestellt, dass die Fähigkeit von gesunden Menschen, Zucker zu verarbeiten, um 23 Prozent abnahm, wenn sie daran gehindert wurden, die Tiefschlafphase zu durchlaufen. Im Wesentlichen wurden sie innerhalb von 72 Stunden insulinresistent.

Wir brauchen unseren Schlaf!

ZU VIELE MEDIKAMENTE – SOGAR IM WASSER

Medikamente sind ein gutes Geschäft. Pharmafirmen sind überaus kreativ, uns mit neuen Lifestyle-Krankheiten das Gefühl zu vermitteln, dass wir krank sind. Ob wir traurig, verängstigt, wütend, aufgedreht sind oder irgendeine andere menschliche Emotion verspüren, die Firmen haben das richtige Medikament. Ich stelle Ihnen meinen Favoriten vor: das Restless-Legs-Syndrom, das »Syndrom der ruhelosen Beine«. Soll es das wirklich geben? Und obwohl Frauen seit Abertausenden Jahren die Menopause durchmachen, benötigen wir jetzt Medikamente, um damit fertig zu werden?

Ich stelle Ihnen ein Medikament vor, mit dem ich spielte und meinen Preis dafür bezahlen musste: Accutane® (Wirkstoff: Isotretinoin). Mit Anfang zwanzig hatte ich Akne. So tat ich, was jede Zwanzigjährige getan hätte – ich ging zum Hautarzt und fragte, ob er mir Accutane® verschreiben könnte. Ich wusste nicht, was für Folgen das für mich haben sollte; ich wollte einfach keine Akne mehr haben. Niemand erklärte mir, wie ernst die Nebenwirkungen des Mittels sein konnten. Ich bin überzeugt – obwohl mein Hautarzt bis heute anderer Meinung ist –, dass ich östrogendominanter wurde, weil die Einnahme des Medikaments meine Testosteronproduktion unterbrach. Mein Endokrinologe ist übrigens derselben Meinung! Um das Ganze noch schlimmer zu machen, bildete sich nach der Einnahme von Accutane® auch ein Melasma in meinem Gesicht. Es könnte zum Teil auf erhöhte Sensibilität auf Sonnenlicht zurückzuführen sein, doch abnormale Gesichtspigmentierung ist auch ein unverkennbares Zeichen für Östrogendominanz.

Wenn Sie Antibabypillen nehmen oder eine Hormonersatztherapie machen, rechnen Sie natürlich damit, dass ihre Hormone durcheinandergeraten – aber bei einer Hautbehandlung? Und das ist nur der Anfang. Abgesehen von der offensichtlichen hormonellen Aktivität beinhalten nachweislich viele Medikamente selbst hormonaktive chemische Substanzen. Eine weitverbreitete Klasse von Antidepressiva, die selektiven Serotonin-Wiederaufnahmehemmer (SSRI), wurde mit häufigerem Auftreten des metabolischen Syndroms in Verbindung gebracht. In einer französischen Studie wurde festgestellt, dass Tiere nach lediglich vier bis sechs Wochen Verabreichung des Antipsychotikums Olanzapin einen höheren Blutzuckerspiegel und mehr Bauchfett aufwiesen.

Bei einer umfassenden Prüfung zeigte sich, dass viele Kategorien von Pharmazeutika Gewichtszunahme verursachen können. Dazu gehören:

- Krampflösende Mittel
- Antidiabetika
- Antihistaminika
- Blutdrucksenkende Mittel
- Empfängnisverhütende Mittel
- HIV-antiretrovirale Mittel und HIV-Proteaseinhibitoren
- Psychotropika (Antipsychotika, Antidepressiva, Phasenprophylaktika)
- Steroide Hormone (wie Prednison)

Alle diese Medikamente können einen ernsten Eingriff in Ihren Hormonhaushalt bedeuten. Da unser Gesundheitssystem nicht ganzheitlich ausgerichtet ist, mag Ihnen Ihr Arzt ein Medikament verschreiben, um in einem Teilbereich des Körpersystems ein gewünschtes Resultat zu erzielen, während in einem anderen die Hormone völlig aus dem Gleichgewicht geraten. Bestimmte Heilkräuter, Vitamine und andere Ergänzungsmittel können sehr starke Auswirkungen auf die Hormone haben. Wenn Ihr Arzt nicht weiß, dass Sie sie nehmen, und nach oberflächlicher Diagnose ein weiteres Rezept verschreibt, kann das Ihrem Hormonhaushalt schweren Schaden zufügen.

Sie sagen nun, dass Sie niemals Medikamente oder andere Pulver und Pillen einnehmen, dass Ihnen daher also Umwelthormone nicht schaden können? Denken Sie darüber lieber nochmals nach. Die Nachrichtenagentur Associated Press (AP) führte eine groß angelegte Studie über das kommunale Wasser von fünfzig der größten Ballungszentren der USA durch. Ergebnis: In 24 davon – das heißt im Wasser von 41 Millionen Amerikanern – waren nachweisbar Spuren von Medikamenten zu finden. Eine Kommune, Philadelphia, hatte 56 verschiedene Medikamente in ihrem Wasser, darunter Antibiotika, krampflösende Mittel, Phasenprophylaktika (Stimmungsstabilisierer) und Sexualhormone.

Wie gelangten alle diese Medikamente ins Wasser? Sie taten das auf verschiedene Art und Weise, aber hauptsächlich über unsere Toiletten. Das ist ekelhaft, nicht wahr?

Es ist kaum weniger ekelhaft, dass die Medikamente nicht nur über menschliche Ausscheidungen in unser Wasser gelangen. Wenn Nutztiere Hormone und Antibiotika bekommen, scheiden sie diese Substanzen über ihren Urin und ihre Fäkalien aus. Diese gelangen ins Grundwasser und von dort in unser Trinkwasser. Übrigens: Hormone, die Nutztieren gegeben werden, können bis zu tausendmal bioaktiver sein als andere Umwelthormone.

In Deutschland und im deutschsprachigen Raum sind solche Belastungen zwar bisher noch die Ausnahme, und das Umweltbundesamt hat erklärt, dass die Konzentration von Arzneiwirkstoffen in Proben sehr gering sei. Dennoch nehmen auch in Deutschland solche Funde zu. Kein Wunder, denn Abwässer durchlaufen verschiedene Klärstufen – aber nur Umkehrosmose kann nahezu alle Rückstände von allen Medikamenten entfernen, und nicht überall kommt dieses kostspielige Verfahren zum Einsatz. (Deshalb empfehle ich in Kapitel 8, dass Sie zu Hause einen Umkehrosmosefilter installieren.)

Wir können aber selbst auch einiges tun, um die Belastung unseres Wassers durch medizinische Wirkstoffe möglichst gering zu halten. Die wichtigste Regel dabei lautet: Medikamente gehören nicht in die Toilette! Bringen Sie abgelaufene Arzneimittel zur Apotheke, oder geben Sie sie als Sondermüll an einer der kommunalen Sammelstellen ab. Falls Sie Tropfen oder Hustensäfte entsorgen wollen, tun Sie das bitte auch nicht im Wasch- oder Spülbecken, sondern auf dem gleichen Weg wie bei Tabletten, Salben und anderen festen oder halb festen Medikamenten.

ZU VIELE ZIGARETTEN

Eine kritische Überprüfung von über hundert Studien über die hormonellen Auswirkungen des Rauchens durch das *Journal of Endocrinology* kam zu einem kaum erstaunlichen Ergebnis: Rauchen ist ungesund.

Rauchen beeinträchtigt viele endokrine Drüsen – die Hypophyse, die Schilddrüse, die Nebennieren, die Hoden, die Eierstöcke –, dazu die Lungen, das Herz, das Gehirn und, ja, im Grunde jede einzelne Zelle im Körper. Rauchen ist mit ein Grund für Insulinresistenz und Diabetes, es hebt den Cortisolspiegel und verschafft Ihnen Bauchfett. Rauchen kann Sie unfruchtbar machen und vorzeitig die Menopause einleiten. Rauchen ist auch ein Risikofaktor für die Schilddrüse – es kann zu einer Schilddrüsenunterfunktion führen, da es die Konzentration von Thiocyanat erhöht, eine strumigene, das heißt einen Kropf erzeugende Substanz. Wenn Sie bereits eine Schilddrüsenunterfunktion haben, wird sie vom Rauchen verstärkt.

Obwohl wir so viel über die schädliche Wirkung des Rauchens wissen, kommen immer wieder Zwanzigjährige zu mir, die wie ein Schlot rauchen, und sagen mir: »Ich kann nicht mit dem Rauchen aufhören – ich will nicht dick werden!« (In der Tat zeigte eine Studie unter 4.000 Frauen in der Zeitschrift *Self*, dass 13 Prozent der Frauen rauchen, um Gewicht zu verlieren.)

KALORIEN IN ZAHLEN

Kalorienmenge, die jedem Amerikaner 1982 täglich zugänglich war: 3.200

Kalorienmenge, die jedem Amerikaner 2004 täglich zugänglich war: 3.900

Kalorienzahl, die ein Mann durchschnittlich im Jahr 1974 täglich zu sich nahm: 2.450

Kalorienzahl, die ein Mann durchschnittlich im Jahr 2000 täglich zu sich nahm: 2.618

Zuwachs an Kilogramm, die die zusätzlichen Kalorien beim Mann auslösen würden: ein halbes Kilogramm alle 20 Tage (9 Kilogramm pro Jahr)

Kalorienzahl, die eine Frau durchschnittlich im Jahr 1974 täglich zu sich nahm: 1.542

Kaloreinzahl, die eine Frau durchschnittlich im Jahr 2004 täglich zu sich nahm: 1.877

Zuwachs an Kilogramm, die die zusätzlichen Kalorien bei der Frau auslösen würden: ein halbes Kilogramm alle 10,5 Tage (17,5 Kilogramm pro Jahr)

Für diese Menschen habe ich Neuigkeiten – Rauchen wird sie *dick machen*. Und alt. Und hässlich. Ach ja, und vielleicht tot. Das ist kaum eine empfehlenswerte Schlankheits- und Schönheitsdiät.

Muss ich das wirklich wiederholen? Zum letzten Mal, geben Sie das Rauchen auf. Nur weil irgendein Promi oder IT-Girl beim exzessiven Rauchen in einem Straßencafé gesehen wird, heißt das nicht, dass das deren Diät-Geheimnis ist. Rauchen füllt Ihren Körper mit Schadstoffen, die Ihnen nicht nur nicht helfen, Gewicht zu verlieren, sondern Sie dick machen.

Geben Sie es einfach auf.

ZU VIEL, PUNKT! Der hier zuletzt angeführte Grund, warum unser Hormonhaushalt zusammenbricht, wird häufig an erster Stelle zitiert, wenn es um Übergewicht geht: die »Fettsucht fördernde Umwelt«. Es ist nicht zu leugnen, dass wir es mit einer Umwelt zu tun haben, die uns dick macht. Es werden 500 Prozent mehr Mahlzeiten in Restaurants verspeist als in den Siebzigerjahren. Im Durchschnitt essen wir 10 Kilogramm Süßigkeiten und trinken 132 Liter Softdrinks pro Jahr. Fügen wir hinzu, dass es heute Fernbedienungen gibt, dass keine Distanzen mehr zu Fuß zurückgelegt werden, dass es fünf Millionen TV-Kanäle gibt, Internet-Freaks, Drive-in-Restaurants, längere Fahrzeiten zur Arbeit, längere Arbeitswochen, Riesenportionen … Gut, ich höre auf, Sie sind am Einnicken.

Sie haben das wahrscheinlich schon gehört.

Sie wissen das.

Sie haben alles über die schleichende Vergrößerung der Portionen gelesen und die anderen fiesen Tricks, mit denen die Menge der verzehrten Nahrung im Lauf der Jahre aufgeblasen wurde.

Dass wir von allem »zu viel« essen, das ist keine harmlose Manifestation unseres Heißhungers. Sie sollten dieses übermäßige Angebot an Kalorien als sehr profitable, von den Lebensmittelkonzernen abgesegnete Überflutung mit hormonaktiven Substanzen als Gefahr sehen, als genauso Furcht einflößend und erschreckend wie die Pestizide und Pharmazeutika, über die wir zuvor sprachen. Ich will, dass Sie sich beim Anblick dieser supergroßen, bombastischen Fast-Food-Portionen sagen, dass sie ans Groteske grenzen, dass sie eine Zumutung sind, dass es so ist, als würden wir ein Glas Östrogene runterspülen. Wir müssen die Größe dieser Riesenportionen an und für sich schon als giftig begreifen, um zu verstehen, dass wir uns mit der Verkleinerung der Menge nichts vorenthalten, sondern ein gigantisches schwarzes Loch in der Umwelt umgehen.

Denn wir können uns wehren. Überall werden Zeichen gesetzt, die uns den Weg aus der Fritteuse weisen, in die sich die modernen Industrieländer anscheinend kollektiv versenkt haben. Eine Studie zeigt zum Beispiel: Bietet man Schulkindern gesündere Snacks an (und Belohnungen, wenn sie sie aßen), schränkt man gleichzeitig der Zugang zu Softdrinks und Junk-Food ein und klärt sie zusätzlich fünfzig Schulstunden pro Jahr über die richtige Ernährung auf – dann geschieht ein kleines Wunder: Unter solchen Bedingungen sinkt die Zahl der übergewichtigen Kinder um die Hälfte gegenüber den Schülern und Schülerinnen derjenigen Schulen, an denen ein solches Programm nicht stattfindet.

Und ich meine: Wenn das in der Schule und bei Schulkindern klappt, dann ist das auch zu Hause und für uns Erwachsene möglich. Entsorgen Sie die Limo und die verfälschten Nahrungsmittel , lesen Sie über die richtige Ernährung – beispielsweise dieses Buch! –, und halten Sie sich an unsere Diät bis zu dem Punkt, an dem Ihr Stoffwechsel und Ihre Hormone wieder für Sie zu arbeiten beginnen, anstatt in die Hände der gierigen Gifthändler der Konzerne zu spielen.

NUR KEINE PANIK

Wenn Sie alle diese Faktoren mit einberechnen, von denen wir gesprochen haben, ist es eigentlich ein Wunder, dass wir nicht alle krankhaft fettleibig sind. Und ja, für mich gibt es keinen Zweifel, wir sind in einen Kampf verwickelt. Aber wenn wir erst einmal die Augen geöffnet haben und die Hintergründe kennen, können wir vieles anders machen. Jede Änderung wird positive Auswirkungen auf die Funktion der Hormone haben und wie von selbst weitere positive Änderungen nach sich ziehen. Schon bald werden Sie über ein gesünderes, ausgeglicheneres Hormonsystem verfügen – und viel weniger Körperfett aufweisen. Sehen wir uns nun an, wie wir dieses Ziel erreichen können.

Kapitel 4

WIE DIE DIÄT FUNKTIONIERT

———————•———————

EIN KURZER ÜBERBLICK ÜBER DIE DIÄT, DIE IHREN
STOFFWECHSEL IN ORDNUNG BRINGT

Nun, da Sie wissen, womit Sie es zu tun haben, könnten Sie mit den Achseln
zucken und sagen: »Vergessen wir das. Die Karten sind schlecht. Ich kann
dagegen nicht ankämpfen.«

Doch das stimmt nicht, Sie können es!

Was Sie benötigen, ist eine Strategie. Eine Diät, die systematisch die
Angriffe auf Ihr Hormonsystem abwehrt, woher diese auch kommen mögen. Es handelt sich um einen wissenschaftlich fundierten Ansatz, der Ihren Hormonhaushalt neu ordnen wird, um ihn gesunden zu lassen. Die
Hormone können in der Folge den Stoffwechsel dazu bringen, seinen
Aufgaben gerecht zu werden: Kalorien zu verbrennen und Fett loszuwerden. Das wird uns in drei Schritten gelingen. Sie werden die Toxine aus
Ihrem Essen und aus Ihrer Umwelt entfernen; Sie werden die Nährstoffe
wieder in den Speiseplan aufnehmen und auf die Liste der Ergänzungsmittel setzen; und Sie werden die Energie, die Ihren Körper verlässt, und
die Energie, die in ihn hineinkommt, wieder ins Gleichgewicht bringen.
Diese drei Schritte genügen, um bei den meisten Menschen die Fettverbrennungshormone zu aktivieren, die fettspeichernden Hormone stillzu-
legen und den Körper wieder zu einer schlanken, auf Hochtouren laufenden und gesunden Maschine zu machen.

SCHRITT 1: ENTFERNEN

In Kapitel 3 haben Sie davon gelesen, dass in unserem Essen und unserer Umwelt erschreckend viel Gift vorkommt. Wir haben darüber gesprochen, wie diese Toxine unser Hormonsystem gestört und den Stoffwechsel beschädigt und uns krank gemacht haben; wie sie uns älter aussehen lassen, uns müde und, ja, dick gemacht haben. Wir müssen diesem Müll, mit dem wir uns ernähren und umgeben, entkommen! Wenn Sie an die 10.000 Chemikalien denken, die bereits in unseren Regalen stehen, und an die 2.000, die jährlich dazukommen, dann wird es klar, dass wir so viel wie möglich davon aus unserem Speiseplan und aus unserem Leben entfernen und in der Folge konsequent fernhalten müssen.

Schritt 1: Ich werde mit Ihnen einen Rundgang in der Küche und in der Speisekammer machen und Ihnen helfen, die wichtigsten Umwelthormone zu entfernen. Über bestimmte Nahrungsmittel, die schlecht für das Hormongleichgewicht sind, haben wir schon gesprochen: Maissirup mit hohem Fructoseanteil? Weg damit! Gehärtete Fette? Ab in die Tonne! Aber wir werden auch über andere Lebensmittel sprechen, die auf den ersten Blick gesund zu sein scheinen, die aber ebenfalls unbemerkt unser hormonelles Gleichgewicht stören. (Wer hätte etwa gedacht, dass Gewürze schlecht sein können?)

Wenn wir einmal den MÜLL – das sind alle Nahrungsmittel, die Ihre Hormone dazu bringen, Fett zu speichern – aus Ihrem Speiseplan entfernt haben, können wir darangehen, ihn mit solchen Lebensmitteln neu zu schreiben, die fettverbrennende Hormone aktivieren. Und damit sind wir bei Schritt 2, der Regeneration, angelangt.

SCHRITT 2: REGENERATION

Damit Sie nicht glauben, dass wir bei dieser Diät nur darüber sprechen, was wir nicht essen sollten, kommen wir nun sofort zum angenehmen Teil. Ich will, dass Sie so essen, wie die Natur es vorgesehen hat. Noch wichtiger, ich will, dass Sie Nahrung zu sich nehmen, die Ihren Stoffwechsel anwirft. Sie werden Speisen essen, die jede einzelne Zelle in Ihrem Körper heilen, nähren und stützen, damit Ihr Körper für Sie und mit Ihnen statt gegen

Sie arbeitet. Seien Sie gut zu Ihrem Körper, und er wird es Ihnen danken. Ich verspreche Ihnen, dass Sie nach zwei Wochen Diät niemals wieder das Verlangen verspüren werden, industriell verarbeiteten, mit Chemie vollgepumpten Mist zu essen.

Ich will, was Michael Pollan in seinem Buch *Das Omnivoren-Dilemma* auf unvergleichliche Art auf den Punkt gebracht hat: »Essen Sie Lebensmittel.« Das ist es! Einfache, wirkliche, in der Natur vorkommende und aus der Natur stammende Nahrung. Lebensmittel, die auf der Erde Zigtausende von Jahren zu Hause sind. Ich meine also nicht Nahrung, auf deren Verpackung zu lesen steht: »Ein aufregender neuer Geschmack!« Übrigens, mal abgesehen von diesen ärgerlich winzigen Etiketten, meist bei Früchten und Gemüse zu finden, werden wir uns bei dieser Diät ohnehin nicht viel mit Etiketten beschäftigen.

Man könnte Schritt 2 mit meinem Lieblingssatz so zusammenfassen: »Wenn es keine Mutter hatte oder nicht in der Erde gewachsen ist, dann essen Sie es nicht.« Chips haben keine Mutter, und ich glaube, Sie haben auch keinen Chips-Baum in Ihrem Garten gesehen, als sie ein Kind waren.

Der größte Teil von dem, was Sie in Schritt 2 tun werden, ist im Grunde ziemlich einfach, und Sie haben sicher auch schon viel darüber gehört. GEHEN SIE ÜBER ZU BIOLOGISCHER ERNÄHRUNG. Obwohl auch Bio-Lebensmittel nicht 100 Prozent »rein« sind, sind sie die beste Verteidigung, die gegen Umwelthormone in unserer Nahrung existiert.

Ich weiß, dass Sie wahrscheinlich zu murren beginnen. »Tja, Jillian – das können Sie leicht sagen! Sie haben genug Geld, um gesund zu essen; ich würde mir Bio-Lebensmittel auch gern leisten können.« Die Wahrheit ist eine andere – denn Sie haben das Geld. Wenn Sie 80 Euro für Lebensmittel pro Woche übrig haben, dann reicht das. Hören Sie auf, Geld für Lifestyle-Magazine und Junk-Food, die Sie nicht brauchen, zum Fenster rauszuwerfen. Investieren Sie das so gesparte Geld lieber in Ihre Gesundheit. Sie werden von mir jede Menge Informationen darüber bekommen, welche Nahrungsmittel die schädlichsten Chemikalien enthalten; dazu werden Sie durch das dauerhafte Entfernen von schädlicher Nahrung aus Ihrem Speiseplan viel Geld sparen, das Sie direkt in Ihr Budget für Bio-Nahrung stecken können.

Sie werden einfache, echte, in der Natur zu findende Lebensmittel essen: biologisch angebautes Obst, Fleisch vom grasgefütterten Rind, Bio-Huhn aus Freilandhaltung, Meeresfische aus Wildfang, Vollkornprodukte, Nüsse, Bohnen, Samen. Das sind Lebensmittel, die Ihr Körper auch sofort als solche erkennt. Tatsächlich weiß der Körper, was er mit jedem einzelnen Teilchen dieser Nahrung anfangen soll, welche Nährstoffe in welches Körperteil geschickt werden sollen, und (was am wichtigsten ist) welche Nahrung welche Hormone aktiviert oder blockiert. Diese Lebensmittel sind sinnvoll für Ihren Körper.

Stellen Sie sich vor, Sie sprechen in Ihrem ganzen Leben nur eine einzige Sprache. Sie können lesen, Witze erzählen, Lieder singen. Sie sprechen flüssig. Dann wachen Sie eines Tages auf, und alle sprechen mit Ihnen in einer anderen Sprache und verstehen kein Wort von dem, was Sie sagen. Sie können einfach nicht kommunizieren.

Den Körper mit künstlicher Nahrung zu füllen ist so, als ob man ihn mit unverständlichem Kauderwelsch füllt und von ihm erwartet, dass er es versteht. Ihr Körper will das Essen, das ihm zugeführt wird, wirklich verstehen. Aber er kann es nicht. So wird er versuchen, irgendwie damit zurechtzukommen, Notlösungen suchen, einige Sätze auslassen, wild mit den Händen gestikulieren. Aber so sehr er sich bemüht, er wird die Sprache des gefälschten Essens niemals fließend sprechen, so werden die Notlösungen letztlich in Summe ein riesiges biochemisches Durcheinander schaffen. Was bleibt, ist die Unfähigkeit zu kommunizieren. Und diese Unfähigkeit manifestiert sich in vorzeitigem Altern, Krankheit, Fettleibigkeit, depressiven Verstimmungen und anderem.

Durch Regeneration werden wir die Kommunikation vereinfachen. Wir werden fließend die Körpersprache sprechen lernen, wir werden tatsächlich auf die Signale hören, die wir bekommen. Der Körper wird sagen: »Okay, ich habe verstanden. Jetzt sollte ich mit dem Essen aufhören«, oder: »Das stimmt – jetzt sollte ich diese Kalorien verbrennen, nicht speichern«. Wenn Sie wieder echte Lebensmittel in Ihren Speiseplan integrieren, sprechen Sie direkt zu Ihren Genen und Ihren Hormonen und leiten sie an, zu tun, wozu die da sind – Ihr Gewicht und Ihre Gesundheit insgesamt zu erhalten und zusätzliche Jahre mit hoher Lebensqualität zu ermöglichen.

SCHRITT 3: DAS NEUE GLEICHGEWICHT

Ich sagte es Ihnen schon zuvor: Ich will, dass Sie essen. Ich meine das ernst. Drei Hauptmahlzeiten und einen Snack. Das ist der einzige Weg, Ihre Hormone davon zu überzeugen, dass sie sich nicht an das Fett klammern müssen, weil Sie hungern.

Wenn Sie Lebensmittel zu sich nehmen, die Ihr Körper als solche erkennt, und keine ausgeflippten Umwelthormone vorhanden sind, die Ihre Hormone stören und dazu bringen, Fett zu horten, dann müssen Sie ihn nur noch davon überzeugen, dass für ihn ausreichend Nahrung vorhanden ist. Wir haben keine Dürrezeit. Es besteht nicht die Gefahr, dass er hungern muss.

Bevor Sie nun das Buffet stürmen, sollten Sie sich eines vergegenwärtigen. Ich habe es schon millionenmal gesagt, und ich werde es Ihnen nochmals sagen: Kalorien. Zählen.

Nach dieser Feststellung sollten Sie sich vor Augen halten, wie wenige Kalorien in echtem Essen enthalten sind. Apfel: 76 Kalorien, Hühnerbrust: 142 Kalorien, ein Kopf Brokkoli – ja, der ganze Kopf: 135 Kalorien.

Vergleichen wir nun die Hühnerportion von, sagen wir, 85 Gramm mit derselben Menge Chips: 480 Kalorien. Dieser Snack ist eine »Mahlzeit« mit 30 Gramm Fett, 45 Gramm Kohlenhydraten und mehr als einem Drittel der täglich zulässigen Salzmenge – und mehr als einem halben Dutzend bekannter Umwelthormone.

Ist es ein Wunder, dass diese »Mahlzeit« für den Körper nicht erkennbar ist? Es ist buchstäblich nichts darin enthalten, was der Körper erkennen kann. Mit künstlicher Nahrung nehmen Sie nicht nur Hunderte zusätzliche Kalorien auf, Sie überschütten Ihre Hormone auch mit verschiedensten Signalen, was die Wirkung der Kalorien exponentiell steigen lässt.

Wenn Sie ein neues Gleichgewicht finden, werden Sie sehen, dass es am besten für Ihren Körper ist, wenn er alle vier Stunden Nahrung aufnimmt. Wir werden auch darüber sprechen, wann Sie am besten die erste und die letzte Tagesmahlzeit zu sich nehmen sollten, um die meiste fettverbrennende Energie aus den Hormonschwankungen am frühen Morgen und am späten Abend zu gewinnen.

Und Sie werden lernen, dass Ihr Stoffwechsel wie eine gut geschmierte Maschine läuft, wenn Sie essen, bevor Sie hungrig werden. Die Übung wird es ihnen zusehends leichter machen, Ihren Körper zu verstehen und mit dem Essen aufzuhören, bevor es zu viel ist. Auf Ihren Körper zu hören und die Überfüllung zu vermeiden, fällt mit zunehmender Praxis immer leichter – mit der Zeit werden Sie herausfinden, dass es weder angenehm noch erfreulich ist, wenn man sich »vollstopft«.

Sie werden auch sehen, das echtes Essen keine Nährstoffe wie etwa Kohlenhydrate, Fette oder Proteine ausschließt. Denn ganz abgesehen davon, dass nur so ein effizienter, sicherer und dauerhafter Gewichtsverlust möglich ist: Auch das optimale Hormongleichgewicht erreichen wir nur dann, wenn dem Körper alle Nährstoffe zur Verfügung stehen.

Das deckt den Teil »Energie rein« zur Wiederherstellung des Gleichgewichts ab – doch was ist mit »Energie raus«?

Sie wissen, wie sehr ich auf körperlicher Bewegung bestehe. Ich gebe es zu, ich mache Druck – ich bekenne mich schuldig im Sinne der Anklage. Aber nun zu meiner Verteidigung: Das »Energie raus«, das ich an dieser Stelle meine, ist etwas ganz anderes. Ich könnte es auch »metaphysische Energie« nennen, doch ich will nicht zu esoterisch erscheinen. Nennen wir es also die Energie, die Sie haben, um im Leben das zu tun, was Sie tun wollen.

Wie nutzen Sie diese Energie? Wie schützen Sie diese Energie? Wie beeinflusst diese Energie Ihre Familie, Ihren Beruf und Ihr Liebesleben? Wie laden Sie diese Energie neu auf und bringen Sie wieder ins Gleichgewicht? Es dürfte Sie überraschen, wie sehr die Nutzung Ihrer persönlichen Energie Ihren Hormonspiegel und Ihren Stoffwechsel beeinflusst. Wie viel Sie schlafen, wie viel Stress Sie haben, ob Sie durchdrehen und sich Ihre Haare ausreißen, wie lange Sie brauchen, bis Sie sich in Bewegung setzen – all das und alle Entscheidungen, bei denen es darum geht, wie Sie Ihren Energievorrat wieder ins Gleichgewicht bringen, beeinflussen auch den Ausgleich Ihres Hormonspiegels, Ihr Gewicht und Ihr gesamtes Leben.

Es geht an dieser Stelle um Ihre Seele und um das Zusammenspiel von Seele und Körper. Im Grunde geht es also um Ihr Gleichgewicht.

Ich weiß, dass Sie Ihr Gleichgewicht wiederfinden wollen. Wir alle wollen das. Mit den Informationen dieses Buches werden Sie dazu in der Lage sein.

TEIL 2

—————•—————

DER MASTER-PLAN

Kapitel 5

SCHRITT 1 – ENTFERNEN

———————●———————

ELIMINIEREN SIE ALLE ANTINÄHRSTOFFE, DIE IHRE
FETTAUFBAU-HORMONE AKTIVIEREN

Wollen Sie wissen, wie mein typischer Standard-Diättag früher aussah? Ich
verrate es Ihnen:

- Frühstück: kohlenhydratarmer Proteinriegel, Kaffee mit Süßstoff
- Snack: Diät-Coke
- Mittagessen: Diät-Coke, zwei Scheiben kohlenhydratarmes Weiß-»Brot«
  mit drei Scheiben Putenformfleisch
- Snack: Diät-Coke, industriell verarbeiteter, fettarmer Käse mit Diät-Crackern
- Abendessen: Nicht-biologisches, mit Antibiotika belastetes Huhn und
  nicht-biologisches Gemüse

Wenn Sie sich dieses Menü, bei dem einem nicht wirklich das Wasser im Mund
zusammenläuft, ansehen, werden Sie kaum annehmen, dass mein Körper so
reagierte: »Oh, großartig, ich habe gerade Tonnen von Transfetten, Zuckeralkohol,
Fructose-Glucose-Maissirup, Salz, Antibiotika, Pestiziden und Süßstoffen aufgenommen. Ich weiß genau, was ich damit anfangen kann. Ich werde einige höchst
gesunde Muskeln aufbauen und eine weiche Haut bekommen!«

Nein. Als ich diesen angeblich genießbaren chemischen Mix aß, verlor
mein Körper die Orientierung. Diese »Nahrung« war im Grunde körperfrem-
des Material. Schon der Proteinriegel besteht aus folgenden Inhaltsstoffen:

Proteinmischung (Sojaeiweiß-Nugget: Sojaeiweißisolat, Reisstärke, Naturreismehl, Molkeneiweißisolat, Kalziumkaseinat), Joghurtüberzug (Maltit/ Lactitol, Palmkernöl, Kalziumkaseinat, fettfreies Joghurtpulver, Palmöl, Sojalecitin, Titandioxid, Oligofructose, Fructose, Acesulfam-K), Maltit, Zitronenstücke (Inulin, fraktioniertes Palmöl, Haferfaser, Zitrusöl, Zitrussäure, Sojalecithin, Acesulfam-K), Kurkuma-Extrakt (Farbe), Glycerin, Kakaobutter, natürliche und künstliche Geschmacksstoffe, Vitamin- und Mineralstoffmischung (Di-Kalziumphosphat, Magnesiumoxid, Ascorbinsäure, a-Tocopherylacetat, Nicotinamide, Zinkoxid, Glucose, Kupfergluconat, Pantothensäure, Kalzium-D-Pantothensäure, Vitamin-A-Palmitat, Pyridoxin-Hydrochlorid, Thiamin-Mononitrate, Riboflavin, Kaliumiodat, Natriumselenit, Cyanocobalamin), Sonnenblumenöl, reich an Ölsäure, Verdickungsmittel, Maissirup-Feststoffe, Zitronensäure, Sojalecithin, Kaliumsorbat, Sucralose. Kann Spuren von Erdnüssen und/oder Walnüssen enthalten.

Das ist beeindruckend, nicht wahr? So sieht eine Großtat moderner chemischer Verfahrenstechnik aus. (Es ist übrigens interessant, dass der Allergenhinweis sich ausgerechnet auf Erdnüsse und Walnüsse bezieht, die einzigen vollwertigen Lebensmittel auf der ganzen Liste.)

Also, nein, kein Körper wird sich über diese kleine Bombe voll toxischer Chemikalien freuen. Er wird sich vielmehr ratlos fragen: »Wie? Was zum …? Gut, ich glaube, ich werde einfach … das tun.« Und dieses »das«, die erste Reaktion, ist immer, immer schlecht für die Hormone.

Der Proteinriegel ist natürlich nur ein Beispiel. Genauso viele, wenn nicht weitaus mehr industriell verarbeitete und chemische Inhaltsstoffe befinden sich in anderen »gesunden« Produkten wie Frühstücksflocken, Brot, Suppen, Waffeln, Fleischersatzprodukten auf Sojabasis und so weiter.

Einige wenige Produzenten versuchen, diesen Teufelskreis zu durchbrechen, und stellen ihre Waren mit weniger und mit natürlicheren Zutaten her. Aber insgesamt müssen wir einfach »Nein!« sagen, wenn wir der chemischen Verseuchung und hormonellen Zerstörung unserer Lebensmittel entkommen wollen. Deswegen muss es beim ersten Schritt unserer Diät um die Entfernung gehen.

Was entfernen wir? Industriell verarbeitete Lebensmittel müssen entsorgt werden. Wir wollen keine Chemikalien, kein Mononatriumglutamat (MNG), keine Süßstoffe, keine Zusatzstoffe, die »verdicken«, »stabilisieren«

oder auf andere Art die Struktur und die Frische des Essens verfälschen.
Sie werden nun lernen, wie Sie die Nahrungsmittel loswerden, die die Ausschüttung von Hormonen verhindern, welche beim Abnehmen helfen. Sie
werden auch erfahren, welche Nahrungsmittel eine rasche Ausschüttung
von Hormonen zur Folge haben, die Sie dick machen. Wir werden außerdem einige wenige vollwertige Lebensmittel entfernen oder zumindest einschränken, die unsere Hormone durcheinanderbringen, obwohl sie aus der
Erde stammen.

Sehen wir uns aber zunächst einige der Antinährstoffe an, die hauptsächlich verantwortlich für die Störung unserer natürlichen biochemischen
Prozesse sind und die wir in unserer Nahrung finden. Die Lebensmittelkonzerne haben viele von ihnen in Suchtgifte verwandelt – ich fordere Sie
auf, ihnen so entschlossen wie möglich zu widerstehen!

INDUSTRIELL VERARBEITETE
NAHRUNG: EIN KLARES NEIN

Wir sind alle schwer beschäftigt. Wir haben keine Zeit zum Kochen, schon
gar nicht, jeden Tag einzukaufen – wir haben Besseres zu tun! Wir sagen
uns also: »Wir müssen Vorräte anlegen, einmal in der Woche im Supermarkt große Mengen kaufen.«

So übernahm die verarbeitete Nahrung die Lebensmittelkette: Die Konzerne überlegten sich einen sehr profitablen Weg, unser Zeitdefizit zu nutzen. Und wir zahlen einen hohen Preis dafür.

Industriell verarbeitete Nahrung sind alle Lebensmittel, die in Dosen, gefroren, dehydriert oder mit chemischen Zusatzstoffen versehen sind, um sie
haltbarer zu machen, ihnen Struktur zu geben, sie weicher zu machen. Einige
verarbeitete Nahrungsmittel – wie gefrorenes oder vorgeschnittenes Gemüse – können ein Geschenk des Himmels sein. Sie sind vielleicht nicht ganz so
ideal wie in der Erntezeit auf dem lokalen Wochenmarkt gekaufte Ware, aber
ich bin Realistin: Vollwertige verarbeitete Lebensmittel helfen uns, auf dem
richtigen Pfad zu bleiben.

Wenn ich industriell verarbeitete Nahrung sage, meine ich verarbeitete Lebensmittel, die aus raffiniertem Getreide, minderwertigen Fetten und

zugesetztem Zucker hergestellt wurden, die etwa 60 Prozent unseres Speiseplans ausmachen und die wir loswerden sollten. Wie Sie in diesem Abschnitt lesen werden, will ich, dass Sie einen Abfalleimer nehmen, Ihre Küche und Ihren Kühlschrank inspizieren und dieses Material direkt in den Müll werfen. Von Zeit zu Zeit werden Sie ein Diätprodukt sehen, auf dem steht: »Sondern Sie alle Ihre _____ Lebensmittel aus und spenden Sie sie einer Armenküche oder einem Obdachlosenheim.« Vergessen Sie das! Niemand sollte dieses Essen anfassen. Warum sollte ein Armer das miese Essen nehmen, wenn Sie das nicht sollen?

Ich will, dass Sie diese Nahrungsmittel mit dem Wort Gift in Verbindung bringen, schrecklich für Sie selbst und für jeden anderen. Ja, Sie haben vielleicht Geld dafür bezahlt, aber streichen Sie diese Ausgaben und hindern Sie auch alle anderen daran, ihren Körper zu vergiften. Werfen Sie dieses Essen weg.

ANTINÄHRSTOFFE 1: GEHÄRTETE FETTE

Wenn es so etwas wie böse Nahrungsmittel gibt, dann gehören sicherlich die gehärteten Fette dazu. Erfunden, um der Lebensmittelindustrie dienlich zu sein, ermöglichen es die gehärteten Fette, dass Speisen wie Chips, Cracker, Cookies, Pasteten und Brot unbegrenzte Zeit im Regal lagern und dennoch »frisch« sein können. Zur Herstellung gehärteter Fette fügt man einem natürlichen Fett Wasserstoff hinzu, um es zu verfestigen. Solche gehärteten Fette erhöhen das »böse« LDL und die Triglyceride im Blut und senken gleichzeitig das »gute« HDL. Sie verkleinern dazu noch die LDL-Partikel, was die Verklumpung erleichtert und das Risiko von Herzinfarkten dramatisch erhöht: *Ein Anteil von nur zwei Prozet Transfettsäuren auf Ihrem Speiseplan erhöht das Risiko eines Infarkts um 25 Prozent.*

Transfette verstärken darüber hinaus die Entzündungsreaktionen des Körpers. Menschen, die Transfette essen, haben messbar höhere Werte von Interleukin-6, einer hormonähnlichen Substanz, die mit Arterienverkalkung, Osteoporose, Diabetes Typ 2 und Alzheimer in Zusammenhang gebracht wird. In Tierversuchen zeigte sich außerdem, dass die von Interleukin-6 ausgelöste Entzündungsreaktion die Leber dazu bringt, nicht mehr auf Wachstumshormone anzusprechen, was die Muskeln schwächt – und damit auch den Stoffwechsel. Das ist definitiv nicht das Ergebnis, das wir anstreben.

Wenn Sie fortwährend Transfette zu sich nehmen, ist das Auftreten von Herzerkrankungen nahezu garantiert. Eine Durchsicht von über achtzig Studien durch die Fachzeitschrift *New England Journal of Medicine* kam zu dem Schluss, dass Transfette gefährlicher für die Gesundheit sind als jeder andere Schadstoff in der Nahrung, auch wenn sie nur 1 bis 3 Prozent der totalen Kalorienmenge ausmachen. Die Studienautoren stellten fest, dass schon eine Menge von nur 20 bis 60 Kalorien in Form von Transfetten genügt, um die Gesundheit nachweislich und nachhaltig zu schädigen. Sie wissen natürlich, dass all diese Chips- und Crackerfirmen auf ihren Packungen behaupten, dass ihre Produkte »keine Transfette« enthalten. Die Produzenten dürfen das sogar, solange eine Portion weniger als 500 Milligramm Transfette enthält. Doch ein Extra-Aufstrich Margarine mit »null Transfetten« und einige »trans-freie« Cookies bringen Sie unglaublich schnell über die 20-Kalorien-Grenze.

Hormon-Aufgabe: *Es gibt für dieses Zeug keine sichere Untergrenze! Werfen Sie alles weg, was die Angabe »ungehärtetes Pflanzenfett« oder »teilweise gehärtetes Fett« sämtlicher Sorten – Palm-, Mais-, Sojaöl – enthält. Diese Produkte enthalten immer Transfette.*

Kleine Mengen Transfette sind auch in Fleisch zu finden, sie entstehen im Bauch von Kühen, Schafen und Ziegen, aber machen Sie sich wegen dieser Fette keine Sorgen – sie gehören zur guten Sorte. Diese Transfette der Wiederkäuer sind nicht im entferntesten so gefährlich wie ihre industriell hergestellten Doppelgänger; sie haben möglicherweise sogar positive Auswirkungen auf die Gesundheit. Die Forschung legt nahe, dass eines von ihnen, die konjugierte Linolsäure (CLA), eventuell das Risiko von Brust-, Prostata-, Darm-, Lungen- und Hautkrebs reduzieren kann, aber auch das Körperfett abbauen hilft und das Muskelwachstum fördert. (Wichtige Anmerkung: Diese Wirkungen von CLA wurden nicht in Ihren Ergänzungsmitteln nachgewiesen. Im Gegenteil, verschiedene Studien brachten CLA-Ergänzungsmittel mit einem höheren Risiko von Insulinresistenz in Verbindung, nehmen Sie daher kein CLA-Ergänzungsmittel.)

Hormon-Aufgabe: *Nehmen Sie immer Bio-Fleisch und Bio-Milchprodukte und suchen Sie nach Fleisch von grasgefütterten Tieren. Kühe, die ausschließlich auf Gras weiden, produzieren Milch mit 500 Prozent mehr CLA als diejenigen, die mit Korn gefüttert werden. (Wir werden noch viel darüber und über andere Gründe für die Wahl von Bio-Kost in Kapitel 6 sprechen.)*

ANTINÄHRSTOFFE 2: RAFFINIERTES GETREIDE

Erinnern Sie sich an meinen Leitsatz, dass wir nur essen sollten, was eine Mutter hatte oder aus der Erde kommt? Nun, raffiniertes Getreide entspricht dieser Definition nicht mehr. Natürlich stammt Getreide aus der Erde. Doch beim Schälen, Polieren und Raffinieren verliert es dennoch seine von Mutter Erde mitgegebenen natürlichen Eigenschaften. Die Raffinierung hilft, die Haltbarkeit zu verlängern, indem man natürliche Bestandteile des vollen Korns wie vor allem Kleie und Keime sowie die Schalen entfernt. Dadurch wird das Mehl hell und besonders »fein«. Allerdings verliert es bei diesem Prozess auch nahezu sämtliche Ballaststoffe, Vitamine und Mineralien. Übrig bleibt ein Produkt, das nur noch leere Kalorien liefert, aber keine der ursprünglich vorhandenen Nährstoffe.

Das Verrückte dabei ist: In der Folge gibt man einige dieser Nährstoffe wie zum Beispiel Vitamine aus der B-Gruppe (das heißt Thiamin, Riboflavin, Niacin, Folsäure) durch »Anreicherung« wieder hinzu. Auch Spurenelemente und Mineralstoffe wie etwa Eisen, die beim Raffinieren entzogen wurden, müssen später wieder künstlich zugesetzt werden.

Und wer hat davon einen echten Nutzen? Sie und ich sicher nicht! Tatsächlich profitieren nur die Lebensmittelkonzerne von diesem Prozess. Sie strecken dieses raffinierte Getreide mit Zucker, Salz, Fetten und Chemikalien und sacken die sich erhöhenden Gewinne ein.

DER MASTER-GUIDE ZU DEN FETTEN

Wollen Sie abnehmen? Essen Sie mehr Fett! Es ist tatsächlich wahr: Das eherne Gesetz, dass Fette in den Lebensmitteln reduziert werden müssen, um Körperfett zu verlieren, wurde endlich gebrochen. Das geschieht keine Sekunde zu früh, denn die fettarmen kohlenhydratreichen Diäten haben unseren Hormonhaushalt schon genug durcheinandergebracht. Wir benötigen

Typ	Wirkung/Nutzen	Gut oder schlecht
Einfach ungesättigte Fettsäuren	Diese Fette erhöhen das HDL (englisch: High Density Lipoprotein; Lipoprotein hoher Dichte), das »gute« Cholesterin. Wenn der HDL-Spiegel steigt, verringert sich das Risiko von Herzkrankheiten. Ungesättigte Fette haben auch einen niedrigeren LDL-Spiegel (englisch: Low Density Lipoprotein; Lipoprotein niederer Dichte), das »böse« Cholesterin, das das Risiko von Herzkrankheiten erhöht.	Sie sind hauptsächlich gut.
Mehrfach ungesättigte Fettsäuren: Omega-6	Diese Fetten senken sowohl HDL als auch LDL. Obwohl sie üblicherweise als gut für das Herz angesehen werden, haben viele Herkunftsfette (wie Mais) einen hohen Anteil an Omega-6-Fettsäuren, die Eicosanoide, Hormonen ähnliche chemische Stoffe, die zu Entzündungen und Schädigungen der Blutgefäße führen können.	Einige sind gut, andere schlecht.
Mehrfach ungesättigte Fettsäuren: Omega-3	Diese Fette senken sowohl HDL als auch LDL. Omega-3-Fettsäuren sind extrem nützlich und reduzieren, wie sich zeigte, das Entzündungsrisiko, Herzerkrankungen, das Herzinfarktrisiko, dürften aber auch bei einer Reihe von anderen Leiden helfen, von Diabetes bis zur bipolaren Störung.	Sie sind großartig! Die besten aller Fette.

Fett, um zu denken, zu wachsen und um unentbehrliche Vitamine und Antioxidantien aufzunehmen. Gesunde Fette sind für unser Herz sogar ausgesprochen wichtig, und sie verbessern die Leistungsfähigkeit unseres Gehirns. Dazu macht es uns satt und gibt dem Essen Geschmack. Werfen Sie hier einen Blick darauf, welche Fette die beste Wahl sind – und welche wir meiden sollten.

Zustandsform	Vorkommen
Einfach ungesättigte Fette sind bei Raumtemperatur weich und werden im Kühlschrank fest.	**Die beste Wahl:** Natives Olivenöl extra *Andere Quellen:* Mandel Avocado Rapsöl Cashew Macadamianuss Olivenöl Erdnussöl Erdnuss Pekannuss Pistazien Sesamöl
Mehrfach ungesättigte Fette bleiben bei Raumtemperatur flüssig.	**Die beste Wahl:** Walnuss *Andere Quellen:* Maisöl Leinsamen Margarine Mayonnaise Kürbiskern Färberdistelöl Sonnenblumenkern
Mehrfach ungesättigte Fette bleiben bei Raumtemperatur flüssig.	**Die beste Wahl:** Fischöl-Nahrungsergänzungsmittel *Andere Quellen:* Pazifik-Wildlachs Sardelle Kohl Rapsöl Blumenkohl Leinsamen Makrele Oregano Sojaöl Gedünsteter Brokkoli Tofu Walnuss

Typ	Wirkung/Nutzen	Gut oder schlecht
Gesättigte Fette	Diese Fette heben die Konzentration von LDL-Cholesterin, aber sie heben auch den Wert von HDL-Cholesterin. Einige Wissenschaftler gehen davon aus, dass diese Fette nicht annähernd so gefährlich sind, wie bisher angenommen, da ihre Wirkungen auf LDL und HDL einander neutralisieren.	Gut, wenn in Maßen genossen.
Transfette industrieller Herkunft	Diese Fette heben den Wert von LDL, senken den von HDL, erhöhen das Entzündungsrisiko, um nur einige wenige der negativen Auswirkungen zu erwähnen.	Immer schlecht.
Transfette tierischer Herkunft	Das letzte Wort ist noch nicht gesprochen. Diese Fette könnten das Körperfett, den Wert von LDL-Cholesterin, von Cholesterin insgesamt, aber auch der Triglyceride senken. Aber sie könnten auch Insulinresistenz und Fettleber hervorrufen. Sicher ist, dass diese Transfette nicht annähernd so gefährlich sind wie industriell hergestellte Transfette.	Einige schlecht, andere gut.

Zustandsform	Vorkommen
Gesättigte Fette sind bei Raumtemperatur fest.	***Die beste Wahl:*** Kokosnussöl *Andere Quellen:* Speck Butter Käse Huhn Kakaobutter Sahne Frischkäse Palmkernöl Schwein Ungehärtetes Pflanzenfett Saure Sahne Pute Vollmilch
Transfette sind bei Raumtemperatur fest, aber schmelzen bei Erhitzung.	***Die beste Wahl:*** keine! *Andere Quellen:* Backwaren Brot Frühstücksflocken Kuchen Süßigkeiten Chips Cookies Cracker Dessert-Garnierung Frittierte Speisen Bratensoße Margarine Pasteten Popcorn Salatdressing Ungehärtetes Pflanzenfett
Transfette von Wiederkäuern sind bei Raumtemperatur fest.	***Die beste Wahl:*** Rind biologisch, Weidehaltung *Andere Quellen:* Butter Käse Lamm Wildfleisch Vollmilch

Raffinierten Getreideprodukten wie weißen Teigwaren (Pasta), Tortilla aus Weizenmehl, weißem Reis und Weißbrot werden also viele der gesunden Nährstoffe des Getreides entzogen. Ein weiterer großer Nachteil: Da sie besonders leicht zu verdauen sind, garantieren sie hohe Blutzucker- und Insulinspitzen. Im Lauf der Zeit führen solche wiederholte Spitzen zu Insulinresistenz und Diabetes. Menschen, die niemals Vollkornprodukte essen, haben ein 30 Prozent höheres Diabetesrisiko als Menschen, die dreimal täglich zu einer Portion Vollkorn greifen.

Wir konsumieren etwa zehnmal so viele entzündungsfördernde Omega-6-Fettsäuren (beispielsweise aus Mais, Sojabohnen und Sonnenblumenöl) als entzündungshemmende Omega-3-Fettsäuren. Als Ergebnis wurde das optimale Verhältnis von Omega-3-Fettsäuren und Omega-6-Fettsäuren – in der Bandbreite von 2:1 bis 4:1 – völlig über den Haufen geworfen. Es beträgt nun 14:1 bis zu 25:1 zugunsten der Omega-6-Fettsäuren! Unsere Diät hilft Ihnen, die Entzündungsanfälligkeit zu reduzieren, und gleicht das Verhältnis wieder aus, indem sie Omega-6-Fettsäuren streicht und vermehrt Omega-3-Fettsäuren aufnimmt.

Eine *im Journal of Clinical Nutrition* veröffentlichte Studie kam zu dem Schluss, dass Menschen, die raffiniertes Getreide essen, im Vergleich zu denjenigen, die Vollkorn essen, eine annähernd 40 Prozent höhere Konzentration des C-reaktiven Proteins aufweisen. Dieses Protein gilt als Marker für eine chronische Entzündung der Blutgefäße auf niedriger Stufe, die in Zusammenhang mit einem erhöhten Risiko für Herzinfarkte und Schlaganfälle steht. Abgesehen davon besteht kein Zweifel, dass dieses raffinierte Getreide Sie dick macht – schon allein deshalb, weil diese »schnellen« Kohlenhydrate so leicht zu essen und so wenig füllend sind, dass wir aus unserem Kohlenhydratrausch oft erst erwachen, wenn der Topf leer ist.

Mais und Weizen gehören zu den aggressivsten Stoffen, wenn es um die Erzeugung von Insulinspitzen geht. Die Verfügbarkeit von Maismehl und Getreideprodukten hat sich in den letzten dreißig Jahren nahezu verdoppelt, die von Weizenprodukten stieg um 20 Prozent. Auf der anderen Seite ist die Verfügbarkeit von Gerste, einem wahren Nährstoffwunder, um ein Drittel gesunken. Im Gegensatz zum niedrigen Nährwert von Mais finden sich in einer einzigen Tasse Gerste dreizehn Gramm Ballaststoffe. Gerste stabilisiert den Blutzucker und ist eine fantastische Quelle für Selen, das bei der Produktion der Schilddrüsenhormone eine wesentliche Rolle spielt. Gerste ist dazu reich an Magnesium, einem Mineralstoff, der die Triglyceride und die gefährlichen Blutlipide bei Diabetikern senkt. Vergessen wir nicht den Hafer – außer der wunderbaren Wirkung bei der Senkung des Cholesterinspiegels kann Hafer auch den Blutzuckerspiegel positiv beeinflussen. Zudem fördert Hafer die Funktion des Immunsystems.

Kann mir jemand erklären, warum der Durchschnittsamerikaner 14 Kilogramm Mais und 60 Kilogramm Weizen pro Jahr zu sich nimmt, aber nur zwei Kilogramm Hafer und weniger als ein halbes Kilogramm Gerste?

Hormon-Aufgabe: *Durchsuchen Sie Vorratskammern und Kühlschrank, und entsorgen Sie jedes verarbeitete Getreideprodukt, auf dessen Verpackung nicht als erster Inhaltsstoff »100 Prozent Vollkorn ____« zu lesen ist. Am liebsten hätte ich, Sie würden alle verarbeiteten Kornprodukte entfernen, aber wenn Sie sie unbedingt behalten wollen, dann sollten zumindest zwei Gramm Ballaststoffe pro Portion enthalten sein.*

ANTINÄHRSTOFFE 3: FRUCTOSE-GLUCOSE-MAISSIRUP

In den späten siebziger Jahren lachte das Ärzte-Establishment über Dr. Atkins, als er erklärte, dass nicht Fett die Menschen dick mache, sondern Kohlenhydrate. Die Leute glaubten, er sei verrückt. Er wurde sogar vor einen Kongressausschuss zitiert, um sich und seine Diät zu verteidigen.

Damals waren weniger als 15 Prozent der Amerikaner fettleibig.

Dann begann das Dogma der fettarmen Ernährung voll wirksam zu werden, und schon ein Jahrzehnt später war der Anteil der Fettleibigen um acht Prozent gestiegen. Heute, also gut dreißig Jahre später, sind wir bei 32 Prozent angelangt. Die Fettleibigkeit nahm exponentiell zu. Und dreißig Jahre, nachdem Atkins seine kontroverse Position formulierte – was für eine Überraschung –, gilt es inzwischen als Allgemeinwissen, dass zu viele und vor allem die falschen Kohlenhydrate dick machen. Unser Fehler.

Die Widerlegung von Schulweisheiten macht leider die langen Jahre der Zuckerabhängigkeit nicht mehr rückgängig. Der Schaden ist bereits angerichtet. Doch wir können an unseren Hormonen arbeiten und den Körper wieder daran gewöhnen, so auf Essen zu reagieren, wie er das vor der Ausschaltung unseres Insulinsystems tat.

Das ist aber nur möglich, wenn wir das schlimmste aller raffinierten Kornprodukte entsorgen, den Fructose-Glucose-Maissirup (high-fructose corn syrup, HFCS). Stellen Sie sich vor: Die Produktion von HFCS in den USA stieg von 3.000 Tonnen im Jahr 1967 auf 9.227.000 Tonnen im Jahr 2005. Allein seit 1980 ist die Produktion um 350 Prozent gestiegen. Während der durchschnittliche Verbrauch von raffiniertem Zucker in den letzten vierzig Jahren langsam abnahm, hat sich unser HFCS-Verbrauch fast verzwanzigfacht. Forscher der Tuft University berichteten, dass die Amerikaner mehr Kalorien aus HFCS konsumieren als aus jeder anderen Quelle.

Als einer der billigsten vorhandenen Süßstoffe hilft HFCS der verarbeitenden Industrie ihre Profite zu steigern, uns hilft er jedoch nur dabei, unsere fettspeichernden Hormone zu aktivieren. Eine Studie der University of Pennsylvania kam zu dem Ergebnis, dass im Tierversuch mit Ratten die fructosereiche Ernährung auf direktem Weg Leptinresistenz verursachte. Eine andere Studie dieser Universität zeigte, dass Fructose den Wert des Hungerhormons Ghrelin weniger stark senkte als Glucose. Frauen, die Fructose statt Glucose zu sich nahmen, wiesen den Tag über und die Nacht hindurch bis zum nächsten Tag eine höhere Konzentration an Ghrelin auf.

LIMONADE MACHT DICK

Der Konsum von Softdrinks hat sich in den letzten 50 Jahren um sagenhafte 500 Prozent erhöht. Jeder dieser mit Maissirup gesüßten Drinks, den ein Jugendlicher konsumiert, erhöht das Risiko für Übergewicht um 60 Prozent.

Warum reagiert Ihr Körper auf diese Art und Weise? Zum einen wird Glucose von allen unseren Zellen umgewandelt, Fructose aber muss in der Leber umgewandelt werden. Fructose-Glucose-Sirup bringt den Körper dazu, kein Insulin und kein Leptin auszuschütten. Im Gegensatz zu normalem

Zucker tut Fructose-Glucose-Sirup nichts, um Ghrelin zu entsorgen, das uns dazu bringt, mehr zu essen, wenn seine Konzentration steigt. Wenn Sie also Fructose-Glucose-Sirup zu sich nehmen, nehmen Sie sogar noch 24 Stunden später mehr Kalorien zu sich, als Sie das getan hätten, wenn Sie normalen Haushaltszucker zu sich genommen hätten. Fructose-Glucose-Sirup erhöht auch die Triglyceride, diese aber hindern das Leptin daran, seine Arbeit im Gehirn zu verrichten, weshalb es nicht das Kommando geben kann, mit dem Essen aufzuhören.

Hormon-Aufgabe: *Es gibt keine Toleranzgrenze für diesen Müll. Übersetzen Sie ab sofort Fructose-Glucose-Sirup mit »Gift« und sagen Sie NEIN.*

ANTINÄHRSTOFFE 4: KÜNSTLICHE SÜSSSTOFFE

Ich will mit einer guten Nachricht beginnen. Der Pro-Kopf-Verbrauch von regulärer Limonade nimmt pro Jahr um knapp zwei Liter ab. In den USA trinken wir aber immer noch schwindelerregende 132 Liter pro Jahr, Rekordjahr war 1998 mit 151 Liter.

Es gibt aber auch eine schlechte Nachricht. Wir ersetzen reguläre Limonaden durch Diät-Limonaden – ihr Verbrauch steigt pro Jahr um knapp zwei Liter.

Wir glauben: »Wenn Zucker schädlich ist, dann muss künstlicher Süßstoff die Antwort sein, oder?« Aber nein! Ironischerweise können Süßstoffe für unseren Stoffwechsel gefährlicher sein als Zucker oder Fructose-Glucose-Sirup. In einer groß angelegten retrospektiven Studie an 9.500 Menschen über neun Jahre hinweg wurde festgestellt, dass das Essen von Fleisch und frittierten Mahlzeiten sowie das Trinken von Diät-Limos die drei größten Risikofaktoren für die Entwicklung des metabolischen Syndroms sind. Bei Menschen, die Diät-Limos tranken, trat das metabolische Syndrom zu 34 Prozent häufiger auf als bei denjenigen, die keine tranken.

Wie bitte? Wie ist das möglich? Ist in Diät-Limos denn gerade kein Zucker enthalten, und macht sie das etwa nicht zu einer gesunden und figurfreundlichen Alternative?

VERSTECKTER FRUCTOSE-GLUCOSE-SIRUP

Als häufigste Kalorienquelle und einer der billigsten Bestandteile unserer Nahrung ist Fructose-Glucose-Sirup überall zu finden. Überprüfen Sie die Etiketten! Kaufen Sie das Produkt nicht, wenn auch nur die kleinste Menge Fructose-Glucose-Sirup enthalten ist. Wenn Sie die folgende Liste gelesen haben, werden Sie sich vielleicht fragen, was man überhaupt essen kann. Keine Panik: Viele dieser Nahrungsmittel existieren auch in gesunder Form, etwa als Vollkornbrötchen für Hotdogs und Hamburger, Bio-Joghurt ohne Fructose-Glucose-Sirup und viele Bio-Aufschnitte. Sie müssen lediglich wissen, wo Sie sie finden können und wonach Sie suchen müssen – darum geht es in Kapitel 6.

SPEISEN, DIE NORMALERWEISE FRUCTOSE-GLUCOSE-SIRUP ENTHALTEN (VERARBEITETE, NICHT BIOLOGISCHE VARIANTEN):

Apfelmus	Eiscreme	Marmeladen und Gelees
Aufschnitt	Erdnussbutter	Mayonnaise
Backmischungen	Essiggurken	Müsliriegel
Bonbons	Fertigdesserts	Muffins
Brot	Frühstücksflocken	Nudelsoßen
Brötchen für Hotdog	Fruchtgetränke	Paniermehl
und Hamburger	Fruchtsaftmischungen	Proteinriegel
Cocktailsoße	Gebackene Bohnen	Salatdressing
Cola und andere Softdrinks	Grillsoßen	Kakaogetränke
Cracker	Ketchup	Würzsoßen

Tierversuche können uns Aufschluss darüber geben, was hier vor sich geht. Wissenschaftler der Purdue University fanden heraus, dass Tiere, die mit Joghurt gefüttert wurden, der Saccharin enthielt, später mehr Kalorien zu sich nahmen, mehr Gewicht zulegten und mehr Körperfett entwickelten als Tiere, die mit Glucose gesüßten Joghurt erhielten. Und das, obwohl es sich bei Glucose um einen natürlichen Zucker mit derselben Kalorienmenge – fünfzehn pro Teelöffel – wie Haushaltszucker handelt! Nun sollten Sie eins bedenken: Genauso wie wir mentale und emotionale Assoziationen mit bestimmten Geschmacksrichtungen verbinden, verbinden auch unsere Körper, so die Theorie, bestimmte Assoziationen mit verschiedenen süßen Geschmacksrichtungen.

Wenn wir Zucker essen, registriert der Körper normalerweise die Süße und kommt zu dem Schluss, dass viel Süßigkeit auch viele Kalorien mit sich bringt. Wenn wir wiederholt Diät-Limos trinken, zieht der Körper falsche Schlüsse, ungefähr so: »Das hier ist süß, aber es gibt keine Kalorien, das muss bedeuten, dass ich viele Süßigkeiten essen muss, um die Kalorien zu bekommen, die ich benötige.« Das nächste Mal, wenn Sie etwas Süßes essen, wird der Körper nicht erkennen, wie viele Kalorien es enthält, und Sie werden zu viel davon essen. Dann aber, im Gegensatz zu den Menschen, die von Anfang an Zucker gegessen haben, werden Sie den überzähligen Kalorienkonsum nicht wettmachen, indem Sie später weniger essen.

ZUCKER SPARSAM EINSETZEN

Jeder Deutsche trinkt und isst im Jahr rund 35 Kilogramm Zucker; bei den US-Amerikanern sind es sogar gut 52 Kilogramm! Dabei rät die Weltgesundheitsorganisation zu nicht mehr als zehn Teelöffel bzw. maximal 50 Gramm Zucker pro Tag. Sparen Sie also bei Zucker möglichst viel ein.

Übrigens: Ob braun oder weiß, ob roh oder raffiniert – der Kaloriengehalt von Zucker ist immer gleich! Zucker pur steckt aber auch in vielen anders genannten Produkten und Zutaten sowie hinter vielen Bezeichnungen. Zum Beispiel ist alles, was auf »ose« endet, nichts anderes als – Zucker.

Sehen Sie hier, worin überall sich Zucker verbirgt:

ANDERE NAMEN FÜR ZUCKER

Ahornsirup	Invertzuckersirup	Melasse
Dextrose	Kondensierter Zuckerrohrsaft	Reissirup
Fruchtsaftkonzentrat	Lactose	Rohzucker
Fructose	Maissirup	Rübenzucker
Fructose-Glucose-Sirup	Maissüßstoff	Saccharose
Galactose	Maltodextrin	Sirup
Glucose	Maltose	Sucrose
Honig	Malzsirup	Traubenzucker
Invertzucker	Malz	

Es kommt noch schlimmer. Die Purdue-Studie kam zu dem Schluss, dass der Stoffwechsel der Tiere bei fortgesetzter Einnahme von Süßstoffen zu »vergessen« begann, dass viele Süßigkeiten tatsächlich viele Kalorien haben. Nun kann man zwar Tierversuche nie 1:1 auf Menschen übertragen; trotzdem könnte das bedeuten: Wenn Sie schwach werden und jenen Krapfen mit Schokoladenüberzug doch essen, besteht eine große Wahrscheinlichkeit, dass Ihr Körper meint: »Nichts Besonderes« und die Kalorien nicht verbrennt, weil die Süßigkeit nichts für ihn bedeutet.

Eine noch plausiblere Erklärung dafür, warum Süßstoffe uns dick machen, ist die Tatsache, dass Aspartam (Handelsname: NutraSweet®) ein Excitotoxin ist, eine Chemikalie, die dem Appetitzentrum unseres Gehirns dauerhaften Schaden zufügen kann. (Siehe »Antinährstoffe 6: Glutamate« für eine Erklärung des Zusammenhangs von Excitotoxin mit Übergewicht.) Eine Studie der University of Alberta (Kanada) ergab, dass Babyratten, die mehr Diätnahrung in ihrer frühen Entwicklungsphase zu sich nahmen, mit größerer Wahrscheinlichkeit später dick wurden. Wissenschaftler nennen das »Konditionierungsprozess des Geschmacks« – wir könnten aber auch die »Diät-Limo-Reaktion« dazu sagen.

Hormon-Aufgabe: *Als genesende Diät-Coke-Abhängige, die Süßstoffe wie Sucralose (Handelsname: Splenda®) in Massen zu sich nahm, bitte ich Sie dringend: »Lernen Sie aus meinen Fehlern und nehmen Sie keine Süßstoffe zu sich.«*

ANTINÄHRSTOFFE 5: KÜNSTLICHE KONSERVIERUNGSMITTEL UND FARBEN

Abgesehen von den Risiken, die Fructose-Glucose-Sirup und Süßstoffe in sich bergen, gibt es einen weiteren Grund, warum wir Limonaden meiden sollten. Ein wichtiger Abfüller suchte in einem Gerichtsverfahren einen Vergleich mit einer Gruppe von Eltern, die behauptet hatten, dass einige Produkte des Unternehmens hohe Konzentrationen von Benzol aufwiesen, einem bekannten Krebserreger, der auch mit ernsten Schilddrüsenschäden in Zusammenhang gebracht wird. Natriumbenzoat wird Limonaden beigegeben, um Schimmel zu verhindern. Ein Test von *Consumer Reports* hatte zum Ergebnis, dass gefährliche Konzentrationen von Benzol gebildet werden können, wenn Getränke mit diesen Salzen in Plastikflaschen direktem Sonnenlicht oder Hitze ausgesetzt sind. Die Coca-Cola Company entfernte es aus ihren Produkten, aber dieses Konservierungsmittel – und viele andere, die noch nicht ausreichend getestet wurden – ist weiterhin in einer Reihe anderer Limos im Handel zu finden.

Hormon-Aufgabe: *Riskieren Sie nichts – meiden Sie alle Limos mit Natriumbenzoat oder Kaliumbenzoat und Vitamin C (Ascorbinsäure), da die beiden Konservierungsmittel zusammen Benzol erzeugen können. Wollen Sie unbedingt Limo trinken, lagern Sie die Flasche unbedingt kühl und dunkel!*

Wie konnte es dazu kommen, dass die Arbeit für den guten Zweck – das Verderben von Nahrungsmitteln und Lebensmittelvergiftungen zu verhindern – derartig negative Folgen hatte? Die künstlichen Konservierungsmittel in unserer Nahrung sorgen für vorzeitige Alterung und rufen die verschiedensten Arten von Immunkrankheiten hervor, dazu viele Formen von Krebs sowie Multiple Sklerose (MS). Die Wissenschaft entdeckt immer mehr Hinweise, dass sie zudem die biochemischen Prozesse beeinflussen, den Stoffwechsel blockieren und uns daran hindern, abzunehmen.

Nehmen wir nur ein Beispiel: Ein weitverbreitetes Konservierungsmittel, Butylhydroxyanisol (BHA), wurde von der amerikanischen Lebensmittelbehörde (FDA) »im Allgemeinen als sicher eingestuft«, wird aber dennoch »mit guten Gründen als menschliches Karzinogen angenommen«. (Macht diese widersprüchliche Aussage Sinn?) Dieses chemische Antioxidans schützt Lebensmittel vor dem Verderben der Speisen, ist aber auch ein Umwelthormon. So zeigte eine Studie: Je mehr BHA männliche Ratten erhielten, desto weniger Testosteron und T4 zirkulierten im Körper. Die kleinen Kerlchen wollten keinen Sex mehr, sie hatten weniger und schwächere Spermien, und ihre Hoden schrumpften. Dazu kam, dass ihre Leber und ihre Nebennierendrüsen anschwollen und ihre Schilddrüsen völlig zerstört wurden.

Überlegen Sie sich nun, dass wir BHA in Hunderten Speisen zu uns nehmen. Dazu gehören vor allem Butter, Schmalz, Frühstücksflocken, Backwaren, Süßigkeiten, Bier, Pflanzenöle, Kartoffelchips, Snacks, Nüsse, Trockenkartoffeln (die etwa zu Kartoffelpüreepulver oder Klößen verarbeitet werden),

Aromastoffe, Würste, Geflügel und Fleischprodukte, Getränke und Desserts in Pulverform, glasierte Früchte, Kaugummi, Trockenhefe, Entschäumungsmittel für Rübenzucker und Hefe, Emulsionsstabilisatoren für ungehärtete Pflanzenfette. BHA ist auch in Lebensmittelverpackungen, Lippenstiften, Lipgloss, Wimperntusche, Lidschatten und Gesichtscremes zu finden. Auch wenn also ein einzelnes Produkt mit BHA »im Allgemeinen als sicher eingestuft« wird, was geschieht, wenn wir viele Produkte verwenden, die BHA enthalten, oder viele Portionen von damit belasteten Lebensmitteln essen?

Hormon-Aufgabe: *Überprüfen Sie die Verpackungen auf die Auszeichnung von BHA, das auch unter diesen Bezeichnungen auftauchen kann: Anisol, Butylhydroxy-, Antioxyne B, Antrancine 12, Butylhydroxyanisol, tert-Butyl-4-hydroxyanisol, Embanox, Nepantiox 1-F, Phenol, tert-butyl-4-methoxyphenol, (1,1-Dimethylethyl)-methoxy-, Sustane 1-F, Tenox BHA. (Beim Blick auf die Liste sagen Sie sich wahrscheinlich: »Wie soll ich mir das denn alles merken?« Genau das ist mein Punkt – Sie sollen sehen, dass es einfacher wäre, sich einfach völlig von industriell verarbeiteten Lebensmitteln fernzuhalten.)*

Wir könnten dieselbe Diskussion über andere chemische Zusatzstoffe mit vielen ernsten Gesundheitsrisiken führen. Die Debatte über den Zusammenhang von Verhaltensproblemen bei Kindern und den künstlichen Farbstoffen und Konservierungsmitteln tobt seit Jahrzehnten. Kinderärzte haben oft die Sorgen der Eltern über diese Chemikalien mit dem Hinweis auf die Richtlinien der Behörden abgetan, die von »im Allgemeinen als sicher eingestuft« sprachen. Aber eine vor Kurzem durchgeführte randomisierte, doppelblinde Studie mit einer Placebo-Kontrollgruppe – mit anderen Worten: eine durch und durch seriöse Forschungsarbeit –, die in der Fachzeitschrift *The Lancet* veröffentlicht wurde, zeigte anderes. Kinder im Vorschul- und im Grundschulalter bekamen zunächst sechs Wochen lang ausschließlich Lebensmittel ohne Zusatzstoffe. Als sie danach Lebensmittel mit Zusatzstoffen aßen, stieg ihre Hyperaktivität dramatisch. Wenn man bedenkt, dass bereits etwa fünf Prozent aller Kinder in Deutschland an einer Aufmerksamkeitsdefizit-Hyperaktivitätsstörung (ADHS) leiden und nicht wenige von ihnen jünger als vier Jahre alt sind, wenn sie das erste Mal Medikamente bekommen, sollte man etwas dagegen tun!

Hormon-Aufgabe: *Wählen Sie immer die Speisen mit der geringsten Zahl von künstlichen Zusatzstoffen für Ihre Kinder, und halten Sie nach künstlichen Farbstoffen Ausschau, von denen viele mit Schilddrüsen-, Nebennieren-, Harnblasen-, Nieren- und Hirnkrebs in Zusammenhang gebracht werden. Die aggressivsten Farbstoffe sind Brillantblau FCF (E 133), Indigokarmin (E 132), Fast Green FCF (E 143), Erythrosin (E 127) und Gelborange S (E 110). Aber warum sollten Sie sich solchem Mist überhaupt aussetzen? Wählen Sie farblose Produkte für die Kinder, und wenn Sie doch welche mit Farbstoffen zulassen, dann stellen Sie sicher, dass es sich nur um kleine Mengen im Verhältnis zur Hauptsubstanz handelt. Geben Sie Ihren Kindern beispielsweise Milcheis anstatt Wassereis.*

WENN WIR AUF LEBENSMITTELZUSÄTZE SETZEN

Lebensmittelzusätze sind schlecht. Doch manchmal sind Sie ein notwendiges Übel. (Wer will schon eine Fleischvergiftung bekommen?) Der Trick ist, dass Sie wissen müssen, welches Übel tolerierbar und welches inaktezptabel ist.

Sicher *Sicher oder sogar mit positiven Auswirkungen auf die Gesundheit*	**(Manchmal) ein unvermeidliches Übel** *Die Risiken sind gering, aber nehmen Sie nicht zu viel*	**Immer schlecht** *Unter allen Umständen zu vermeiden*
Alpha-tocopherol (Vitamin E)	Carrageen	Aspartam, Saccharin, Sucralose
Ascorbinsäure (Vitamin C)	Gelatin	Butylhydroxyanisol (BHA)
Betacarotin (Vorstufe von Vitamin A)	Haferfaser, Weizenfaser	Kaliumbromat
Insulin	Lecithin	Kaliumnitrat, Kaliumnitrit
Milchsäure	Maltodextrin	Mononatriumglutamat (MNG)
Oligofructose	Mono- und Diglyceride	Natriumbenzoat, Benzoesäure
Phytosterole oder Phytosterine	Phosphate, Phosphorsäure	Olestra
Thiaminmononitrat (Vitamin B1)	Sorbinsäure, Kaliumsorbat	Sulfite (Natriumbisulfit, Natriumdioxid)
Zitronensäure, Natriumcitrat	Vanillin, Ethylvanillin	Teilweise gehärtetes Pflanzenöl

Quelle: Center for Science in the Public Interest (www.cspinet.org/reports/chemcuisine.htm)

Die Lebensmittelzusatzmittel, die dem Stoffwechsel am meisten Schaden zufügen können, dürften wohl die sein, die man in verarbeitetem Fleisch finden kann. Eine bahnbrechende Studie des National Institute of Health mit mehr als 9.000 Teilnehmern kam beispielsweise zu folgendem Ergebnis: Der wichtigste Hinweis für die Wahrscheinlichkeit der Entwicklung eines Metabolischen Syndroms ist definitiv die langfristige Ernährung mit Hamburgern, Hotdogs und anderem industriell verarbeitetem Fleisch. Das American Institute for Cancer Research schätzte außerdem nach der Analyse von über 7.000 Studien zum Thema Nahrung und Krebsrisiko, dass durch die Aufnahme von nur hundert Gramm verarbeitetem Fleisch pro Tag – das entspricht etwa einem Hotdog oder zwei Scheiben geräucherter Putenbrust – das Risiko für Darmkrebs um 42 Prozent steigt.

Natriumnitrat und Natriumnitrit in Speck, Schinken, Wurstaufschnitt und Würstchen geben dem Fleisch seine rosa Farbe und verhindern die Ausbreitung von Bakterien. Aber sie schaden unserer Gesundheit. Dabei könnte man denselben Effekt auch durch fachgerechte Kühlung erreichen, ohne die Gesundheit zu gefährden.

Hormon-Aufgabe: *Vermeiden Sie jegliches industriell verarbeitetes Fleisch, speziell solches, das Nitrate und Nitrite enthält. (Bitten Sie die Angestellten an der Fleisch- und Wurst- bzw. Feinkosttheke vor dem Aufschneiden um Informationen.) Nehmen Sie frisches Fleisch und bevorzugen Sie Bio-Fleisch oder zumindest nitratfreies Fleisch. Immer mehr Supermarktketten bringen ihre eigenen, günstigen Marken auf den Markt.*

ANTINÄHRSTOFFE 6: GLUTAMATE

Wir wollen nun über die allseits bekannten Glutamate, meist als Mononatriumglutamat, Natriumglutamat oder MNG bezeichnet, sprechen. Oft wird fälschlicherweise angenommen, dass es sich um ein Konservierungsmittel handelt. Wenn das so wäre, hätte man zumindest einen halbwegs logischen Grund, die Glutamate in die Lebensmittel zu geben. Aber nein, Glutamate sind »Geschmacksverstärker«.

Glutamate existieren in natürlichen Lebensmitteln wie Käse und Fleisch. Aber der Wert »gebundener« Glutamate in natürlichen Nahrungsmitteln kommt in keinem Fall dem Wert der »freien« Glutamate nahe, die heute von der Lebensmittelindustrie eingesetzt werden. Wir finden MNG überall, von Ravioli in der Dose und Fertigsuppen über Dosenthunfisch, Bouillon, Eis bis zu Würzsaucen.

Glutamate entstehen durch die Hydrolysierung von Proteinen, wobei die Glutamate von den Proteinen »befreit« werden. Wenn sie Nahrungsmitteln zugesetzt werden, verstärken sie das Geschmackserlebnis – wahrscheinlich verfügen wir tatsächlich über Geschmacksrezeptoren für Glutamate, ebenso wie wir über Rezeptoren für salzigen, bitteren und sauren Geschmack verfügen. Aber wie sich herausstellte, beeinflussen hohe Glutamatkonzentrationen auch das »Chemielabor im Gehirn« ganz erheblich.

Glutamate sind beispielsweise Auslöser für Excitotoxizität, die das Nervensystem zerstören kann, wie Studien bereits in den 1950er-Jahren zeigten. Sogenannte Excitotoxine strömen relativ leicht ein, überreizen die Hirnzellen und können äußerst rasch für permanente Hirnschäden und eventuell sogar für das Absterben von Gehirnzellen verantwortlich sein. Ein Bereich des Gehirns, der besonders sensibel auf überzählige Glutamate reagiert, ist der Hypothalamus, die »Spielwiese« für Hungerhormone wie etwa das Neuropeptid Y.

Forscher gehen davon aus, dass mit MNG gefütterte Tiere Schädigungen des Hypothalamus erleiden, die in einer späteren Phase zu Fettleibigkeit und Hormonproblemen führen. Möglicherweise beschädigt MNG die Leptinrezeptoren, sodass der Körper mehr von diesem Hormon produziert, während sich parallel dazu eine Leptinresistenz im Gehirn ausbildet.

Doch das Schlimmste ist: Manche verarbeiteten Lebensmittel enthalten nicht nur eine Art von Glutamat, sondern zwei, drei oder auch vier Arten (siehe den Kasten »Glutamate finden«). Wie bei allen diesen schrecklichen Chemikalien ist auch in diesem Fall kaum abzuschätzen, was für Nebenwirkungen sie haben. Indem sie ihre Lebensmittel mit Glutamaten vollpumpen, wollen die Lebensmittelproduzenten Sie dazu bringen, dass Sie ihre Produkte lieben und mehr davon kaufen. Kurz: Es geht darum, dass Sie abhängig werden. Sagen Sie einfach NEIN!

GLUTAMATE FINDEN

Die Behörden schreiben vor, dass alles, was Mononatriumglutamat enthält, die Auszeichnung »Enthält Mononatriumglutamat« oder »Enthält MNG« aufweisen muss. Heißt das, dass das Essen keine Glutamate enthält, wenn die Kennzeichnung nicht auf dem Etikett erscheint? Nein, das bedeutet nur, dass es sich nicht um dieses bestimmte Glutamat handelt.

Lassen Sie sich nicht durch Angaben wie »natürlicher Geschmack« oder »Gewürze« in die Irre führen. Lebensmittel mit natürlichem Geschmack oder Gewürzen könnten vollgepackt sein mit Glutamaten, ohne dass Sie das jemals erfahren werden! Sehen Sie sich diese Liste mit Substanzen an, hinter denen sich Glutamate in Ihrem verarbeiteten Essen verbergen:

WAHRSCHEINLICHE GLUTAMATQUELLEN

Casein	Hydrolysiertes Maisgluten
Gelatin	Hydrolysiertes Protein (Weizen, Milch, Soja,
Glutamate	Molke – jedes Protein, das hydrolysiert wird)
Glutaminsäure	Monokaliumglutamat
Hefeautolysat	Mononatriumglutamat
Hefeextrakt	Natriumglutamat
Hefenahrung	Texturiertes Eiweiß
Hefenährstoff	

Hormon-Aufgabe: *Wenn Sie Glutamate aus Ihrem Speiseplan eliminieren, sollten Sie auch neue Wege erforschen, um den natürlichen Lebensmitteln mehr Geschmack zu geben. Fermentierte Speisen, Wein, Sojasoße, Parmesan, Sardellen und Ketchup haben von Natur aus viel Geschmack. Rösten, Räuchern oder langsames Grillen geben dem Essen ebenfalls einen vollen und herzhaften Geschmack. Und vor allem: Wählen Sie Bio-Nahrung!*

ESSEN UND TRINKEN ZWEITER WAHL

Während es bei manchen der oben besprochenen Nahrungsmittel keine Alternative gibt – es sollte beispielsweise *kein einziges* Gramm gehärtetes Fett mehr in Ihren Mund gelangen –, können manche Lebensmittel in kleineren Mengen gegessen werden. Lassen Sie uns einen Blick auf einige Möglichkeiten zweiter Wahl werfen, bei denen wir uns Obergrenzen für deren Konsum setzen. Ihr Hormonhaushalt wird nicht gestört, wenn Sie solche Lebensmittel in kleinen Mengen genießen. Doch Vorsicht: Essen Sie mehr davon, nimmt Ihr Hormonhaushalt Schaden!

ESSEN UND TRINKEN ZWEITER WAHL 1: STÄRKEHALTIGES WURZELGEMÜSE

Sie werden in Kapitel 6 sehen, wie sehr ich Gemüse liebe. Aber eine Sorte steht nicht hoch im Kurs bei mir, und das ist stärkehaltiges Gemüse.

Warum, kann ich leicht erklären: So wie wir unsere Energie in Form von Glycogen speichern, speichern Pflanzen ihre Energie in Form von Stärke. Stärkehaltige Gemüse sind kalorienreicher als nicht stärkehaltige Gemüse. Nicht stärkehaltige Gemüse wie Brokkoli, Spinat und Paprikaschoten haben etwa 25 Kalorien und 5 Gramm Kohlenhydrate pro 100 Gramm, darüber hinaus lassen sie den Blutzucker so gut wie gar nicht ansteigen. Stärkehaltiges Gemüse andererseits enthält um die 80 Kalorien und 15 Gramm Kohlenhydrate pro 100 Gramm – und die meisten Sorten haben unmittelbare dramatische Auswirkungen für Blutzucker und Insulin. Wurzelgemüse und anderes stärkehaltige Gemüse wie etwa Kartoffeln, Rote Rübe, Mais und Erbsen haben ausgleichenden Nährwert – Kartoffeln etwa sind eine fantastische Quelle für Kalium. Dafür fehlen die wichtigeren Antioxidantien und andere sekundäre Pflanzenstoffe, die in stärkefreiem Gemüse häufiger vorkommen.

Hormon-Aufgabe: *Sie sollten weniger als zwei Portionen stärkehaltiges Gemüse pro Tag zu sich nehmen. Wenn Sie es essen, dann nehmen Sie interessante Sorten wie Pastinaken, die gut gegen Krebs sind, oder Rote Rüben, die über reichlich Folsäure verfügen (sie kann die Homocysteine im Blut verringern und damit das Risiko für Herz-Kreislauf-Erkrankungen senken). Ich bin auch ein Fan von Süßkartoffeln mit ihrem hohen Gehalt an Betacarotin und Vitamin C, die freie Radikale bekämpfen. Was immer Sie wollen, abgesehen von den üblichen Verdächtigen Mais, Erbsen und Kartoffeln – bei Gott, wir brauchen nicht noch mehr Mais!*

ESSEN UND TRINKEN ZWEITER WAHL 2:
TROPISCHE, GETROCKNETE UND DOSENFRÜCHTE

Wassermelonen, Ananas, Bananen, Mango – im Grunde alle tropischen Früchte – sind reich an Zucker und sollten in kleinen Mengen gegessen werden. Aber wenn ich sage »klein«, dann meine ich fünf Portionen pro Woche (einmal pro Tag geht noch in Ordnung). Getrocknete und andere verarbeitete Früchte sollten wie verarbeitete Nahrung insgesamt behandelt werden, das heißt, sie sind nicht gut für Sie – verzichten Sie also darauf. Bei vielen getrockneten Früchten werden als Konservierungsmittel Sulfite verwendet, die bei manchen Menschen schwere allergische Reaktionen wie Ausschläge, Übelkeit, Durchfall, Atemnot oder auch einen tödlichen Schock auslösen können. Dosenfrüchte, selbst wenn sie im eigenen Saft liegen, haben einen höheren Zuckergehalt, als wenn man sie vom Baum oder vom Weinstock pflückt.

ESSEN SIE NICHT ZU VIEL VON DIESEM STÄRKEHALTIGEN GEMÜSE

Ich bin die Letzte, die Sie davon abhalten will, Gemüse zu essen, aber von folgenden Gemüsesorten sollten Sie nicht zu viel essen:

Eichelkürbis
Butternusskürbis
Erbsen
Kartoffel
Kochbanane
Mais
Topinambur

Hormon-Aufgabe: *Wenn es eine getrocknete Frucht gibt, die in Umlauf gebracht werden sollte, dann wäre es die Trockenpflaume. Als gute Quelle für lösliche und unlösliche Ballaststoffe ist die Trockenpflaume hervorragend für die Verdauung und hilft gleichzeitig auch bei der Regulierung des Blutzuckers. Achten Sie jedoch auf die Portionen – jede einzelne Trockenpflaume hat 25 Kalorien.*

ESSEN UND TRINKEN ZWEITER WAHL 3:
WANN SOJA SCHÄDLICH WIRD

Jahrelang erklärte man uns, wie gut Soja ist – dieses magere Protein half angeblich bei der Senkung des Cholesterinspiegels, schützte die Knochen, verbesserte die Blutzirkulation, reduzierte das Entzündungsrisiko und auch das Krebs- und Diabetesrisiko. Es klang, als könnte Soja die Welt vor dem Untergang retten.

Wie sah die unvermeidbare Reaktion der Lebensmittelindustrie aus? Wenn eine Sache gut (und billig!) ist, dann ist viel, viel mehr davon noch besser. Nahezu über Nacht schien jedes industriell verarbeitete Nahrungsmittel Soja zu enthalten, oder zumindest Isoflavone, das Flavonoid in Soja, das bei der Identifizierung seiner gesundheitsfördernden Wirkung eine Hauptrolle spielte. Frauen in der Prämenopause wurde versprochen, dass sie sich mit Soja-Ergänzungsmitteln von Hitzewallungen befreien könnten; Herzpatienten vernaschten riesige Tüten Sojanüsse.

Doch es gibt ein Problem, von dem leider lange niemand sprach: Isoflavone sind Umwelthormone, die Östrogen imitieren. Wenn wir Isoflavone aus natürlichen Quellen bekommen, geht das in Ordnung – der Körper weiß, was er mit 38 Milligramm Isoflavonen in ca. 150 Gramm Tofu anfangen soll. Aber er ist sich ganz sicher nicht im Klaren darüber, was er mit 160 Milligramm konzentrierter Isoflavone in einem Sojariegel anfangen soll!

Zunächst wurden Isoflavone als Schutzschild gegen Brustkrebs gefeiert, doch die zwischenzeitlich vermehrt durchgeführten Studien legen nahe, dass Isoflavone gefährlich für Frauen sein könnten, die sich in der Phase nach der Menopause befinden oder ein Brustkrebsrisiko haben. Die östrogenähnliche Aktivität der Isoflavone regt bei diesen Risikogruppen abnormales Zellwachstum an. Wenn Sie bedenken, in wie vielen verarbeiteten Produkten Soja verwendet wird, und wenn Sie die steigende Zahl von Umweltöstrogenen dazurechnen, dann sehen Sie, dass Extra-Östrogen-Ergänzungsmittel so ziemlich das Letzte sind, was wir brauchen!

Darüber hinaus werden für viele Produkte genmanipulierte Sojabohnen verwendet. Angesichts der Tatsache, dass der Anbau genmanipulierter Pflanzen im Verdacht steht, die Bio-Diversität und die langfristige Gesund-

heit des Ackerbodens zu gefährden, und wir nichts über die langfristigen
Auswirkungen der Pflanzen auf die Gesundheit wissen, würde ich sagen,
wir sollten uns von ihnen einfach fernhalten.

Wohlgemerkt: Eine kleine Menge nicht genmanipuliertes Soja ist eine
gute Sache! Es versorgt uns mit Proteinen, Omega-3-Fettsäuren, Eisen,
Magnesium und verschiedenen krebsbekämpfenden Substanzen wie Sa-
poninen und Phytosterinen. Die phytoöstrogene Aktivität kann auch
Schutz bieten, vor allem für junge Frauen. Doch angesichts der Probleme, die Soja bei Menschen mit Schilddrüsenproblemen hervorrufen kann
(Soja ist ein bekanntes Goitrogen, kann also zu Kropfbildung führen),
oder auch bei denjenigen mit Brustkrebsrisiko, empfehle ich, dass Sie Ihren Sojakonsum auf Vollwertkost beschränken, die eine natürliche Iso-
flavonkonzentration aufweist, und dass Sie nur zwei Portionen Soja pro
Woche essen.

Hormon-Aufgabe: *Ich bin immer für ein paar Stücke Tofu oder Tempeh
aus der Pfanne zu haben, auch Misosuppe ist akzeptabel – diese natürlicheren Speisen mit fermentiertem Soja gab es schon immer. Sie sind möglicherweise Teil der Erklärung dafür, warum bei japanischen Frauen seltener
Brustkrebs auftritt. Aber meiden Sie industriell verarbeitete Produkte mit
isolierten Sojaproteinen und/oder hoher Konzentration an Isoflavonen, wie
Sojanüsse, mit Soja angereicherte Riegel oder Getränke, Sojamehl, Sojakä-
se, Sojamilch und Fleischersatz.*

*Eltern sollten sich wirklich gut informieren, bevor sie ihren Kindern
Soja-Ersatzmilch oder andere Lebensmittel aus Soja geben. Die winzigen
Körperchen können dabei eine derart konzentrierte Östrogendosis erhalten,
dass einigen Kindern Brüste wachsen!*

*Wichtig: Völlig tabu ist Soja in **jeder** Form für Babys bis einschließlich
zwölf Monaten. Soja-Ersatzmilch kann das Immunsystem der Babys schädigen und wurde aufgrund mehrerer Studien mit einem 90 Prozent höheren
Risiko für Allergien und Asthma im späteren Leben in Verbindung gebracht.
Hüten Sie sich davor.*

ESSEN UND TRINKEN ZWEITER WAHL 4: ÜBERMÄSSIGER ALKOHOLGENUSS

Sie haben sicherlich schon viel Gutes über Wein gehört. »Er verlängert das Leben! Er bekämpft Diabetes und Herzerkrankungen! Er verhindert Demenz!« Das alles wird auf die Wunderwirkung des Resveratrol zurückgeführt, eines sekundären Pflanzenstoffs, der Viren und Entzündungen bekämpft. Aber Resveratrol hat noch eine andere, weniger positive Seite: Es ist auch ein Phytoöstrogen, also ein pflanzliches Östrogen.

WENN SCHON WEIN, DANN BITTE BIOLOGISCH

Biologische Weine werden ohne Pestizide und Konservierungsmittel wie Sulfite hergestellt. Einer von 20 Menschen ist allergisch gegen Sulfite, und Menschen mit Asthma reagieren ausgesprochen sensibel darauf. Viele schwören darauf, dass die Sulfite hinter dem Kater nach dem Genuss von billigem Wein stecken.

Alle Weine beinhalten Sulfite, aber zugesetzte Sulfite können die natürliche Menge um das Zehn- bis Zwanzigfache übersteigen. Rotweine benötigen sie gar nicht; Rosé und Weißwein haben mehr; süße Weine die meisten. Überprüfen Sie den Sulfitgehalt auf der Zutatenliste bzw. auf dem Etikett. Wenn Sie erst einmal begonnen haben, Weine ohne Sulfite zu trinken, werden Sie keinen anderen mehr trinken wollen – man schmeckt den Unterschied sofort.

Damit nicht genug: Alkohol schüttet Östrogen ins Blut aus, fördert die Fettspeicherung und vermindert das Muskelwachstum. Sobald Sie einen Drink zu sich nehmen, verschlingt der Körper alle Glycogene in der Leber, macht Sie hungrig und reduziert Ihre Hemmungen beim Essen. Sie verbrennen außerdem viel weniger Fett als normalerweise, und das, was sie verbrennen, langsamer – die Zeitschrift *Prevention* schätzt, dass schon zwei Drinks genügen, um die Fettverbrennung um 73 Prozent zu reduzieren.

Auch das Argument, die phytoöstrogenen Eigenschaften von Resveratrol schützten gegen Krebs, überzeugt mich nicht. Denn dafür erhöht Alkohol unter anderem das Risiko für Brust- und Darmkrebs. Eine Studie kam zu dem Ergebnis, dass Alkohol an der Entwicklung der häufigsten Typen von Brustkrebstumoren beteiligt ist, und zwar ausgerechnet an denen, die Östrogenrezeptor-positiv und Progesteronrezeptor-positiv sind. Die Analyse der Daten von über 184.000 Frauen führte die Forschung zur Schlussfolgerung, dass ein oder zwei alkoholische Getränke am Tag das Risiko für einen dieser Tumortypen um 32 Prozent erhöhen; drei oder mehr Getränke steigern das Risiko bereits um 51 Prozent.

Auf der anderen Seite, und besonders bei Männern, sind positive Auswirkungen von Rotwein nicht zu leugnen: Er schützt das Herz, reduziert Entzündungen, bekämpft Viren und könnte bei Diabetes sogar blutzuckersenkend wirken. Forscher der UC San Diego School of Medicine fanden heraus, dass ein Glas Wein das Risiko auf nichtalkoholische Fettleber um 40 Prozent reduziert; diese Krankheit wird mit Insulinresistenz und Herzkrankheiten in Verbindung gebracht. Fazit ist, dass bei einem Glas Wein, vor allem Rotwein, pro Tag die positiven Wirkungen überwiegen. Beschränken Sie aber im Allgemeinen Ihren Alkoholkonsum auf ein Minimum.

Hormon-Aufgabe: *Wenn Sie Alkohol trinken wollen, dann trinken Sie Wein (siehe Kasten »Wenn schon Wein, dann bitte biologisch«). Frauen, die gelegentlich Wein trinken, erhöhen das Brustkrebsrisiko nur um 7 Prozent, was jedoch möglicherweise durch die positiven Effekte des Weins ausgeglichen wird, sofern nicht andere individuelle Risikofaktoren vorliegen. Bitten Sie Ihren Arzt, Ihnen bei der Einschätzung des Bruskrebsrisikos behilflich zu sein.*

ESSEN UND TRINKEN ZWEITER WAHL 5: VOLLFETTE MILCHPRODUKTE UND FETTES FLEISCH

Im Gegensatz zu früher werden Fette heute nicht mehr verteufelt. Wir wissen, dass manche Fette sehr gesund sind für uns, etwa Omega-3-Fettsäuren, die zum Beispiel in Leinsamen und Lachs zu finden sind. Auch konjugierte Linolsäure (CLA) in Fleisch und in der Milch von biologisch gehaltenen, grasgefütterten Kühen gelten als günstig. Doch das heißt eben nicht, dass alle »vollen« Fette und Milchprodukte gut sind. Gesättigte Fette sind sicherlich nicht zuträglich, wenn wir das Herzinfarktrisiko senken wollen. Und obwohl einige hartgesottene Anhänger der Atkins-Diät argumentieren, dass gesättigte Fette beim Abnehmen helfen, ist es noch ein weiter Weg, bis die Wissenschaft das zweifelsfrei nachweisen kann. Freunde und Feinde des Fetts bringen teils widersprüchliche, aber teils auch gute Argumente vor; die größte Gefahr bei vollfettem Fleisch und vollfetten Milchprodukten ist jedoch ihre ungeheure hormonaktive Wirkungsweise aufgrund des Mülls, den sie dank der Nahrungsmittelindustrie ebenfalls enthalten.

Vor allem wenn wir Fleischprodukte essen, nehmen wir oft auch Dioxine in unseren Körper auf, denn die Tiere absorbieren die industriellen Schadstoffe der Verbrennungsanlagen. Alle Pestizide, Hormone und andere Chemikalien, die in der industriellen Landwirtschaft eingesetzt werden – entweder damit die Tiere mehr Fleisch ansetzen, um die Milchproduktion zu intensivieren, oder um Schädlinge und Pilze auf Getreide zu bekämpfen –, finden ihren Weg in nicht-biologisches Fleisch und Milchprodukte. Und dort bleiben sie. Viele Chemikalien, die in der Landwirtschaft eingesetzt werden, »bioakkumulieren«, das heißt sie sammeln sich im Fettgewebe der Tiere an. Wenn wir Fleisch essen, wandern all diese Toxine in unser Fettgewebe und bleiben dort für Jahrzehnte. *Consumer Reports* zitiert die Einschätzung der amerikanischen Umweltschutzbehörde, dass wir zehnmal häufiger durch Dioxine verursachten Krebs entwickeln – die Chance steht etwa eins zu hundert –, wenn wir fettreiche Nahrung essen, und zwar wegen der hohen Konzentration von Toxinen in Fleisch und Milchprodukten.

Traurig ist, dass sogar in biologisch erzeugtem Fleisch Spuren von Pestiziden und Chemikalien nachzuweisen sind. Das Resultat: Unser Körper ähnelt einer gigantischen giftigen Mülldeponie, da er jeden Dreck aus der Nahrungskette aufnimmt – und speichert. Doch bevor wir nun depressiv werden, lassen Sie mich zu den Grundlagen der Gewichtskontrolle zurückkehren. Der Hauptgrund, warum wir keine vollfetten Milchprodukte und kein fettes Fleisch essen sollten, wenn wir abnehmen wollen, ist: Gramm für Gramm haben sie weit mehr Kalorien als ihre fettärmere Variante.

Hormon-Aufgabe: *Bei Fleisch und Milchprodukten sollten Sie immer Bio-Produkte wählen. Greifen Sie zu Fleisch mit möglichst niedrigem Fettgehalt (Stücke aus dem Lendenbereich oder der Oberschale, etwa Roastbeef oder das Schwanzstück), trennen Sie alle sichtbaren Fetteile ab. Bei Milchprodukten wählen Sie entrahmte Milch (Magermilch) oder fettarme Milch mit um die 1,5 Prozent Fettanteil.*

WIE SIE LEBENSMITTEL ZUBEREITEN, UM GIFTE ZU ELIMINIEREN

Welche Fleischarten Ihnen besser gar nicht erst auf den Tisch kommen sollten, haben wir also besprochen. Die Aussortierung von bestimmten Fleisch-
produkten ist aber nur ein Teil Ihrer Arbeit – Sie sollten alles, was Sie essen
wollen, darüber hinaus auch so zubereiten, dass keine Umwelthormone in Ihr
Essen kommen.

Nachfolgend finden Sie 18 Tipps, wie Sie das erfolgreich erreichen:

1. Entfernen Sie sichtbare Fettteile und die Haut von Hühnern, Fleisch oder Fisch.
2. Essen Sie keine nicht-biologischen vollfetten Tierprodukte; bei Milchpro-
    dukten wählen Sie entrahmte Milch (Magermilch) oder fettarme Milch mit
    1,5 Prozent Fettanteil, wann immer möglich.
3. Schälen Sie Gemüse und Obst, um Pestizidrückstände zu entfernen.
4. Entfernen Sie die äußerste Schicht bei Kohl oder Blattsalat.
5. Schneiden Sie bei Obst, beispielsweise Äpfeln und Birnen, den Teil in Stiel-
    nähe ab, um in den Stielbereich eingedrungene Pestizide zu vermeiden.
6. Waschen Sie Behälter aus Kunststoff immer per Hand ab, niemals in der
    Geschirrspülmaschine. Wenn die Behälter Sprünge bekommen oder ein-
    trüben, geben Sie sie zum Recycling und ersetzen Sie Kaputtes mit Behäl-
    tern aus Glas oder rostfreiem Stahl.
7. Fleisch sollten Sie grillen oder im Backofen zubereiten, braten Sie es nicht
    in der Pfanne.
8. Meiden Sie zerkleinerte und gemischte Fleischprodukte wie Hotdog, Mor-
    tadella und Würstchen – hier sollten Sie auch die biologische Version stark
    reduzieren, da sich fast immer zumindest kleine Mengen von Pestizid-
    rückständen in den Organen der Tiere befinden.
9. Waschen Sie Obst und Gemüse immer gründlich mit Wasser.
10. Bewahren Sie Fleisch nicht in Plastikbehältern auf. Entsorgen Sie sie und
    ersetzen sie durch Glasbehälter.
11. Verzichten Sie nach Möglichkeit auf Produkte aus Dosen, und essen Sie
    stattdessen frische Produkte der Saison.
12. Kaufen Sie Brühe, Saft, Milch und andere Flüssigprodukte in Pappebehäl-
    tern, anstatt in Dosen.
13. Benutzen Sie möglichst keine Plastikfolien.

14. Geben Sie niemals Nahrung mit Plastikfolien oder anderen Plastikbehältern in den Mikrowellenherd; wenn Sie einen Teller bedecken wollen, verwenden Sie chlorfreies Küchenpapier oder einen umgedrehten Teller.
15. Kaufen Sie kein Gemüse und keinen Reis im Kochbeutel oder für die Zubereitung in der Mikrowelle.
16. Wenn Sie grillen, verwenden Sie magere Fleisch- oder Fischstücke, damit sich das abrinnende Fett nicht entflammt. Diese verkohlten Teilchen speichern krebserregende Substanzen, die sogenannten heterozyklischen aromatischen Amine oder polyzyklischen aromatischen Kohlenwasserstoffe, im Fleisch.
17. Entfernen Sie den beim Grillen von Fleisch, Fisch oder Huhn austretenden Fleischsaft.
18. Kaufen Sie Gemüse, Obst, Fleisch und Milchprodukte so oft es geht von Bio-Anbietern auf Ihrem lokalen Wochenmarkt.

ESSEN UND TRINKEN ZWEITER WAHL 6: NAHRUNG AUS DER DOSE

Fast 20 Prozent unserer Nahrung essen wir aus der Konservendose. Es ist fast, als würden wir im Atombunker leben.

Ich bin Realistin. Ich weiß, dass es manchmal einfacher für Sie ist, eine Dose aufzumachen. Ich kann das verstehen. Aber ich will trotzdem, dass Sie vom Dosenessen wegkommen und auf dem lokalen Wochenmarkt einkaufen. Denn es ist ganz und gar nicht dasselbe.

Zunächst bekommen Sie nicht annähernd die Nährwerte, die der Menge der konsumierten Kalorien entsprechen würde. Viele Gemüse verlieren bis zu 90 Prozent ihrer ursprünglichen Nährwerte bei der Verpackung in die Dose. Des Weiteren enthält Dosengemüse normalerweise viel Natrium – manche Dosensuppen haben bis zu 2.000 Milligramm!

Am schlimmsten aber ist, dass Konservendosen Beschichtungen haben, die Bisphenol-A (BPA) enthalten. Wie Sie in Kapitel 3 sehen konnten, wird BPA mit Insulinresistenz in Zusammenhang gebracht, mit Frühpubertät, Prostatakrebs und einer Menge anderer Leiden, die durch hormonelle Störungen hervorgerufen werden.

Hormon-Aufgabe: *Das ist nur einer von unzähligen Gründen, sich von industriell verarbeiteten Lebensmitteln fernzuhalten. Wenn Sie unbedingt aus der Dose essen wollen, dann wählen Sie eine biologische, salzarme Lösung. Versuchen Sie, sich so wenig wie möglich BPA auszusetzen.*

ESSEN UND TRINKEN ZWEITER WAHL 7:
KOFFEIN

Das Koffein ist meine Achillesferse – und ich glaube, da bin ich nicht allein. Mit 162 Litern Konsum pro Kopf und Jahr ist und bleibt Kaffee auch in Deutschland bei Menschen zwischen 18 und 64 Jahren *der* Favorit. Wenn auch Sie gern und oft zur Kaffeetasse greifen, tun Sie es vielleicht nicht nur, weil Sie ihn mögen. Vielleicht trinken Sie auch Kaffee, um Energie zu tanken, oder weil Sie gehört haben, Koffein helfe beim Training und bei der Fettverbrennung. Aber halt, trinken Sie Ihren Kaffee noch nicht!

Es stimmt zwar, dass reines Koffein in mäßiger Dosierung (200 bis 400 Milligramm pro Tag) den Stoffwechsel bis zu sechs Prozent steigern kann, die kognitiven Funktionen verbessert und sogar Insulinresistenz bekämpft.

Also, wo ist dabei der Haken? Nicht-biologischer Kaffee (oder Energydrinks und Diät-Cola) hat keinerlei positive Auswirkung auf die Fettverbrennung. Studien zur Wirkung von Koffein werden mit reinem, isoliertem Koffein als Zusatz durchgeführt, vermischt mit speziellen anderen Substanzen, unter streng kontrollierten Laborbedingungen. Das gilt nicht für Koffein gemischt mit Excitotoxinen, Zucker, Milchtrockenteilen oder was immer sonst in Ihrer Tasse oder Kanne schwimmt.

Noch schlimmer ist, dass übermäßig genossener Kaffee Ihren Stoffwechsel und Ihr Hormongleichgewicht stört. Koffein regt Ihr zentrales Nervensystem an, was Ihr Hormonsystem glauben lässt, dass Sie bedroht sind. Der Kampf-oder-Flucht-Mechanismus wird aktiviert, während Sie einfach Ihre E-Mails durchgehen. Ihre Nebennieren schütten Adrenalin und Noradrenalin aus. Diese zwei Stresshormone setzen eine Reihe von hormonellen Aktivitäten in Gang, die uns dick machen: Die Leber setzt Blutzucker frei, um schnelle Energie zu erhalten, die Bauchspeicheldrüse liefert Insulin, um dem Zucker zu begegnen, der Blutzuckerspiegel sinkt aufgrund des Insulins. Die Blutgefäße verengen sich, was uns das Gefühl gibt, dass unser Blutzucker weiter sinkt, daher suchen wir wieder den Getränkeautomaten auf. Haben Sie jemals festgestellt, dass Sie irgendwann zwischen dem ersten und dem zweiten Kaffee Lust auf etwas Süßes haben? Das ist Ihr Körper, der auf das plöztliche Gefühl des Blutzuckermangels reagiert.

Die Säuren in einer Tasse Kaffee heben Ihren Cortisolspiegel für etwa 14 Stunden. Wenn Sie nun den ganzen Tag lang Koffeingetränke konsumieren, wird die Stressreaktion wieder und wieder hervorgerufen – die kurzfristige Energie verpufft, Sie greifen zur nächsten Tasse, wiederholen den Hormonzyklus und machen sich im Wesentlichen zum Kaffee-Abhängigen.

Koffeinmissbrauch überreizt das Adrenalin und nutzt es ab; er ruft auch die Reaktionen hervor, die wir ansonsten bei langfristigem Stress haben: Die Sauerstoffzufuhr zum Hirn wird gedrosselt, das Immunsystem unterdrückt, das überschüssige Cortisol regt den Appetit an und erleichtert die Ablagerung von Bauchfett. Und schließlich rufen die ständigen Insulinspitzen letztlich Insulinresistenz hervor.

Was die Sache schlimmer macht, ist die Tatsache, dass das Koffein, das Sie während des Tages konsumiert haben, Sie davon abhält, genügend Schlaf zu bekommen, wenn es an der Zeit ist, sich zu regenerieren – und wie Sie wissen, fördert Schlafmangel eine Insulinresistenz.

Die Phosphorsäure in Cola und Kaffee stört die Aufnahme von Calcium. Das ist schlecht für die Knochen. Dieser Calciummangel – wie auch das Koffein selbst – kann aber auch die Symptome des prämenstruellen Syndroms um einiges verstärken, inklusive stärkerer Druckempflindlichkeit der Brüste, Reizbarkeit und Nervosität.

Die National Academy of Sciences veröffentlichte einen Bericht, in dem es heißt, dass Koffeingetränke unserer täglichen Wassermenge zugerechnet werden können. Das ist Unsinn, wenn Sie mich fragen. Koffein ist ein harntreibendes Mittel, das dem Körper gerade in dem Moment, in dem er Toxine ausspülen will, wertvolles Wasser entzieht. Wenn wir dehydriert sind, sinkt das Blutvolumen, was auch die Sauerstoffmenge reduziert, die zu unseren Muskeln gelangt, was diese wiederum weniger effektiv bei der Fettverbrennung macht. Ohne weitere Diskussion: Trinken Sie Wasser.

Hormon-Aufgabe: *Nutzen Sie die Gelegenheit und steigen Sie auf grünen Tee um. Sie bekommen weiterhin Ihren Koffeinstoß, aber grüner Tee fördert erwiesenermaßen die Fettoxidation im Ruhezustand, und es wird angenommen, dass er Übergewicht und Insulinempfindlichkeit reduziert. Grüner Tee reduziert darüber hinaus das Risiko von Brust- und Prostatakrebs. Aber, liebe Männer, Vorsicht ist geboten: Die Wirkung des grünen Tees ist teilweise darauf zurückzuführen, dass er die Zahl der zirkulierenden Sexualhormone senkt. Mit anderen Worten, er hilft zwar, die gefährlichen Östrogenkonzentrationen zu senken, er senkt aber auch die Testosterone – trinken Sie also nur wenig. Genehmigen Sie sich nicht mehr als eine Tasse Grüntee pro Tag.*

Und ob Sie nun Frau oder Mann sind: Beschränken Sie sich auf eine oder zwei Tassen Koffein pro Tag, und trinken Sie ein Glas Wasser extra für jedes Koffeingetränk. Ich möchte, dass Sie beide Tassen zu Mittag getrunken haben. Das Koffein sollte aus dem System entfernt sein, wenn die Nacht beginnt.

UND JETZT EINE GUTE NACHRICHT

Sie haben in diesem Kapitel einen ersten wichtigen Schritt getan, um Lebensmittel und andere Produkte zu eliminieren, die einer normalen Hormonfunktion im Weg stehen. Im kommenden Kapitel werden wir darüber sprechen, wie Sie diejenigen Nahrungsmittel auswählen, die Ihren Hormonhaushalt optimieren und Ihren Stoffwechsel dazu bringen, besser zu arbeiten und mehr zu verbrennen, als er das bisher getan hat.

In Kapitel 6 werden Sie außerdem die köstlichen Gerichte kennenlernen, die wir dem Speiseplan hinzufügen werden. Übrigens: Auf meiner Website können Sie tonnenweise Rezepte und individuelle Speisepläne abrufen, die diese großartigen Lebensmittel beinhalten. Wie ich schon zuvor sagte, ich will, dass Sie essen – aber nur das, was Ihnen ausschließlich guttut!

Kapitel 6

SCHRITT 2 – REGENERIEREN

———————— ● ————————

ENTDECKEN SIE DIE NÄHRSTOFFE, DIE IHRE FETT-
VERBRENNENDEN HORMONE STÄRKEN

Nachdem wir nun die Antinährstoffe entfernt haben, die unsere Hormone zur Fettspeicherung veranlassen, können wir uns auf die guten Lebensmittel konzentrieren. Das sind die, die unsere fettverbrennenden Hormone aktivieren und die wir wieder in unseren täglichen Speiseplan aufnehmen sollten. Das Schwergewicht in Schritt 2 liegt auf zehn Power-Nährstoffgruppen, die unseren Stoffwechsel reparieren und unser Hormongleichgewicht wiederherstellen. Sie werden lernen, vollwertige, natürliche, wirkliche Lebensmittel zu essen, die Ihnen helfen werden, das Muskelgewebe aufzubauen und die Zellen zu reparieren. Sie werden auch viel über bestimmte Speisen und Essgewohnheiten erfahren, die Ihre Drüsen und Ihre Zellproduktion stützen und die bestimmte Hormone aktivieren, die Sie brauchen, und diejenigen ausschalten, die Ihre Bemühungen abzunehmen boykottieren.

Vor allem aber will ich einen nachhaltigen, langfristigen Speiseplan schaffen. Sie werden nicht mehr ein Fertiggericht in die Mikrowelle stellen und behaupten können, dass das eine Mahlzeit sei, aber ich will es Ihnen so einfach wie möglich machen, die Diät einzuhalten. Sie müssen vielleicht etwas mehr dafür tun, aber der Nutzen ist nicht zu überbieten.

DIE POWER-LEBENSMITTEL VON *SCHLANK & SATT* MIT DER KRAFT DER HORMONE

Sie wissen, wie gern ich über die Macht der freien Entscheidung spreche. Was würden Sie sagen, wenn ich Ihnen erkläre, dass Sie die Macht besitzen, das Risiko von Erkrankungen, die mit Fettleibigkeit zusammenhängen, wie etwa Herzerkrankungen, Diabetes und Schlaganfall, um 50 Prozent zu reduzieren? Aber ja: Diese Entscheidung über Leben und Tod treffen Sie, wenn Sie wählen, welche Nahrung Sie Ihrem Körper zuführen!

DIE MASTER 10

1. Hülsenfrüchte
2. Lauch
3. Beeren
4. Fleisch und Eier
5. Bunte Früchte und Gemüse
6. Kreuzblütler
7. Dunkelgrünes Blattgemüse
8. Nüsse und Kerne
9. Bio-Milchprodukte
10. Vollkornkost

Wissen Sie, dass nichts in unseren Genen den Zeitpunkt des Todes vorprogrammiert? Es gibt Gen-Codes, die steuern, wie wir wachsen, wie wir atmen und wie wir schlafen, ABER NICHTS, das uns zum Sterben zwingt. Warum sterben wir dann? Weil wir unseren Körper buchstäblich von innen mit schlechter Ernährung und falschem Lebensstil verrosten und verrotten lassen.

Gott/die Natur, oder wie immer Sie es nennen wollen, hat uns mit allem ausgestattet, was notwendig ist, um uns selbst zu heilen. Hippokrates meinte: »Lasst eure Nahrungsmittel eure Heilmittel sein« – er hatte recht! Manche Nahrungsmittel heilen ohne die geringsten Nebenwirkungen, sind zu 100 Prozent natürlich und auf jedem Wochenmarkt zu haben. Ich nenne sie Power-Nährstoff-Lebensmittel. Power-Nährstoffe können Qualität und Dauer Ihres Lebens dramatisch verbessern. Es ist wissenschaftlich erwiesen, dass

Lebensmittel mit vielen solcher Power-Nährstoffe Krankheiten vorbeugen und in manchen Fällen auch heilen können. Sie stabilisieren darüber hinaus unsere Hormone und starten unseren Stoffwechsel von Neuem – eine Nebenwirkung, die Drogen niemals haben.

Nachfolgend stelle ich Ihnen zehn Power-Nährstoff-Lebensmittelgruppen vor, die Ihre Mahlzeiten so oft wie möglich enthalten sollten – und das meine ich genau so! Sehen wir uns an, was jede der Lebensmittelgruppen für Ihren Körper leistet und wie sie hilft, den Stoffwechsel wieder anzuregen. Wenn Sie über die Power-Nährstoffe lesen, werden Ihnen auch die Kästen »Lebensmittel, die Hormone aktivieren« begegnen, das sind Zusammenstellungen von Lebensmitteln, die bestimmte Hormone entweder reizen oder dämpfen. Alle Lebensmittel, die gut für Ihr Hormonsystem sind, finden Sie in den Nahrungsmittellisten, den Speiseplänen und den Rezepten. (Eine handliche Übersicht mit Power-Nährstoffspeisen finden Sie in »Die Master-Einkaufsliste«, auf Seite 296)

POWER-LEBENSMITTELGRUPPE 1: HÜLSENFRÜCHTE

Ja, Bohnen und andere Hülsenfrüchte (DIE BESTE WAHL: rote Bohnen) haben viele Kohlenhydrate – aber es sind die von der besten Sorte! Bohnen sind beispielsweise die reichhaltigste Quelle löslicher Fasern, die als Schlüssel zur Kontrolle des Blutzuckers dienen. Sie enthalten außerdem resistente Stärke RS1, die »resistent« gegen Verdauung im Dünndarm ist, bis sie in den Dickdarm gelangt. Dort fermentiert die resistente Stärke, baut die Darmflora wieder auf und bildet kurzkettige Fettsäuren, die systematisch Entzündungen, Krebs und »böse« Mikroben im Bauch (etwa Kolibaktieren und Pilze), bekämpfen. Resistente Stärke fördert auch die Senkung des Insulinspiegels, wahrscheinlich weil der Verdauungsprozess so lange dauert, was beim Reduzieren des Blutzuckers hilft. Forscher haben festgestellt: Das Hinzufügen von fünf Prozent resistenter Stärke zu einer Speise steigert die Fettverbrennung nach einer Mahlzeit – wobei 80 Prozent des Fetts aus dem Bauch- und Hüftbereich und nur 20 Prozent aus der Mahlzeit herangezogen werden! Wenn Sie resistente Stärke in der Form von Bohnen essen, fühlen Sie sich satter, speichern weniger Fett, senken den Cholesterin- und den Triglyceridwert und verbessern die Sensitivität des ganzen Körpers für Insulin.

Viele Bohnen enthalten Phytoöstrogene, aber im Gegensatz zu verarbeiteten Sojaprodukten, die mit Isoflavon angereichert sind, senken diese Phytoöstrogene den Östrogenspiegel. Bohnen enthalten außerdem viel Zink und Vitamin B, die beide das Testosteron steigern.

Hormon-Aufgabe: *Essen Sie täglich eine bis drei Portionen Hülsenfrüchte.*

- Getrocknete Bohnen sind besser als Bohnen in der Dose. Lassen Sie sie sechs bis acht Stunden oder über Nacht in Wasser bei Zimmertemperatur einweichen. Dann abgießen und in frischem Wasser kochen.
- Essen Sie ruhig Hülsenfrüchte aus der Dose, wenn Sie das dazu motiviert, mehr davon zu essen. Die zahlreichen gesundheitlichen Vorteile von Bohnen und Linsen gleichen die potenziellen Gefahren des Konservendosenmaterials auf jeden Fall aus.

POWER-LEBENSMITTELGRUPPE 2: DIE LAUCH-GRUPPE

Knoblauch (BESTE WAHL) und andere Lauchsorten – Zwiebeln, Lauch, Schnittlauch, Schalotten und Frühlingszwiebeln – leisten Großartiges bei der Entgiftung des Körpers. Sie bringen ihn zur Produktion von Glutathion, einem Antioxidans, das schädliche Sauerstoffradikale im Körper bekämpft. Der Leber hilft es, Rückstände von Medikamenten und anderen hormonwirksamen Chemikalien zu entfernen. Lauch ist besonders nützlich: Er enthält die Wirkstoffe von Knoblauch und Zwiebel (sowie Mangan, das den Blutzucker stabilisiert) und kombiniert sie mit Ballaststoffen. Also ideal für einen stabilen Insulinspiegel!

Anthocyane, eine bestimmte Form der Flavonoide, kommen in roten Zwiebeln vor. Diese natürlichen Farbstoffe bewirken Großartiges bei der Zerstörung von Sauerstoffradikalen. Aktuelle Studien legen außerdem nahe, dass Anthocyane möglicherweise auch gegen Übergewicht und Diabetes vorbeugen. Lauchgewächse helfen zudem bei der Senkung des Cholesterinspiegels insgesamt, erhöhen aber den Anteil des gesundheitlich günstigen HDL-Cholesterins im Blut.

LEBENSMITTEL, DIE HORMONE AKTIVIEREN: ÖSTROGEN UND PROGESTERON

Lebensmittel, die Einfluss auf unseren Östrogenspiegel haben, beinhalten Risiken. Nahrung, die einen hohen Anteil von Phytoöstrogenen hat, kann Frauen bei der Bewältigung unangenehmer Symptome der Perimenopause, wie etwa Hitzewallungen, helfen. Aber wenn die Menopause eingetreten ist oder wenn Gefahr von Brustkrebs oder Gebärmutterkrebs besteht, können diese Extra-Östrogene gefährlich sein. Dasselbe gilt für Männer – eine bestimmte Menge Phytoöstrogene schützt das Herz, doch zu viele unterdrücken das Testosteron und erhöhen das Risiko von Prostatakrebs. Doch es gibt auch Substanzen und Lebensmittel, die das Östrogengleichgewicht verbessern können. Sehen Sie selbst:

Reduzierung des Östrogenspiegels	Warum	Quellen und Lösungen
Ballaststoffe	Östrogen wird normalerweise von der Leber aus dem Blutstrom entnommen; diese sendet es durch schmale Kanälchen, den Gallengang, in den Darmkanal. Dort saugen es Ballaststoffe gleich einem Schwamm auf und transportieren es aus dem Körper hinaus. Je mehr Ballaststoffe auf dem Speiseplan stehen, desto besser funktioniert dieses natürliche »Östrogen-Entsorgungs-System«.	Obst, Gemüse und Vollkorn, vor allem Sorten mit hohem Anteil an löslichen Ballaststoffen wie Äpfel, Gerste, Bohnen, Flohsamen, Linsen und Haferkleie.
Flavone	Können Nebennierenhormone wie Testosteron daran hindern, in Östrogen umgewandelt zu werden.	Zwiebel, grüner Tee, Äpfel sind die besten Quellen für Flavonol und Flavone.
Granatapfel	Eine Laborstudie zeigt, dass Granatapfelsaft, -extrakt und -öl die Östrogenaktivität bis zu 80 % blockieren und verschiedene Brustkrebszellen an der Ausbreitung hindern kann. Eine andere Studie fand einen ähnlichen Effekt bei Prostatakrebszellen.	Granatapfelsaft ist eine großartige Quelle. Geben Sie auch Granatapfelkerne in Salate und Nachspeisen.
Grüner Tee	Eine Studie ergab, dass grüner Tee den Wert des weniger gesunden Östrons senkt, während schwarzer Tee es hebt.	Grüner Tee in allen Formen – lose, im Beutel, als Eistee.
Indol-3-Carbinol	Dieses Antioxidans stimuliert entgiftende Enzyme und blockiert Östrogenrezeptoren auf Zellmembranen, was das Risiko von Brust- und Gebärmutterhalskrebs reduziert.	Kreuzblütler wie Brokkoli, Kohl, Grünkohl und Rosenkohl.

Erhöhung des Östrogen-spiegels	Warum	Quellen und Lösungen
Alkohol	Eine Studie ergab, dass Frauen nach der Meno-pause bei einem Drink pro Tag nach einem Monat einen um fast 7 % höheren Östronspiegel hatten. Bei zwei Drinks waren es bereits 22 %.	Trinken Sie maximal ein Glas pro Tag. Wenn Sie ein Krebsrisiko haben, lassen Sie es ganz bleiben.
Fett	Eine japanische Studie zeigte, dass bei schlanken Frauen Fett den Östrogenspiegel erhöhte. Transfette fördern viszerales Fett, das die Östron-produktion anregt.	Vermeiden Sie Chips, Cracker, Kekse oder Frittiertes, das mit teilweise gehärteten Fetten zuberei-tet wird – sie alle sind voll mit Transfetten.
Hopfen	Die Dolden der weiblichen Hopfenpflanzen werden zum Bierbrauen verwendet und enthalten ein Phytoöstrogen, das Hitzewallungen reduziert, wie sich gezeigt hat.	Bier enthält nur in großen Mengen genug Hopfen, um Wirkung zu entfalten. Aber Alkohol hebt den Östrogen-spiegel im Blut; bleiben Sie also bei einem Glas Bier.
Koffein	Eine Studie kam zu dem Schluss, dass zwei oder mehr Tassen Kaffee oder vier kleine Gläser Limonade pro Tag den Östronwert steigerten.	Beschränken Sie sich auf maximal zwei Tassen Kaf-fee – und streichen Sie die Limonade ganz von der Liste.
Leinsamen	Leinsamen ist die reichste Quelle für das Enzym Succinatdehydrogenase (SDG), das der Körper in Lignan umwandelt. Phytoöstrogene wie die in Lignanen können einen gesunden Östrogenspiegel stützen und die Zahl der zirkulierenden Östrogene senken, da sie mit Rezeptoren um einen Platz kämpfen. (Sprechen Sie mit Ihrem Arzt über Krebs-risiken.)	Mahlen Sie immer nur ein wenig Leinsamen, bewah-ren Sie ihn im Kühlschrank auf. Leinsamen ist auch eine gute Quelle für die Omega-3-Fettsäure ALA.

Soja	Soja enthält Phytoöstrogene, sog. Isoflavone. Diese Verbindung ahmt Östrogene nach, vermehrt sie also künstlich. Aber natürliche Sojaprodukte enthalten eine schwächere Form Östrogen, die die Rezeptoren der stärkeren Formen (wie Östron) blockiert, sie reduzieren also das zirkulierende Östrogen. Sie lagern sich auch nicht im Körper ab und werden schnell umgewandelt. Bei Männern und Frauen in der Prämenopause ohne andere Risikofaktoren können Phytoöstrogene helfen, das Risiko von Prostata-, Brust- und Gebärmutterhalskrebs zu verringern. Aber wenn sie bereits ein erhöhtes Risiko für diese Leiden haben, kann zusätzliches Östrogen es erhöhen. Deshalb ist Soja nur in Maßen zu empfehlen. (Sprechen Sie mit Ihrem Arzt über Ihr persönliches Krebsrisiko, da es mit überschüssigem Östrogen zusammenhängt.)	Fermentierte Sojaprodukte wie Tofu, Miso, Tempeh, Edamame. (Halten Sie sich fern von konzentrierten Isoflavonprodukten wie Sojamilch, Sojanuss oder Sojamehl.) Andere Quellen für Phytoöstrogene sind Fenchel, Anis und Sesamsamen.
Süßkartoffeln	Die Wirkung ist nicht geklärt, aber Süßkartoffeln scheinen den Stoffwechsel von Östrogen zu verringern, was zu erhöhter Konzentration führt. Eine Studie zeigte, dass zweimaliges Essen pro Tag einen Monat lang zu erhöhter Östronkonzentration führt.	Wenn Sie Auswirkungen auf den Hormonspiegel haben wollen, müssen Sie viel davon essen – zumindest zwei Kartoffeln pro Tag.
Wiesenklee	Enthält natürliche Phytoöstrogene sowie Calcium, Chromium und Magnesium, die bei der Verdauung helfen.	Am häufigsten ist es als Nahrungsergänzungsmittel zu finden, aber Sie können die Wirkstoffe auch in Bohnensprossen finden.

- Beim Zerdrücken, Hacken oder Kauen von Knoblauch wird das Enzym Alliinase freigesetzt, das die meisten seiner positiven Wirkungen verursacht. Schneiden Sie zumindest das Wurzelende ab, bevor Sie ihn braten – so können sich die Enzyme besser entfalten.
- Bevor Sie mit zerhacktem oder zerdrücktem Knoblauch kochen, lassen Sie ihn 10 Minuten stehen, damit die Enzyme alle nützlichen Verbindungen aktivieren können.

- Gehackten Knoblauch sollten Sie roh essen – Alliinase kann durch Hitze ausgeschaltet werden. Schneiden Sie für Ihr Sandwich oder Ihren Burger rote Zwiebeln in Scheiben; schneiden Sie Frühlingszwiebeln in Ihren Salat oder Knoblauch in das Dressing.
- Kombinieren Sie Knoblauch mit Olivenöl, das setzt günstige schwefelhaltige Stoffe frei. Braten Sie den weißen Teil des Lauchs kurz mit Knoblauch im Fett an, um eine doppelte Portion Lauch-Power zu erhalten.
- Gegen den Knoblauchgeruch (er kann bis zu achtzehn Stunden anhalten) kauen Sie Petersiliensprösslinge oder Minze nach dem Essen. Putzen Sie Ihre Zähne und benutzen Sie Zahnseide, verwenden Sie regelmäßig Zungenschaber und/oder Mundwasser.

Hormon-Aufgabe: *Essen Sie zumindest 1 Portion aus der Lauch-Gruppe pro Tag.*

POWER-LEBENSMITTELGRUPPE 3: BEEREN

Beeren enthalten große Mengen an Polyphenolen, also den sekundären Pflanzenstoffen, die auch Wein und Schokolade einen Großteil ihres gesundheitlichen Nutzens verleihen. Aber anders als Wein und Schokolade machen Beeren nicht dick und enthalten keinen Alkohol. Ihre schönen Farben verdanken die Beeren den Anthocyanen, die unsere fettverbrennenden Gene auf den richtigen Weg bringen können. Ein japanischer Forscher fand heraus, dass Anthocyane die einzelnen Fettzellen daran hindern zu wachsen und sie dazu bringen, Adiponektin abzusondern. Dieses Hormon hemmt Entzündungen, senkt den Blutzucker und kann eine Leptin- oder Insulinresistenz rückgängig machen.

LEBENSMITTEL, DIE HORMONE AKTIVIEREN: TESTOSTERON

Bei der Diät von *Schlank & satt mit der Kraft der Hormone* wollen wir die Testosteronkonzentration steigern, sofern kein polyzystisches Ovarialsyndrom (PCOS) vorliegt, und zwar bei Männern und Frauen. Testosteron schützt auch unsere Knochen und unser Gehirn – alles sehr willkommene Eigenschaften. Wenn wir die Vorteile nutzen, die uns die Nahrung auf vielfältige Weise bereitstellt, um den Testosteronspiegel zu heben, kommen wir nicht in Versuchung, Ergänzungsmittel zu nehmen.

Erhöhung des Testosteronspiegels	Warum	Quellen und Lösungen
Alkohol-Abstinenz	Ein Studie kam zu dem Ergebnis, dass Alkohol die Testosteronkonzentration bei Männern senkt.	Alkoholiker, die das Trinken aufgaben, stellten fest, dass der Testosteronspiegel nach sechs Wochen Nüchernheit ansteigt. Ein Grund mehr, um bei einem Glas pro Tag zu bleiben.
Eiweißreiche Kost	Eine Studie an älteren Männern zeigte, dass eiweißarme Kost den Spiegel des sexual-bindenden Globulin (SHBG) erhöht. Da SHBG sich mit anderen Hormonen verbindet und sie damit für uns aus dem Verkehr zieht, bedeutet ein hoher SHBG-Spiegel eine Abnahme des verfügbaren Testosterons.	Halten Sie sich an den Anteil von 30 % Proteinen in dieser Diät. (Siehe Kapitel 7.)
Fetthaltige Kost	Fettarme Kost schwächt den Testosteronanstieg nach dem Training ab. (Vergessen Sie nicht, dass Testosteron aus Cholesterin gebildet wird, einer Form von Fett.)	Stellen Sie sicher, dass der Snack nach Ihrem Training eine ausgewogene Mischung von Fetten und Proteinen enthält.
Wenig Lakritze	Lakritze blockt Enzyme ab, die für die Entstehung von Testosteron zuständig sind (obwohl Studien herausfanden, dass die reduzierende Wirkung begrenzt ist).	Wenn Sie gelegentlich ein Stück Lakritze kauen, wird das Ihre Sexualkraft nicht beeinträchtigen, aber machen Sie es sich nicht zur Gewohnheit.
Weniger Phytoöstrogen, speziell Lignan	Die Wirkung ist gering, aber bei Männern nachweisbar. Einer Studie zufolge erhöhen Lignane dagegen bei Frauen das Testosteron.	Leinsamenöl hat einen hohen Anteil Lignan. Für Männer sind Oliven- und Rapsöl günstiger.

Erhöhung des Testosteronspiegels	Warum	Quellen und Lösungen
Allicin	Tierversuche wiesen nach, dass Knoblauch kombiniert mit Protein-Kost den Testosteronspiegel anhebt.	Essen Sie Fleisch, Fisch; Eier und andere eiweißreiche Lebensmittel möglichst immer in Kombination mit Knoblauch oder Zwiebeln, um die optimale Wirkung auf den Testosteronspiegel zu erreichen.
Koffein	Forscher fanden heraus, dass eine hohe Dosis Koffein in Verbindung mit Training die Testosteronkonzentration steigern kann.	Eindeutige Daten bezüglich der Wirksamkeit von regelmäßigem Kaffeekonsum bzw. üblicher Koffeinmengen auf den Testosteronspiegel fehlen bisher. Bleiben Sie also bei ein bis zwei koffeinhaltigen Getränken pro Tag, und das bitte nur bis Mittag.
Niacin	Niacin (Nicotinsäure) erhöht HDL. Ein hoher HDL-Wert steht in Verbindung mit hohen Testosteronwerten.	Niacin ist in vielen Nahrungsmitteln zu finden, dazu gehören Milchprodukte, mageres Fleisch, Geflügel, Fisch, Nüsse und Eier.
Pflanzenfett	Es erhöht nachweislich Dihydrotestosteron, einen »Ableger« von Testosteron, der Körperhaare wachsen lässt.	Nehmen Sie nicht zu viel Sojabohnen-, Färberdistel- und Sonnenblumenöl; bevorzugen Sie Raps- und Olivenöl. Sie haben die bessere Zusammensetzung von Fettsäuren.
Vitamin B	Vitamin-B-Aufnahme steht in Verbindung mit einem höheren Testosteronspiegel.	Vitamin B findet sich reichlich in angereicherten Getreideprodukten, Vollkorngetreide, Bohnen, Linsen, Fleisch, Geflügel und Fisch.
Zink	Einer Studie zufolge reduziert der Entzug von Zink bei jungen Männern Testosteron um 75 %. Bei älteren Männern führt der Ausgleich eines Zinkmangels zur Verdoppelung des Testosteronwerts.	Sie finden Zink in vielen großartigen Lebensmitteln, etwa Austern, Rindfleisch, Schwein, dunklem Hühner- und Truthahnfleisch, Joghurt, Cheddar, Cashews, Mandeln, gebackenen Bohnen und Kichererbsen.

Eine andere Studie zeigt, dass Anthocyane den Blutzucker nach stärkehaltigen Speisen reduzieren können. Dadurch verhindern sie Insulinspitzen, die zu Diabetes führen können. Bestimmte Polyphenole, die in Himbeeren und Erdbeeren zu finden sind, blockieren die Enzymaktivität bei der Verdauung von Stärke und Fett, was ihre Absorption durch den Körper verringert. Zusammen mit den löslichen Ballaststoffen in Beeren haben wir also einen süßen Leckerbissen, der hart dafür arbeitet, dass Sie Gewicht verlieren und der Ihren Blutzuckerwert dort hält, wo Sie ihn haben wollen – niedrig.

Hormon-Aufgabe: *Nehmen Sie zumindest 1 Portion täglich ein (so viel Sie sich leisten können!)*

- Bio-Qualität ist ein Muss! Beeren aus herkömmlichem Anbau gehören zu den Früchten mit dem höchsten Pestizidanteil.
- Frisch oder gefroren ist am besten. Nahezu alle Anthocyane gehen verloren, wenn Sie Beeren in verarbeiteten Lebensmitteln zu sich nehmen.
- Halten Sie Ausschau nach Verpackungen ohne sichtbare Saftrückstände, die erkennen lassen, dass die Beeren ihre beste Zeit hinter sich haben. Sondern Sie weiche oder beschädigte Beeren aus und bewahren Sie den Rest im Kühlschrank in einer mit Küchenpapier ausgelegten Schüssel auf. Essen Sie sie innerhalb von 48 Stunden nach dem Kauf, wenn möglich.
- Wenn Beeren zur Erntezeit frisch auf dem Wochenmarkt zu haben sind, kaufen Sie eine ganze Kiste, waschen Sie sie zu Hause sanft und lassen Sie sie trocknen. Legen Sie die Beeren mit etwas Abstand voneinander auf einen Teller oder Backblech (je nach Größe Ihres Eisfachs oder Ihrer Gefriertruhe) und frieren Sie sie so einzeln ein. Geben Sie die Beeren dann in einen Gefrierbeutel, in dem Sie sie bis zu zwei Jahren aufbewahren können.

POWER-LEBENSMITTELGRUPPE 4: FLEISCH UND EIER

Schauderte Ihnen ein wenig, als ich davon sprach, dass Sie nur Lebensmittel essen sollten, die aus der Erde kommen oder eine Mutter hatten? Nun, jetzt sprechen wir über die Lebensmittel, die eine Mutter hatten. In meinem Speiseplan werden Sie Fleisch, Fisch und Eier essen. Es werden vor allem Sorten sein, die günstige Fette wie CLA und Omega-3-Fettsäuren liefern.

Fisch ist die optimale Quelle für Aminosäuren, die Sie zur Muskelbildung benötigen (DIE BESTE WAHL: Alaska-Wildlachs). Fleisch und Eier haben beide die Aminosäure L-Arginin, die kritisch für die Eiweißproduktion und die Ausschüttung der Wachstumshormone im Körper ist. L-Arginin ist allerdings auch eine Vorstufe von Stickoxid (NO), einem nützlichen Gas. Es stützt die Funktion des Endothels (Beschichtung der Blutgefäßwände), verringert so die Gerinnung und fördert den Blutfluss. (NO ist die treibende Kraft hinter Viagra, wenn Sie verstehen, was ich meine.)

Die Aminosäure Tyrosin dämpft Ihren Appetit und reduziert das Körperfett, sie stützt die einwandfreie Funktion der Schilddrüse, der Hypophyse und der Nebenniere. Leucin, eine andere Aminosäure in Fleisch, Eiern und Fisch hilft dem Körper bei der Produktion von Wachstumshormonen und bei der Regulierung des Blutzuckerspiegels. Leucin trägt außerdem zum Aufbau der Muskeln bei, die zum besseren Funktionieren der Hormone wie vor allem Insulin und Testosteron beitragen.

Sie wissen, dass seit 25 Jahren versucht wird, das Cholesterin auf unserem Speiseplan einzuschränken, um auch den Cholesterinspiegel im Blut niedrig zu halten? Nun, vergessen Sie diese Theorie. Alle Sexualsteroide entstehen aus Cholesterin, unser Körper benötigt also das Cholesterin im Fleisch und in den Eiern, um das wertvolle Testosteron herzustellen. Tatsächlich glauben heute viele Experten, dass nur wenig Zusammenhang zwischen dem Cholesterin im Essen und dem ungesunden Cholesterin im Blut besteht. Es stellt sich sogar heraus, dass Hühnereier nahezu das perfekte Lebensmittel sind: Sie enthalten fast alle notwendigen Vitamine und Mineralstoffe sowie Proteine und Fette, die unser Körper benötigt. (Geben Sie eine Orange zum Ei und Sie bekommen auch das eine Element, das fehlt – Vitamin C.)

Protein beschleunigt den Stoffwechsel, da es mehr Energie für die Verbrennung zur Verfügung stellt als Kohlenhydrate oder Fett. Speziell in Kombination mit Omega-3-Fettsäuren aus Eiern und Fleisch von Tieren aus Bio-Freilandhaltung sowie aus fettreichem Fisch fällt der Ghrelinspiegel. Dadurch schüttet der Magen vermehrt das Neuropeptid CCK aus, das die Verdauung verlangsamt und den Hunger verringert. Lachs, der besonders reich an Omega-3-Fettsäuren ist, enthält auch viel Selen, das entscheidend zur Schilddrüsenfunktion beträgt. Mit seinem hohen Vitamin D-Gehalt hilft Lachs außerdem, die Muskelmasse zu erhalten.

Für Frauen, die das prämenstruelle Syndrom (PMS) haben, kann Lachs Linderung bringen: Eine Portion versorgt uns mit einer großen Menge Tryptophan, der Vorstufe für Serotonin, das über unser Gehirn für mehr innere Ruhe und positive Stimmung sorgt. Doch auch andere Fischsorten können bei Beschwerden helfen. Fisch generell hilft zum Beispiel auch bei der Verringerung der Produktion von Prostaglandinen. Prostaglandine benehmen sich im Körper wie Hormone, doch anstatt sich über das Blut zu verbreiten, bleiben sie in den Zellen. Sie sind verantwortlich für Entzündungen, Schmerzen, Fieber – und Krämpfe. Während Omega-6-Fettsäuren Prostaglandine produzieren, vermindern die Omega-3-Fettsäuren im Lachs und anderen fettreichen Fischen ihre Auswirkungen.

Omega-3-Fettsäuren im Lachs sowie Eier und Fleisch von Tieren aus biologischer Freilandhaltung helfen nicht zuletzt bei der Kontrolle des Blutzuckers und des Gewichts. Eine Dosis von 1,8 Gramm der Eicosapentaensäure (EPA) pro Tag – am leichtesten über Fischölkapseln einzunehmen – erhöht erwiesenermaßen die Konzentration von Adiponektin, das die Insulinempfindlichkeit steigert. Eine andere Studie legt nahe, dass Fisch dem Körper auch dabei hilft, Leptin gegenüber sensibler zu werden und Leptinresistenz zu verhindern.

Viele Vegetarier werden argumentieren, dass Sie Omega-3-Fettsäuren auch aus Gemüse bekommen können, aber keine pflanzliche Omega-3-Quelle bringt Sie auch nur in die Nähe der benötigten Dosis. Unser Körper wandelt nur fünf Prozent der Omega-3-Fettsäure ALA (Alanin) in EPA um (aus Leinsamen, Walnüssen und anderen Nüssen), und noch weniger in DHA (Dehydroalanin). Beziehen Sie diese auf jeden Fall in Ihren Speiseplan ein, aber zählen Sie nicht darauf, dadurch die angestrebte Menge von gesunden Fetten zu bekommen. Gehen Sie kein Risiko ein – essen Sie Bio-Eier und Bio-Fleisch, fetten Fisch und nehmen Sie zusätzlich quecksilberfreie Fischölkapseln. Letzteres, weil wir bei Fischen eine gewaltige, unvermeidbare Enttäuschung hinnehmen müssen: Toxine. Gäbe es die Toxine nicht, könnten wir jeden Tag in der Woche Fisch essen und wären glücklich damit – und auch unsere Hormone.

LEBENSMITTEL, DIE HORMONE AKTIVIEREN: CORTISOL

In der heutigen modernen und vor allem hektischen Zeit müssen wir dem Cortisol nicht auf die Sprünge helfen – eher im Gegenteil. Sie sollten sich also darauf konzentrieren, den Wert dieses fettspeichernden Hormons niedrig zu halten. Für einige ist die Bekämpfung von Stress mit Essen selbstverständlich. Wenn Sie das Richtige wählen – kein Problem: Es gibt viele gesunde Lebensmittel, die Ihnen helfen, das Cortisol zu senken. Sie können an dieser Stelle also Gewicht verlieren, anstatt zuzulegen.

Reduzierung des Cortisolspiegels	Warum	Quellen und Lösungen
Ballaststoffreiche Kost	Kohlenhydrate, genauer Ballaststoffe, senken Cortisol. Ballaststoffreiche Kohlenhydrate verhindern Insulinspitzen, was zur Folge hat, dass es auch nicht zu Epinephrinspitzen kommt.	Nahrung mit hohem Anteil an löslichen Ballaststoffen wie Haferkleie, Haferflocken, Bohnen, Erbsen, Reiskleie, Gerste, Zitrusfrüchte, Erdbeeren und Apfelmus. Nahrungsmittel mit reichem Anteil an unlöslichen Ballaststoffen sind Vollkornbrot, Weizenflocken, Weizenkleie, Kohl, Beeren, Rote Rübe, Karotten, Rosenkohl, Rüben, Blumenkohl und Apfelschalen.
Molkeneiweiß	Das Tryptophan in Molkeneiweiß erhöht Serotonin, senkt Cortisol und verbessert unsere Fähigkeit, mit Stress umzugehen.	Fügen Sie Ihren Shakes Molkeneiweißpulver hinzu.
Phosphatidylserin	Eine natürliche Chemikalie, die eine Überproduktion von Cortisol in Reaktion auf körperliche Anstrengung bremst.	Makrele, Hering, Aal, Thunfisch, Huhn, Bohnen, Rindfleisch, Schweinefleisch, Vollkornkost, grüne Blattgemüse und Reis.
Phytosterine	Eine Doppelblindstudie zeigte, dass der Cortisolspiegel von Marathonläufern nicht stieg, wenn ihnen vor dem Rennen Phytosterine verabreicht wurden (im Gegensatz zur Placebo-Gruppe, die einen erhöhten Spiegel aufwies), was eine Reduktion der adrenalinen Stressreaktion nahelegt.	Man kann Sterine in angereicherten Brotaufstrichen (Margarine) und Dressings finden. Seien Sie aber sparsam dabei, es handelt sich um verarbeitete Lebensmittel.
Vitamin C	Tierstudien zeigten, dass Vitamin C ein Ansteigen des Cortisols und andere körperliche Anzeichen von physischem Stress verhindert. Der Cortisolspiegel war bei Tieren, die kein Vitamin C bekamen, dreimal so hoch. Da Cortisol von den Nebennieren bei Stress ausgeschüttet wird, könnte eine zusätzliche Verabreichung von Vitamin C diese wichtige Drüse stützen.	Alle Früchte und Gemüse enthalten auch Vitamin C. Die besten Quellen sind rote Paprikaschoten, Zitrusfrüchte, Erdbeeren, Papaya, Brokkoli, Rosenkohl, schwarze Johannisbeeren, Kiwis, Kohl (besonders Grünkohl), frischer Spinat, Hagebutten und Sanddorn.

Erhöhung des Cortisolspiegels	Warum	Quellen
Alkohol	Alkohol aktiviert die Hypothalamus-Hypophysen-Nebennierenrinde (HHN)-Achse, was die Nebennierenrinde dazu bringt, mehr Cortisol zu produzieren.	Studien zeigen, dass starkes Trinken den Cortisolspiegel steigert. Eine Studie kam zu dem Schluss, dass ein Glas Weißwein Cortisol sogar senkt. Fazit: Bleiben Sie bei einem Glas oder weniger pro Tag.
Capsaicin	Capsaicin bringt die Nebennieren dazu, Adrenalin, Noradrenalin und Cortisol abzusondern, aber nur etwa 15 Minuten lang. Eine Stunde nach diesem kurzen Anstieg können Ihre Nebennierenhormone tiefer sinken als zu Beginn, wahrscheinlich aufgrund der Ausschüttung von Endorphinen.	Viele Studien bringen capsaicinreichen Cayennepfeffer mit Schmerzlinderung, geringerer Entzündungsneigung, geringerem Risiko von Herzerkrankungen, Krebs und Magengeschwüren in Zusammenhang. Die Verwendung dieses Gewürzes, das Cortisol steigert, sollten wir also beibehalten.
Gluten	Glutenunverträglichkeit führt zu erhöhten Cortisolwerten. Viele Menschen vertragen Gluten nicht, ohne es zu wissen.	Probieren Sie, ob es Ihnen mit glutenfreien Produkten besser geht. Oder versuchen Sie einfach, die Getreideprodukte in Ihrem Speiseplan einzuschränken.
Koffein	Koffein erhöht die Cortisolausschüttung, indem es die Produktion von Adrenocorticotropin (eine Vorstufe von Cortisol) in der Hypophyse steigert.	Der Schlüssel ist Maßhalten. Nehmen Sie nicht mehr als 200 Milligramm Koffein täglich zu sich.
Lakritze	Die Glycyrrhetinsäure in der Lakritze blockiert ein Enzym, das Cortisol in den Nieren inaktiviert. Das Essen von Lakritze verlängert somit die Lebensspanne von Cortisol in den Nieren.	Halten Sie sich von Lakritze fern.
Salz	Konsum von Salz modifiziert ein Enzym, das bei der Umwandlung von Cortison in Cortisol hilfreich ist.	Da 77 Prozent unseres Salzes aus verpackten oder verarbeiteten Nahrungsmitteln stammen, hilft ein Wechsel zu frischen Lebensmitteln, im Rahmen des empfohlenen Konsums von 1.500 bis 2.400 mg Salz pro Tag zu bleiben.

WIE SIE DAS ETIKETT AUF IHREM OBST RICHTIG LESEN

Lernen wir, uns einen Reim darauf zu machen. Die Ziffern im sogenannten PLU-Code auf den Etiketten Ihres Obstes haben tatsächlich eine Bedeutung. Sie sagen Ihnen nicht nur, wo das Obst wuchs, sie sagen Ihnen auch, *wie* es gezüchtet wurde. In der Folge finden Sie eine handliche Aufstellung zu ihrer Entzifferung, damit Sie hormonaktiven Müll vermeiden können.

Code auf dem Etikett	Was er bedeutet	Beispiel
Vier Ziffern	Die Frucht wurde traditionell gezüchtet.	4011 – traditionell gezüchtete Banane.
Fünf Zifffern beginnend mit 9	Die Frucht wurde biologisch gezüchtet.	94011 – biologische Banane
Fünf Ziffern beginnend mit 8	Die Frucht ist genverändert.	84011 – genetisch veränderte Banane

Hormon-Aufgabe: *Essen Sie drei bis fünf Portionen (aus empfohlenen Quellen) pro Woche.*

- Kaufen Sie immer wildgefischten Lachs – Lachse aus Aquakulturen werden mit Nahrung gefüttert, die statt der Omega-3-Fettsäuren den Gehalt an Omega-6-Fettsäuren steigert. Fische aus Zucht weisen außerdem höhere Werte von PCB und anderen chlororganischen Verbindungen auf als Wildfisch, in den Zuchten siedeln sich Lachsläuse an, die auch Wildlachs töten. (Auf der Website http://www.seafoodwatch.org/ können Sie sich über die besten Wahlmöglichkeiten für Meerestiere in Ihrer Region informieren.)
- Essen Sie Fisch innerhalb von höchstens zwei Tagen nach dem Kauf und lagern Sie ihn an der kältesten Stelle des Kühlschranks. Wenn kein Geschäft in Ihrer Gegend Wildlachs anbietet, können Sie ihn online bestellen – die Investition lohnt sich und sorgt auch für Ihren Seelenfrieden.
- Verwenden Sie Dosenlachs, er stammt fast immer aus Wildfang. Geben Sie ihn in den Salat, füllen Sie damit einen Wrap oder ein Omelett. Probieren Sie auch mal ganz andere geräucherte Fischsorten, zum Beispiel Hering, Makrele oder Sardinen.

- Auf Weideland aufgewachsenes, grasgefüttertes Rind hat einen stärkeren Geschmack als Rind, das ausschließlich mit Getreide gefüttert wurde – manche mögen das, aber es ist sicher gewöhnungsbedürftig.
- Falls Sie sehr beunruhigt sind wegen der Umweltgifte im Fisch, dann könnten (und sollten!) Sie stattdessen täglich Fischöl in Form von Nahrungsergänzungsmitteln (Kapseln) einnehmen.

POWER-LEBENSMITTELGRUPPE 5: BUNTES OBST UND GEMÜSE

Wenn Sie Gemüse in verschiedenen Farben aussuchen (DIE BESTE WAHL: Tomaten), nehmen Sie automatisch eine große Bandbreite an sekundären Pflanzenstoffen zu sich, von denen jeder seine eigenen gesundheitsförderlichen Stärken hat. Diese bunte Pflanzennahrung ist nebenbei auch eine fantastische Quelle für lösliche und unlösliche Ballaststoffe – beide sind wesentlich für das Hormongleichgewicht und unmöglich über Tierprodukte zu beziehen.

Wenn man an »Gemüse« denkt, stellen sich die meisten Menschen grünes Gemüse vor. Einige der wirkungsvollsten Blattgemüse und Kreuzblütler sind grün, wir werden uns später mit ihnen beschäftigen. Aber einige meiner Lieblingsgemüse sind kräftig-bunte Gemüse in oranger, gelber, roter und violetter Farbe. Das Farbcode-System des UCLA Center for Human Nutrition teilt die Gemüse in verschiedene Farbgruppen; ich habe an dieser Stelle sein System übernommen.

Orange: Lebensmittel mit hohem Anteil an Betacarotinen sind meist orangefarbene Gemüse wie Karotten, Süßkartoffeln, Cantaloupe-Melone und Mango. Forscher sind der Ansicht, dass Betacarotine unseren Zellen helfen, untereinander besser zu kommunizieren. Das erhöht die Fähigkeit des Körpers, Krebs abzuwehren. Betacarotine spielen auch eine wichtige Rolle bei der Produktion von Progesteron während der Schwangerschaft.

Gelb: Die meisten Zitrusfrüchte fallen unter diese Kategorie. Vitamin C in Zitrusgewächsen hilft auch bei der Stressbewältigung. In Deutschland wurde für eine Studie ein Experiment durchgeführt, bei dem Personen vor einer großen Menschengruppe Mathematikaufgaben lösen mussten. Diejenigen, die zuvor 1 Gramm Vitamin C erhalten hatten, wiesen eine weit geringere Cortisolkonzentration auf und hatten einen geringeren Blutdruck als diejenigen, die es nicht erhalten hatten.

Violett: Wir haben schon im Abschnitt über die Beeren über die violetten Power-Beeren gesprochen. Andere violette Früchte und Gemüse, inklusive Weintrauben und Oliven, weisen eine hohe Konzentration von Resveratrol auf, einem sekundären Pflanzenstoff mit äußerst vielversprechender Wirkung gegen den Alterungsprozess, gegen Entzündungen und für die Senkung von Blutzucker. Selbst bei Ratten, die mit Nahrungsmitteln gefüttert wurden, die stark gehärtete Transfette enthielten, sank das Todesrisiko um 30 Prozent.

Rot: Alle roten Früchte und Gemüse beinhalten das phytochemische Lycopen, ein Antioxidans mit vorbeugender Wirkung gegen Krebs. Mehrere Studien zeigen: Männer mit dem höchsten Lycopenanteil im Blut haben das geringste Risiko, Prostatakrebs zu entwickeln. Lycopen verhindert oxidativen Stress, das ist der Prozess, in dessen Verlauf LDL-Partikel verkalken und die Arterien verkleben. Wenn gesunde Erwachsene Lycopen zwei Wochen lang mieden, erhöhte sich die Fettoxidation um 25 Prozent. Eine der reichhaltigsten Lycopenquellen unter den roten Obst- und Gemüsesorten ist die Tomate. Übrigens liefern Ihnen schon zwei Tomaten (ca. 100 Gramm) rund ein Viertel der täglich empfohlenen Menge an Vitamin C, und das bei ganzen 17 Kalorien. Es ist Ihnen vielleicht nicht bewusst, aber Tomaten sind auch eine gute Quelle für Ballaststoffe: 100 Gramm geben Ihnen immerhin 4 Prozent der täglich nötigen Menge und helfen, den Blutzucker im Griff zu behalten.

LEBENSMITTELSICHERHEIT BEI MEERESFRÜCHTEN

Viele Fische sind eine exzellente Quelle von Omega-3-Fettsäuren, aber Sie müssen auf der Hut sein vor Schwermetallen und anderen Giften. Beispielsweise hatten Fische, die in den Flüssen rund um Pittsburgh gefangen wurden, so viele Umweltgifte im Körper, dass aus ihnen entnommenes Zellmaterial im Labor Krebszellen zum Wachsen brachten. Ein Gramm Fisch enthält im Durchschnitt 25-mal häufiger polychlorierte Biphenyle (PCB) als dieselbe Menge Tierfleisch. PCB werden mit einem geringeren IQ, schlechtem Erinnerungs- und Aufmerksamkeitsvermögen sowie mit Schilddrüsenstörungen in Zusammenhang gebracht. Nachfolgend liste ich auf, welche Fische für mich die beste Wahl sind, und welche die schlechteste:

Bevorzugen Sie diese Fische:	Halten Sie sich von diesen fern:
Alaska-Seelachs (frisch, gefroren oder in der Dose)	Aal
Atlantischer Hering	Adlerfisch
Auster (gezüchtet)	Atlantische Flunder/Scholle
Barramundi	Atlantischer Kabeljau
Forellenbarsch	Blaubarsch
Heilbutt	Blaufisch (Blaubarsch)
Kohlenfisch	Blauflossen-Thunfisch
Makrele	Blaukrabbe, Königskrabbe
Meerforelle	Haifisch
Pazifischer Heilbutt	Kaiserbarsch
Pazifischer Kabeljau	Königsmakrele
Pazifisches Blaumaul	Lengdorsch
Pollack	Marlin (Speerfisch)
Regenbogenforelle (Aquakultur)	Pazifik-Barsch
Sardellen	Schwarzer Seehecht (Chilenischer Seebarsch)
Sardine	Schwertfisch
Schnapper	Wahoo
Seeohr (Abalon, Irismuschel)	Weißer Zackenbarsch
Steinkrebs, Konakrebs, Taschenkrebs	Wilder Felsenbarsch
Thunfisch (Gelbflossen-Thunfisch oder Weißer Thunfisch in der Dose)	Wilder Stör
Torpedobarsch	Winterflunder
Venusmuschel	Zackenbarsch

Hormon-Aufgabe: *Essen Sie fünf Portionen pro Tag.*

- Essen Sie zumindest eine Portion pro Farbgruppe täglich, um eine ausgeglichene Auswahl der verschiedenen Phytonährstoffe zu bekommen.
- Obstsalat, Salsa, Smoothies, gemischter Salat – jede Speise, die mehrere Farben enthält, hilft Ihnen, auf Ihre tägliche Menge an buntem Obst und buntem Gemüse zu kommen.

- Das Kochen von Tomaten konzentriert ihre Wirkung: Tomaten, die zwei Minuten erhitzt wurden, steigerten die Aktivität von Lycopen und Antixodantien um 50 Prozent; dreißig Minuten erhöhte sie um 150 Prozent. Wählen Sie biologische Soßen, Pastas oder Ketchups – sie alle haben einen größeren Lycopenanteil, enthalten aber keinen Fructose-Glucose-Sirup.
- Im Gegensatz dazu verlieren viele andere bunte Gemüse ihre Wirkstoffe beim Kochen. Kombinieren Sie rohe und gekochte Gemüse, um alles abzudecken.
- Im Zweifel schälen Sie Obst und Gemüse nicht. An der Oberseite der Karotte, in der Apfel- und Birnenschale verstecken sich viele unlösliche Ballaststoffe.
- Kaufen Sie immer Obst und Gemüse der Jahreszeit, und greifen Sie immer zunächst zu biologischen Produkten.
- Verlieben Sie sich in einen salzarmen Tomatensaft, mit wenig Kalorien, aber unglaublich sättigend – eine Menge von 170 g gibt Ihnen 33 mg Vitamin C bei nur 30 Kalorien.
- Wenn Sie es eilig haben, kaufen Sie frische Salsa – *ohne* Konservierungsmittel – in der Obst- und Gemüseabteilung des Supermarkts. Wenn Sie beim Mittagessen ein Töpfchen davon essen, haben Sie mit einem Schlag Tomaten, Paprika und Zwiebel zu sich genommen.

POWER-LEBENSMITTELGRUPPE 6: KREUZBLÜTLER

Kreuzblütengewächse (DIE BESTE WAHL: Brokkoli) gelten zu Recht als hervorragende Vorbeugung gegen Krebserkrankungen. Denn wenn Sie Kohl essen, werden Enzyme frei, die einen chemischen Prozess in Gang setzen. Die wichtigsten Nebenprodukte dieses Prozesses, die Isothiocyanate, entwickeln im Körper die Tätigkeit kleiner »Mörder«: Sie eliminieren Krebserreger, bevor diese genetischen Schaden anrichten können. Zahlreiche Studien zeigen, dass Isothiocyanate helfen, Blasen-, Gebärmutterhals-, Gebärmutterschleimhaut-, Lungen- und Prostatakrebs vorzubeugen. Sie können sogar Probleme im Hormonstoffwechsel beheben, beispielsweise die Östrogene daran hindern, Brustkrebszellen zu stimulieren. Außerdem hilft Sulforaphan, das in Kreuzblütlern wie Brokkoli, Kohl und Blumenkohl zu finden ist, dem Körper, den Schaden zu reparieren, den Diabetes anrichtet. Sulforaphane können den Blutgefäßen helfen, sich gegen den Schaden zu rüsten, den Unterzuckerung anrichtet. Wissenschaftler nehmen an, dass diese Verbindungen helfen, einen Herzinfarkt zu verhindern, der häufig Diabetes begleitet.

Vergessen Sie nicht unser Credo von der Nährstoffeffizienz – diese Mini-Portionen enthalten mit jedem Bissen eine so große Menge Nährstoffe, aber so wenige Kalorien, weil sie zu einem hohen Prozentsatz aus Wasser und Ballaststoffen bestehen. Die Ballaststoffe machen Sie satt und können die Fähigkeit des Körpers, Fett zu verbrennen, bis zu 30 Prozent steigern.

Studien zeigen durchwegs, dass diejenigen, die am meisten Ballaststoffe essen, am wenigsten Gewicht zunehmen.

Hormon-Aufgabe: *Essen Sie zwei bis drei Portionen pro Tag.*

- Kochen Sie Brokkoli nicht in einem Topf auf dem Herd, sondern benutzen Sie die Mikrowelle. Sie bewahren dadurch 90 Prozent des Vitamin C, beim Kochen oder Dämpfen sind es nur 66 Prozent.
- Kochen Sie Kreuzblütler nicht zu stark. Es gehen dabei nicht nur Nährstoffe verloren, sondern es kann auch unfein riechen (aufgrund des Schwefels), und sie können matschig und eklig werden. Blanchieren Sie sie stattdessen – geben Sie sie in einen Topf sprudelnd kochendes Wasser, kochen Sie sie zwei Minuten, lassen Sie sie kurz abtropfen und spülen Sie sie mit eiskaltem Wasser ab.
- Wenn Sie Kreuzblütler vom Wochenmarkt nach Hause bringen, waschen Sie sie und schneiden Sie sie sofort, legen Sie sie in Schüsseln mit Wasser und bewahren Sie sie im Kühlschrank für schnelle Snacks auf.
- Kaufen Sie Beutel mit vorgeschnittenem Brokkoli, Blumenkohl und Kohl im Geschäft. Garnieren Sie damit Salate, essen Sie sie mit Hummus, verwenden Sie sie als Füllung für Burritos.

LEBENSMITTEL, DIE HORMONE AKTIVIEREN: LEPTIN

Leptin wird nach dem Essen von den Fettzellen freigesetzt, um dem Körper zu signalisieren, dass er sich nicht mehr hungrig fühlen und mit der Verbrennung der Kalorien beginnen soll. Also je mehr, desto besser, oder? Doch je mehr Fett der Körper hat, desto mehr Leptin wird produziert, und der Körper wird resistent.

Das Ziel muss sein, den Leptinspiegel zu optimieren, indem wir Lebensmittel auswählen, die die Leptin-Empfindlichkeit erhöhen, den Spiegel strategisch dann anzuheben, wenn es notwendig ist, und Nahrung zu wählen, die mit anderen Hormonen zusammenarbeitet, um die Leptinfunktion zu normalisieren. Sehen Sie sich die folgende Aufstellung an.

Erhöhung des Leptinspiegels	Warum	Quellen und Lösungen
Alle Omega-3-Fettsäuren	Beständig hohe Leptinwerte können den Stoffwechsel ins Laufen bringen, aber wenn Sie Omega-3-Fettsäuren essen, kann das zu einem kurzen Absinken der Leptinwerte führen und so für einen Neustart des Stoffwechsels sorgen.	Fette Fische wie Lachs, Walnüsse, Olivenöl, Eier mit Omega-3-Fettsäuren angereichert, und Leinsamen
Eicosapentaensäure oder EPA (ein Omega-3-Typ)	EPA stimuliert, wie Insulin, die Leptinproduktion durch die Erhöhung des Glucosestoffwechsels.	Zu finden in Kaltwasserfischen wie Wildlachs (das heißt *nicht* aus einer Aquakultur), Makrele, Sardinen und Hering
Protein	Eine Studie fand heraus, dass die Erhöhung von Eiweiß die Leptinempfindlichkeit erhöhte, was allgemein zu geringerer Kalorienaufnahme führte.	Erhöhen Sie das tägliche Eiweiß auf 30 Prozent der täglichen Kalorien. Gute Quellen sind Joghurt, Pollack, Truthahn, Eier und Erdnussbutter.
Zink	Wie EPA kann Zink die Leptinwerte heben.	Austern enthalten mehr Zink pro Portion als jedes andere Lebensmittel, aber rotes Fleisch und Geflügel liefern normalerweise den Großteil des Zinks. Andere gute Quellen sind Bohnen, Nüsse, bestimmte Meeresfrüchte, Vollkorn, angereicherte Frühstücksflocken und Milchprodukte.

Reduzierung des Leptinspiegels	Warum	Quellen und Lösungen
Ein übergroßes Abendessen	Eine Studie stellte fest, dass die Einnahme der gesamten Tagesration an Kalorien beim Abendessen die Leptinausschüttung nach der Mahlzeit um zwei Stunden verzögert.	Essen Sie niemals alle Kalorien beim Abendessen – verteilen Sie sie auf den ganzen Tag mit drei Mahlzeiten und einem Snack.
Alkohol	Der Körper könnte gemeinsam mit dem Alkohol auch Leptin ausräumen und beide in der Leber oder in den Nieren ablagern.	Begnügen Sie sich mit einem Glas Rotwein pro Tag, wenn Sie wollen – Rotwein ist gut für das Herz.
Fettreiche Kost, die die Triglyceride hebt	Verhindert den Transport von Leptin über die Blut-Hirn-Schranke.	Reduzieren Sie gesättigte Fette, Transfette und auch normale Kohlenhydrate in Ihrer Kost.
Fructose	Insulin signalisiert dem Körper, Leptin zu produzieren, aber anders als Zucker stimuliert Fructose nicht das Insulin, daher sondert der Körper kein Leptin ab. Kürzlich durchgeführte Tierversuche legen nahe, dass hoher Fructosekonsum Leptinresistenz hervorruft.	Quellen sind natürlich Limonaden und Bonbons, aber prüfen Sie anhand der Etiketten, ob die gefährlichste Fructosequelle enthalten ist: Fructose-Glucose-Sirup, der in Tierstudien mit Diabetes und hohem Cholesterin in Zusammenhang gebracht wird.
Koffein	Eine Studie zeigte, dass Menschen, die viel Koffein konsumierten, einen niedrigen Leptinspiegel hatten. Wenn sie Gewicht verloren, stieg die Leptinkonzentration, aber sie legten dennoch wieder mehr als andere zu, die weniger Koffein konsumierten.	Wenn Sie das Gewicht halten wollen, trinken Sie weniger als die drei oder vier Tassen Kaffee pro Tag, die anlässlich der Studie konsumiert wurden – bleiben Sie bei ein oder zwei Getränken mit Koffein pro Tag.

WORIN BESTEHT DER UNTERSCHIED ZWISCHEN LÖSLICHEN UND UNLÖSLICHEN BALLASTSTOFFEN?

Unlösliche Ballaststoffe geben unserem Stuhlgang Masse und sorgen für eine gute Verdauung. Das ist ein wichtiger Vorteil, aber lösliche Ballaststoffe können für das Hormongleichgewicht wichtiger sein. Lösliche Ballaststoffe binden Kohlenhydrate und verlangsamen so die Verdauung, schwächen den Glucoseanstieg nach Mahlzeiten ab und halten den Insulinwert niedrig. Die klebrige Konsistenz der löslichen Ballaststoffe hilft auch dabei, Cholesterin aus dem Darmtrakt zu ziehen, was das LDL senkt. Forscher des University of Michigan Cancer Center erklären, dass der Unterschied zwischen löslichen und unlöslichen Ballaststoffen am besten zu beschreiben ist, wenn man sie sich in Wasser untergetaucht vorstellt. Unlösliche Ballaststoffe, wie eine Apfelschale oder Staudensellerie, behalten ihre Form; lösliche Ballaststoffe, in Speisen wie Haferflocken und der Innenmasse von Bohnen, werden breiig und matschig. (Zusatz-Info: Die meisten Quellen für lösliche Ballaststoffe beinhalten auch unlösliche Ballaststoffe.)

QUELLEN FÜR LÖSLICHE BALLASTSTOFFE

Apfel	Flohsamen, zerstoßen	Nektarine
Aprikose	(Metamucil)	Orange
Artischocke	Gerste	Pflaume
Avocado	Grapefruit	Reiskleie
Banane	Haferflocken	Roggen
Birne	Haferkleie	Rosenkohl
Bohnen (schwarze Bohnen,	Himbeere	Sonnenblumenkerne
Kichererbsen, rote Bohnen,	Karotte	Süßkartoffel
weiße Bohnen, Pintobohnen)	Kartoffel	Tomate
Brombeere	Kiwi	Trockenpflaume
Brokkoli	Kohl	Weizengrütze
Cantaloupe-Melone	Leinsamen, gemahlen	Weizenkeim
Erbsen	Linsen	Zwiebel
Erdbeere	Mandeln	
Feige	Mango	

- Selbst wenn Sie bisweilen zu einer (gesunden!) Dosensuppe für das Abendessen greifen, geben Sie einige geschnittene Kreuzblütler hinein: Kohl, Grünkohl, Steckrübe. Sie werden sie nicht einmal bemerken, aber Sie haben mehr zu essen bei praktisch null Kalorien, außerdem erhält Ihr Körper wichtige Phytochemikalien.

- Gebratener Blumenkohl ist unglaublich! Platzieren Sie die Röschen auf einem Backblech und besprühen Sie sie leicht mit Olivenöl, Salz und Pfeffer. Backen Sie den Blumenkohl 45 Minuten im Backofen bei ca. 200 °C. Wenden Sie die Röschen ein- bis zweimal für eine gleichmäßige Bräunung. Hmmm.

POWER-LEBENSMITTELGRUPPE 7:
DUNKELGRÜNES BLATTGEMÜSE

Über tausend Pflanzen haben essbare Blätter – aber wie viele essen wir tatsächlich? Auch wenn wir nur fünf Portionen pro Tag essen, verringern wir das Diabetesrisiko um 20 Prozent. Verschiedene Studien zeigen, dass Blattgemüse (DIE BESTE WAHL: Spinat) mehr als andere Gemüse eine bedeutende Rolle bei der Verringerung des Diabetesrisikos spielt, wahrscheinlich wegen der Ballaststoffe und des Magnesiums, die die Schilddrüsenhormonausschüttung, den Stoffwechsel und die Nerven- und Muskelfunktionen insgesamt stützen. Das Mangan in Blattgemüse ist auch wesentlich für einen reibungslosen Glucosestoffwechsel.

HABEN SIE SCHILDDRÜSENUNTERFUNKTION? KÜMMERN SIE SICH DARUM

Wenn Ihre Schilddrüse gefährdet ist, essen Sie nicht zu viele Kreuzblütengewächse. Vielleicht wurde der Konsum von Kreuzblütlern aufgrund der iodinationshemmenden Natur der Isothiocyanate bei Tierversuchen mit erhöhtem Risiko einer Schilddrüsenunterfunktion in Zusammenhang gebracht. Dass das jemandem zustößt, der kein Schilddrüsenproblem hat, ist ziemlich unwahrscheinlich, aber wenn Ihre Schilddrüse anfällig ist, dann kochen Sie Ihre Kreuzblütler und bestreuen Sie sie mit Jodsalz, um den Ionen zu begegnen, die mit dem Jod um den Platz in Ihrer Schilddrüse kämpfen könnten.

Das Vitamin C in Blattgemüsen kann auch für die Nebennieren hilfreich sein. Bei Stress schütten die Nebennieren Vitamin C aus, aber wenn Sie zu viel erwischen, erhöht sich das Diabetesrisiko. Der beste Weg der Vitamin-C-Aufnahme erfolgt über natürliche Quellen wie Römersalat oder Kohlrabi, beide eine ausgezeichnete Wahl.

Die hohe Konzentration von Eisen in Spinat und Mangold sind ideal, um Sauerstoff in die Muskeln zu bringen. Wenn Sie nicht genug davon zu sich nehmen, ist das ein schwerer Schlag für den Stoffwechsel. Durch die Blockade der Bildung von Prostaglandinen helfen Blattgemüse bei der Verhinderung von Entzündungen des gesamten Systems, reduzieren die Schmerzen bei Arthritis und die Blutgerinnung. Die löslichen Ballaststoffe in dunkelgrünen Blattgemüsen werden als »präbiotisch« angesehen, das heißt, sie helfen dabei, die »guten« präbiotischen Bakterien in Ihrem Magen zu ernähren, die bekannterweise auch Entzündungen hemmen. Ob Sie es glauben oder nicht, Blattgemüse enthalten sogar einen kleinen Anteil Omega-3-Fettsäuren. Nur sie allein werden Ihnen nicht die notwendige Omega-3-Menge sicherstellen, aber eine Portion Spinat verschafft Ihnen die Hälfte der Menge, die eine Portion Thunfisch aus der Dose beinhaltet, und auch ein Gramm Eiweiß.

Hormon-Aufgabe: *Essen Sie drei bis vier Portionen pro Tag.*

- Gehen Sie die Salate in alphabetischer Reihenfolge durch – Sie werden verwundert sein, wie gut und wie verschieden alle diese Salate schmecken.
- Beginnen Sie jede Mahlzeit mit einem Salat. Sorgen Sie für Abwechslung – eine Woche Blattsalat, die nächste Woche Römersalat. Das nimmt den ersten Hunger und stellt sicher, dass Sie Ihre Salatration bekommen. Mit einer Salatplatte haben Sie bereits die Hälfte des Tagesbedarfs an Blattgemüse gedeckt. Fügen Sie andere Gemüse dazu oder geben Sie einfach Balsamico auf die Blätter, und Sie essen goldrichtig.
- Kaufen Sie tiefgefrorenen Spinat (biologisch, wenn möglich) in kleinen Würfeln – er ist perfekt portioniert für eine ganze Familie oder auch für ein Abendessen mit Resten für den kommenden Tag. Braten Sie ihn mit Olivenöl, fein geschnittenem Knoblauch und Zitrone an.
- Verwenden Sie jungen Spinat für Salate.

POWER-LEBENSMITTELGRUPPE 8: NÜSSE UND KERNE

Wenn meine Kunden sich von den widerlichen Transfett-Snacks entwöhnen, gebe ich ihnen rohe Nüsse wie Mandeln, Pekannüsse oder Walnüsse.

Nüsse und Kerne erfüllen alle Voraussetzungen für einen füllenden Snack (die beste Wahl: Mandel und Walnuss), schützen Sie aber ganz nebenbei auch vor Herzerkrankungen, Diabetes und Entzündungen. Die Adventist Health Study kam zu dem Ergebnis, dass das regelmäßige Essen von Nüssen das Herzinfarktrisiko um 60 Prozent reduziert. Viele Langzeitstudien weisen Omega-3-Fettsäuren, Antioxidantien, Ballaststoffen und Magnesium eine wichtige Rolle bei der Entzündungshemmung zu – alle diese wertvollen Nährstoffe sind in Nüssen zu finden. Menschen, die Nüsse essen, haben im Allgemeinen einen niedrigeren Wert C-reaktiver Proteine (CRP) und Interleukin (IL-6), beides Indikatoren für Entzündungen.

Viele Menschen meiden Nüsse wegen des Fettanteils; mir machen ihre Kalorien größere Sorge. Möglicherweise ist beides unbegründet: Forschungsergebnisse legen nahe, dass Menschen, die zweimal pro Woche Nüsse essen, mit weit geringerer Wahrscheinlichkeit zunehmen als diejenigen, die keine essen. Pinienkerne sind besonders gut gegen Hunger, weil sie im Magen die Produktion des Sättigungshormons CCK stimulieren.

Kerne reduzieren das Diabetesrisiko, da sie wie Bohnen eine Quelle für resistente Stärke sind. Resistente Stärke hilft bei der Reduzierung des Blutzuckers und dämpft Insulinspitzen nach dem Essen. Vor allem Leinsamen ist eine großartige Quelle für die Alpha-Linolensäure (ALA), eine pflanzliche Omega-3-Fettsäure, die auch Entzündungen hemmt. Kürbiskerne sind ebenfalls eine gute Omega-3-Quelle, aber auch für Zink, ein Schlüsselelement für die Testosteronproduktion und die Gesundheit der Prostata.

Hormon-Aufgabe: *Essen Sie eine bis zwei Portionen pro Tag.*

- Zerdrücken Sie Leinsamen, bevor Sie ihn essen; andernfalls passiert er Ihr Verdauungssystem, ohne aufgenommen zu werden. Bewahren Sie die zerdrückten Samen im Kühlschrank auf, um Oxidation zu verhindern.

ACHTUNG

Große Mengen Leinsamen und Leinsamenöl können die Blutgerinnung reduzieren und die Durchblutung fördern, möglicherweise sind sie auch interaktiv mit Medikamenten, die dasselbe bewirken, beispielsweise Aspirin.

- Versuchen Sie, rohe Nüsse zu essen, wann immer Sie können – das Rösten der Nüsse kann die wertvollen Fette beeinträchtigen. Wenn Sie sich einmal daran gewöhnt haben, werden sie Ihnen schmackhafter und reichhaltiger erscheinen als die gerösteten.
- Streuen Sie Mandeln auf Ihren Joghurt, um eine zufriedenstellende Mischung zu erreichen.
- Essen Sie keine zu großen Portionen – Nüsse sind gesund, haben aber sehr viele Kalorien. (Siehe »Wie viele Nüsse oder Kerne sollte eine Portion haben?«, auf Seite 190)
- Kaufen Sie sich einen Nussknacker und einen Beutel mit einer Nussmischung in der Schale. Das Nussknacken ist sehr unterhaltsam, und die damit verbundene Anstrengung wird den Konsum einschränken beziehungsweise verhindern, dass Sie mechanisch eine Handvoll nach der anderen in den Mund schaufeln.

POWER-LEBENSMITTELGRUPPE 9: BIOLOGISCHE MILCHPRODUKTE

Immer mehr Forschungsergebnisse bestätigen die wichtige Rolle, die Calcium bei der Gewichtskontrolle spielt (DIE BESTE WAHL: biologischer, fettarmer purer Joghurt). Auch kleine Calciumdefizite beeinträchtigen die Fettverbrennung in den Zellen und dämpfen den Stoffwechsel. Aber Calcium beeinflusst nicht nur das Gewicht – eine Studie mit 9.000 Teilnehmern, die in der Fachzeitschrift *Circulation* veröffentlicht wurde, legt nahe, dass Calcium Sie auch gegen das metabolische Syndrom schützt.

Milchprodukte von grasgefütterten Tieren haben zwar gesättigte Fette und Transfette, aber auch die besten Fettarten: konjugierte Linolsäuren (CLA). Sie verbessern nachweislich die Zusammensetzung des Körpers, indem sie dabei helfen, Fett aus den Fettgeweben zu entfernen, in der Folge kann es leichter verbrannt werden. Die Kombination dieser gesunden Fette mit den in hoher Konzentration in den Milchprodukten vorkommenden Proteinen stimuliert das appetithemmende Hormon CCK. Milchprodukte von biologischen und auf Weideland gehaltenen Tieren schmecken besser, darüber hinaus enthalten sie keine Antibiotika und mehr Omega-3-Fettsäuren. Ein zusätzliches Plus: Das Zink in den Milchprodukten stützt auch das appetithemmende Leptin.

LEBENSMITTEL, DIE HORMONE AKTIVIEREN: DHEA

Zahlreiche Studien kommen zu dem Ergebnis, dass DHEA (Dehydroepiandrosteron) den Körper jung, schlank und gesund erhält. Da DHEA der Präkursor der Steroidhormone Testosteron und Östrogen ist, hilft eine hohe Konzentration an mehreren Fronten.

Erhöhung des DHEA-Spiegels	Warum	Quellen und Lösungen
Chrom	Chrom-Picolinat kann die DHEA-Werte im Blut erhöhen.	Gute Chromquellen sind Karotten, Kartoffeln, Brokkoli, Vollkornprodukte und Melasse.
Fett in der Nahrung	Eine Studie über Frauen in der Menopause kam zu dem Schluss: Je mehr Kalorien in der Kost von Fett stammten, desto höher war auch die DHEA-Konzentration.	Stellen Sie sicher, dass Sie reichlich Omega-3-Fettsäuren aus Fischen und CLA aus biologischem Fleisch und Milchprodukten essen.
Glucose	Regt die Absonderung von Adrenocorticotropin an, das in der Folge Adrenalinsteroide wie DHEA stimuliert.	Alle Kohlenhydrate haben Glucose, ob allein (Stärke oder Glycogen) oder mit anderen Substanzen gepaart (wie Sucrose und Lactose). Bleiben Sie bei Vollkorn, zuckerarmen Früchten wie Heidelbeeren und anderen Kohlenhydraten, die keine Insulinspitzen hervorrufen.
Magnesium	Magnesium ist mit dem DHEA-Spiegel in Zusammenhang zu bringen, wie das geschieht, ist jedoch unbekannt.	Grüngemüse wie Spinat ist eine gute Quelle für Magnesium. Manche Hülsenfrüchte (Bohnen und Erbsen), Nüsse und Kerne sowie vollwertiges, unraffiniertes Getreide sind ebenfalls gute Magnesiumquellen.
Selen	Tierversuche zeigen, dass die DHEA-Werte der Nebenniere bedeutend sinken, wenn ein Selenmangel besteht.	Gute Quellen sind Paranüsse, Lachs, Vollkornbrot, Krabbenfleisch und Schweinefleisch.
Vitamin E	DHEA verhindert den Abbau von DHEA im Körper, aber eine Tierstudie zeigte, dass die Einnahme von Vitamin E seinen Wert steigern kann.	Pflanzenöle, Nüsse, grünes Blattgemüse und angereicherte Getreideprodukte sind eine gute Quelle für Vitamin E.

Reduzierung des DHEA-Spiegels	Warum	Quellen und Lösungen
Fettarme, ballaststoff-reiche Ernährung	Diese Diät senkte die DHEA-Werte bei Männern – aber wenn sie zu einer fettreichen Diät zurückkehrten, stiegen die DHEA-Werte neuerlich. Dieser Effekt stellt sich wahrscheinlich deswegen ein, weil Ballaststoffe die neuerliche Absorption von DHEA reduzieren, wenn es über die Leber ausgeschieden wurde.	Senken Sie nicht die wertvolle Ballaststoffaufnahme, versuchen Sie lieber, die Aufnahme gesunder Fette von Omega-3 und CLA zu steigern.
Soja-Isoflavone	Wenn Männern mit Prostatakrebs Soja-Isoflavone verabreicht wurden, fielen ihre DHEA-Werte um 32 Prozent.	Essen Sie keine Produkte mit starken Konzentrationen von Isoflavonen. Wählen Sie kleine Portionen von fermentiertem Soja wie Tofu, Tempeh oder Miso.

Die meisten Milchprodukte in den USA sind mit Vitamin D angereichert, das dem Körper hilft, Calcium zu absorbieren. Die richtige Menge Vitamin D hilft nicht nur bei der Vorbeugung von Osteoporose. Vitamin D wird auch mit vermindertem Krebsrisiko, Verhinderung von Diabetes Typ 1 und Typ 2, von Blutdruck, Glucose-Intoleranz und auch multipler Sklerose in Zusammenhang gebracht. Jüngste Forschungen beweisen, dass die Bevölkerung der USA insgesamt unglaubliche Defizite an Vitamin D aufweist. Milchprodukte sind wichtig, vor allem für Menschen, die in den nördlichen Breitengraden leben und im Herbst, Winter und Frühling nicht genügend Sonne bekommen.

Das beste Milchprodukt ist bei Weitem Joghurt, vor allem wegen seiner Präbiotika. Denken Sie daran, dass wir zu einem Zehntel Menschen sind und zu neun Zehnteln Mikroben. In Ihrem Darm tummeln sich die meisten von ihnen – idealerweise Billionen. Die Präbiotika in reinem, biologischem Joghurt verbinden sich mit den Bifidobakterien, den »guten« Mikroben, die bereits in Ihrem Darm sind, bekämpfen Infektionen und schützen Sie vor Hefeüberwucherung.

Bifidobakterien verdauen die Speisen, die wir zu uns nehmen, erzeugen vitale Vitamine inklusive Enzymen, die Cholesterin und Gallensäure umwandeln. Ohne diese Mikroben würde das gesamte Verdauungssystem knirschend zum Stillstand kommen.

Hormon-Aufgabe: *Essen Sie eine bis drei Portionen am Tag.*

- Trinken Sie schleunigst Ihre Milch – ein Glas mit 240 ml biologischer Milch mit niedrigem Fettanteil enthält 290 mg Calcium, fast ein Drittel Ihrer Tagesration, und mehr als 8 Gramm Eiweiß.
- Trinken Sie keine Trinkschokolade und andere aromatisierte Milch. Und halten Sie sich von Sojamilch fern – sie enthält viel Calcium, aber auch viele potenziell gefährliche Phytoöstrogene.
- Kaufen Sie Joghurtmarken (und ab und zu Eis), die keine künstlichen Konservierungsmittel enthalten, keine Farb- und Aromastoffe, Zucker und andere Süßstoffe – Bio-Joghurt ist am besten.
- Gewöhnen Sie sich gezuckerten Joghurt ab (oder, noch schlimmer, mit künstlichen Süßstoffen), indem sie zunächst ¼, dann ½ und am Ende ¾ Tasse puren Joghurt zu ihrem gewohnten Joghurt hinzufügen. Wenn Sie bei 100 Prozent purem Joghurt angelangt sind, benutzen Sie Erdbeeren, Himbeeren und Brombeeren, um den Joghurt zu süßen.
- Verzichten Sie auf fettarme Milchprodukte mit Gelier- und Verdickungsmitteln – essen Sie lieber eine kleine Portion echter, saurer Sahne oder eine vertretbare Portion vollwertigen Cottage Cheese, als dass Sie Ihre Hormone mit synthetischem Schleim durcheinanderbringen.
- Experimentieren Sie mit anderen Sorten von kultivierten Milchprodukten, etwa Buttermilch, Kefir oder Crème fraiche. Jedes dieser Milchprodukte hat den unverwechselbaren Geschmack der Vergärung – das lieben die Mikroben im Darm.
- Versuchen Sie eiweißreichen Joghurt griechischer Art – die dickere Konsistenz kommt daher, dass er durch ein Musselintuch abgetropft wird, wodurch die wässrigen Teile entfernt werden.
- Halten Sie sich bei vollfettem Käse zurück – er ist natürlich schmackhaft, aber vergessen Sie nicht, dass mit diesem Geschmack ein ziemlich heftiger Kalorienschub einhergeht.

WIE VIELE NÜSSE ODER KERNE SOLLTE EINE PORTION HABEN?

Sie kennen sich sicherlich ziemlich gut aus – Sie werden sich daher denken: »Moment, machen Nüsse nicht superdick?« Das stimmt, Nüsse sind kalorienreich. Doch wenn Sie sie in Maßen essen, helfen sie Ihnen, Überessen und Hunger zu bekämpfen, da sie reich an Ballaststoffen und Proteinen sind. Wenn Sie auf die Größe der Portionen achten, geht das in Ordnung.

Nuss- oder Kerntyp	Größe der Portion
Cashews	16–18
Erdnüsse	28
Haselnüsse	18–20
Kürbiskerne	85 Kerne oder ½ Tasse
Leinsamen	2 Esslöffel
Macadamianüsse	10–12
Mandeln	20–24
Paranüsse	6–8
Pekannüsse	18–20
Pinienkerne	150–157
Pistazien	45–47
Sesamkerne	¼ Tasse
Walnuss	8–11 Hälften

Quellen: www.nuthealth.org und www.calorieking.com

POWER-LEBENSMITTELGRUPPE 10: VOLLKORN

Getreideprodukte machen etwa 25 Prozent unserer Nahrung aus – aber 95 Prozent von diesem Anteil stammen aus raffinierten Produkten. Das ist schlicht und einfach kriminell, denn Vollkornprodukte können Ihrem Hormonspiegel und Ihrer Gesundheit insgesamt auf tausenderlei Art dienen (DIE BESTE WAHL: gleichermaßen Hafer und Gerste).

Die meisten Menschen erkennen nicht, dass viele Vollkornprodukte sogar bessere Quellen für sekundäre Pflanzenstoffe und Antioxidantien sind als Gemüse, was sie besser geeignet macht für den Kampf gegen Herzerkrankungen und mehr als ein Dutzend Krebsarten. Ein Teil der Stärke des Vollkorns stammt von den drei Kohlenhydraten – Ballaststoffe, resistente Stärke R1 und Oligosaccharide –, die den Dünndarm übergehen und im Magen vergärt werden können. Dieser Fermentierungsprozess der Präbiotika erzeugt förderliche kurzkettige Fettsäuren wie Butansäure. Butansäure bekämpft Dickdarmkrebszellen und nährt parallel dazu die gesunden Dickdarmzellen. Wenn die Dickdarmzellen stark sind, helfen sie bei der Entgiftung des Körpers von Medikamenten und anderen Umweltchemikalien, so wie es auch die Leber tut.

Die kurzkettigen Fettsäuren der Vollkornprodukte helfen, weniger zu essen, weil sie die Fettzellen in unserem Magen anregen, Leptin, das Sättigungshormon, zu produzieren. Der hohe Ballaststoffanteil in Vollkorn gibt uns auch ein Sättigungsgefühl, was die Blutzuckerausschüttung senkt und den Insulinspiegel stabilisiert. Unter anderem liegt es daran, dass Vollkornprodukte sogar dabei helfen können, die Insulinresistenz rückgängig zu machen. Epidemiologische Untersuchungen bringen Vollkornnahrung mit einer Verringerung des Risikos von Diabetes Typ 2 in Zusammenhang – Sie benötigen lediglich drei Portionen am Tag, um das Risiko um 30 Prozent zu reduzieren.

Das Wesentliche ist, dass das Getreide, das Sie essen, wirklich Vollkorn sein muss. Schon das Mahlen von Vollkorn ändert dessen Zellstruktur und macht es leichter verdaulich. Denken Sie immer daran. Sie werden nie wieder zu den raffinierten Kohlenhydraten zurückkehren wollen.

Hormon-Aufgabe: *Essen Sie drei bis vier Portionen am Tag.*

- Haferflocken sind ein ideales Frühstück – eine Untersuchung fand heraus, dass sie Ihren Blutzucker länger als jedes andere Essen stabil halten. Reduzieren Sie sofortlösliche Produkte zugunsten von Hafergrütze, und sei es auch nur am Wochenende.

- Probieren Sie Vollkorn wie Amarant, Quinoa und Dinkel – experimentieren Sie mit verschiedenen Rezepten und stellen Sie aus eigener Erfahrung fest, wie gut diese uralten (Pseudo-)Getreide sein können.
- Wenn Sie verarbeitete Vollkornprodukte kaufen, werfen Sie einen Blick auf die Bestandteile – Vollkorn sollte an erster Stelle stehen.
- Wechseln Sie von Grießbei zu 100 Prozent Vollkornweizen-, Dinkel-, oder Quinoabrei. Probieren Sie es ein paarmal (überwinden Sie sich!), bis sich Ihre Geschmacksnverven an den pikanteren Geschmack gewöhnt haben.
- Essen Sie Vollkornfrühstücksflocken zum Frühstück – so kommen Sie am schnellsten zu einem großen Teil Ihrer Tagesration löslicher und unlöslicher Ballaststoffe. Einige Marken sind großartig, aber einige verwenden Fructose-Glucose-Sirup oder synthetische Süßstoffe wie NutraSweet® statt eines hohen Ballaststoffanteils. Fallen Sie nicht darauf herein!
- Streuen Sie Weizenkeime oder Weizenkleie über Aufläufe oder gebackene Speisen, auf Joghurt und Frühstücksflocken.

LEBENSMITTEL, DIE HORMONE AKTIVIEREN: IHRE SCHILDDRÜSE

Einige Lebensmittel sind großartig für die Funktion Ihrer Schilddrüse; andere sind nicht so gut. Wenn Sie Probleme mit Ihrer Schilddrüse haben, sollten Sie Goitrogenen (strumigene Substanzen) aus dem Weg gehen, das sind natürliche Nahrungsmittelbestandteile, die die optimale Funktion der Schilddrüse beeinträchtigen. (Die Bezeichnung strumigene Substanzen leitet sich ab von Struma, Kropf, Schilddrüsen, die im Kampf um die Produktion einer ausreichenden Hormonmenge anschwellen.) Auch andere Lebensmittel können von den Schilddrüsen hervorgerufene Probleme wie Gewichtszunahme und Erschöpfungszustände verschlimmern. Obwohl die Diät von *Schlank & satt mit der Kraft der Hormone* für die meisten Menschen leicht verträglich ist, sollten Sie diese Nahrungsmittel im Auge behalten, wenn Ihre Schilddrüse nicht in Ordnung ist.

Stützen für die Schilddrüsenfunktionen	Warum	Quellen und Lösungen
Einfach ungesättigte Fettsäuren	Die Schilddrüse benötigt diese Fette, um reibungslos zu funktionieren.	Olivenöl, Avocados, Haselnüsse, Mandeln, Paranüsse, Cashews, Sesamkerne, Kürbiskerne
Selenreiche Lebensmittel	Stützen die Umwandlung des Hormons Thyroxin (T) in das aktivierte Hormon (T3).	Paranüsse, Bierhefe, Weizenkeime, Vollkorn
Tiefseefische	Eine gute Quelle für Omega-3-Fettsäuren und Jod, beide wesentlich für eine gute Schilddrüsenfunktion.	Pazifischer Lachs, Hering, Sardinen, Sardellen
Zinkreiche Lebensmittel	Helfen bei der Stimulierung der Hypophyse für die Ausschüttung von TSH.	Rindfleisch, Lamm, Sesamkerne, Kürbiskerne, Joghurt, grüne Erbsen, gekochter Spinat

Schädlich für die Schilddrüsenfunktionen	Warum	Quellen und Lösungen
Einfache Kohlenhydrate	Der folgende Blutzuckerschock verschlimmert Energielosigkeit aufgrund einer Schilddrüsenfehlfunktion.	Weiße Nudeln, Weißbrot, raffiniertes Getreide, Zucker, Kartoffeln, Pasteten, Backwaren, Mais
Koffein	Überreizt die Nebennieren, was Schilddrüsenprobleme verschlimmern kann.	Kaffee, Tee, Schokolade, koffeinhaltige Limonade
Lebensmittel mit strumigenen Substanzen	Unterbricht die Aufnahme von Jod, dem Fundament der Hormone, durch die Schilddrüse.	Hirse, Pfirsich, Erdnüsse, Radieschen, Erdbeeren, Pinienkerne, Bambussprossen
Rohe Kreuzblütengewächse (das Kochen verringert die negative Wirkung)	Isothiocyanate stören die Kommunikation der Zellen in der Schilddrüse.	Rosenkohl, Kohl, Blumenkohl, Senf, Kohlrübe, Rübe, Kohlrabi, Blattkohl, Raps, Grünkohl, Senfkohl, Meerrettich
Soja	Isoflavone können die Produktion von Schilddrüsenhormonen verringern, indem sie entscheidende Enzyme blockieren.	Edamame, Tofu, Tempeh, texturiertes Pflanzeneiweiß, isoliertes Sojakonzentrat, Fleischimitate

STEIGEN SIE UM AUF BIOLOGISCHE KOST

Wie können Sie am besten sicherstellen, dass Sie 90 Prozent der hormonaktiven Substanzen in Ihrer Nahrung vermeiden? **Steigen Sie auf biologische Kost um.**

Der Terminus »biologisch« findet auf landwirtschaftliche Methoden Anwendung, bei denen Lebensmittel ohne Pestizide oder andere Chemikalien erzeugt werden. Das Konzept besteht darin, dass biologische Nahrung statt des Rückgriffs auf künstliche Chemikalien oder genmodifzierte Samen, die die Pflanzen vor Schädlingen schützen, die freie Entfaltung natürlicher Prozesse und der Artenvielfalt zulässt, um die Erde anzureichern, was gesünderes Essen und – ja, stellen Sie sich vor – auch eine gesündere Umwelt zulässt.

Biologische Nahrung hält Sie schlank und verhindert Diabetes. Mehr als 90 Prozent der hormonaktiven Pestizide, die sich in unseren Körpergeweben befinden, kommen aus unserer Nahrung – vor allem von Tierprodukten.

Biologische Nahrung hilft bei der Abwehr von gefährlichen Hormonen. Die US-Lebensmittelbehörde verbietet momentan sechs Arten von steroiden Hormonen bei Kühen und Schafen. Achtzig Prozent der Rinder-Mastbetriebe verfüttern oder injizieren steroide Hormone an die Tiere. Jede dieser Kühe nimmt bis zu eineinhalb Kilogramm pro Tag zu.

Biologische Nahrung hilft bei der Vermeidung von Pestiziden und anderen Chemikalien. Eine Studie der University of Washington kam zu dem Ergebnis, dass der Urin von Kindern, die konventionell ernährt wurden (das heißt mit Lebensmitteln, die Pestizide enthalten), eine neunmal höhere Konzentration von Organophosphorpestiziden aufwies als der von Kindern, die vor allem biologische Nahrung zu sich nahmen.

Biologische Nahrung hilft bei der Verhinderung von Antiobiotikaresistenz. Der massive Einsatz von Antibiotika in der Fleisch und Milchprodukte verarbeitenden Industrie hat die weite Verbreitung von Antibiotikaresistenz zu Folge. Das macht uns schutzlos vor potenziell tödlichen Bakterien wie dem methicillinresistenen Staphylococcus aureus oder MRSA.

Biologische Lebensmittel machen Ihr Essen schmackhafter. Bio-Nahrung ist und wird immer frischer als nicht-biologische Nahrung sein – da ohne Pestizide und chemische Konservierungsmittel, müssen Bio-Produkte schneller gegessen werden, weil sie andernfalls verrotten!

Biologische saisonale Lebensmittel machen Ihren Speiseplan abwechslungsreicher. Sie werden Ihren Speiseplan an Obst und Gemüse bereichern – Spargel im Frühling, Tomaten den ganzen Sommer hindurch, Grünkohl und Süßkartoffeln im Herbst – und gleichzeitig automatisch mehr sekundäre Pflanzenstoffe zu sich nehmen.

Biologische Lebensmittel machen Ihr Essen nahrhafter. Bio-Obst und Bio-Gemüse können nicht auf Pestizide zurückgreifen – sie müssen Schädlinge mit ihrem eigenen »Immunsystem« bekämpfen, was automatisch die Konzentration von Antioxidantien steigert.

Mit Bio-Nahrung helfen Sie mit, die Welt zu retten. In der biologischen Landwirtschaft werden 30 Prozent weniger fossile Energieträger als im konventionellen Anbau verwendet, werden die Wasserressourcen bewahrt, die Bodenerosion reduziert und die Bodenqualität erhalten, sowie Kohlendioxide aus der Atmosphäre entfernt.

Ein kleines Beispiel: Nehmen wir unsere super nährstoffreichen Tomaten. Diese Tomaten hat Gott geschaffen, mit all den krebsbekämpfenden und der Gesundheit zuträglichen Qualitäten, von denen bereits die Rede war – die beste Medizin ohne Nebenwirkungen. Nehmen wir nun aber unsere Tomate und beobachten wir, was mit ihr im Namen des Kapitalismus geschieht. Die Tomate wuchs konventionell, das bedeutet, dass sie mit sieben verschiedenen Pestiziden besprüht wurde. In der Folge wurde sie zu früh geerntet, weil sie die lange Reise durch das Land antreten muss – oder über den halben Kontinent –, um von ihrem Ursprungsort in den Supermarkt zu gelangen. Ja, sie verschmutzt nun die Umwelt mit all dem Treibstoff, der für den Transport der Tomate gebraucht wird. Aber das ist nicht alles. Die Tomate ist noch grün, weil sie zu früh gepflückt wurde, deshalb wird sie mit dem Gas Argon besprüht (das auch zur Einschläferung von Hunden verwendet wird), damit sie früher rot wird. WOW! Wir haben gerade die von Gott geschaffene, natürliche Medizin in ein Gift – sowohl für uns als auch für unsere Umwelt – verwandelt. Das ist der einfache Grund, warum wir auf biologischen Anbau umsteigen müssen.

Je mehr Menschen mit ihrem Geld ihre Stimme für Produkte abgeben, die nicht mit Toxinen produziert werden, desto schneller werden die Fehlentwicklungen auf dieser Erde beseitigt werden. Je mehr Menschen biologisch essen, desto billiger werden biologische Lebensmittel werden.

Klar, an dieser Stelle müssen wir auch über die Kosten sprechen.

LEBENSMITTEL, DIE HORMONE AKTIVIEREN: GHRELIN

Ghrelin ist ein wichtiges Hungerhormon – Ihr Körper schüttet es in Erwartung des Essens aus, entweder auf der Grundlage unserer Essgewohnheiten oder des Duftes von Gegrilltem, der beim Nachbarn aufsteigt.

Reduzierung des Ghrelinspiegels	Warum	Quellen und Lösungen
Einhalten bestimmter Essenszeiten	Forscher gelangten zu dem Schluss, dass Ghrelinwerte zu unseren gewohnten Essenszeiten steigen und fallen; wenn wir fixe Essenszeiten einhalten, verhindern wir Ghrelinspitzen.	Gehen Sie nicht ohne Mandeln oder andere Nüsse aus dem Haus, sodass Sie unterwegs zu den gewohnten Essenszeiten eine Kleinigkeit zu sich nehmen können.
Eiweiß	Proteine wirken nicht so unmittelbar wie die Kohlenhydrate, aber auch sie unterdrücken Ghrelin.	Wenn Sie kein Problem mit Gluten haben, fügen Sie einem kalorienarmen Smoothie Molkeneiweiß hinzu. Einer Studie zufolge unterdrückt Molke das Ghrelin länger.
Großes Frühstück	Menschen, die ein Frühstück mit höherem Kaloriengehalt zu sich nehmen, produzieren im Lauf des Tages 33 Prozent weniger Ghrelin und fühlen sich länger satt als andere.	Ein großes Frühstück, etwa eine Schüssel Haferflocken, ½ Banane und ein kleines, fettarmes Joghurt.
Komplexe Kohlenhydrate, Ballaststoffe	Insulin und Ghrelin gehen Hand in Hand. Wenn die Insulinwerte steigen, sinken die Werte von Ghrelin.	Laut einer Studie ist Brot das beste Mittel, den Ghrelinspiegel niedrig zu halten.
Lebensmittel mit viel Volumen und wenig Kalorien	Die Ghrelinkonzentration bleibt hoch, bis sich die Magenwand dehnt, was Ihnen das Gefühl der Sattheit gibt. Lebensmittel mit viel Volumen und wenigen Kalorien reduzieren die Ghrelinwerte, lange bevor Sie sich überessen.	Alle grünen Gemüse und Nahrungsmittel mit hohem Wasseranteil zählen zu den Nahrungsmitteln mit viel Volumen und wenigen Kalorien. Salate und Suppen, die vor dem Fleisch gegessen werden, senken den Ghrelinspiegel.

Erhöhung des Ghrelinspiegels	Warum	Quellen und Lösungen
Alkohol	Eine Untersuchung ergab, dass Alkoholiker höhere Ghrelinwerte haben.	Bier, Wein und Spirituosen – Sie wissen bereits, was zu tun ist.
Ein Snack um Mitternacht	Eine Untersuchung zeigte, dass Essen in der Nacht den Ghrelinspiegel hebt. Da ein niedriger Ghrelinspiegel den Schlaf begünstigt, hält Sie ein höherer Wert tatsächlich wach.	Nur einer von vielen Gründen, das Essen in der Nacht zu vermeiden. Halten Sie sich nach 21 Uhr von Snacks fern.
Extrem kalorienarmes Essen	Es zeigte sich, dass der Verlust von einem Prozent des Körpergewichts den Anstieg der Ghrelinwerte um 24 Prozent zur Folge hat.	Erliegen Sie nicht der Versuchung, schnell Gewicht zu verlieren, indem Sie Mahlzeitenersatzdrinks oder -riegel einnehmen. Wenn die Kalorien zu abrupt sinken, werden Sie die ganze Zeit über hungrig sein.
Fett	Fett hat die gegenteilige Wirkung der oben angeführten Kohlenhydrate – wenn nicht die Insuline steigen, bedeutet das, dass Ghrelin steigt.	Verbinden Sie Eiweiß mit komplexen Kohlenhydraten, um sofortigen Rückgang von Ghrelin zu erreichen, aber Sie gleichzeitig durch die Fette längerfristig satt sind – kombinieren Sie Käse mit einem halben Apfel.
Fettige, proteinarme Speisen	Kohlenhydrate senken Ghrelin am schnellsten und am nachhaltigsten; Eiweiß senkt es langsamer, aber länger. Fette auf der anderen Seite sind am schlimmsten – sie unterdrücken Ghrelin nicht so gut wie Kohlenhydrate und Proteine, was ein weiterer Grund dafür sein könnte, dass fettreiche Kost zu Gewichtszunahme führt.	Frittierte Jalapeño-Poppers sind mit Frischkäse gefüllt – reines Fett, kein Eiweiß. Sie *wissen*, welche Speisen Sie meiden müssen.
Fructose	Im Gegensatz zu Glucose erhöht Fructose das Insulin nicht, das bedeutet, dass Ghrelin nach dem Essen von Fructose steigt.	Überprüfen Sie das Etikett, um Fructose-Glucose-Sirup zu vermeiden.
Vorbeigehen an einer Bäckerei	Ihr Hirn schüttet Ghrelin aus und alarmiert den Bauch in derselben Sekunde, in der er Essen sieht oder riecht. Ihr Magen beginnt, als Reaktion auf süße Speisen Verdauungssäfte abzusondern und kann sogar die Zufuhr von Zucker vorwegnehmen, was dem Körper dabei hilft, sich auf einen Insulinstoß einzustellen.	Alle zuckerreichen, kalorienreichen Speisen, die Sie in Versuchung führen, wie Torten, Bonbons, frisch gebackene Cookies; jede Speise, die Überessen auslöst, meiden.

Wiederholter Durchfall, Blähbauch, Bauchschmerzen oder Blähungen nach dem Essen bestimmter Mahlzeiten können auf die immer häufiger auftretende Krankheit Zöliakie hinweisen. Ihre Symptome werden manchmal mit dem Reizdarmsyndrom verwechselt, Zöliakie ist aber eine Autoimmunerkrankung im Verdauungssystem, die durch eine Glutenunverträglichkeit hervorgerufen wird, einem Protein, das in Weizen, Roggen, Gerste und Hafer zu finden ist. Diese schmerzhafte und schädliche Krankheit verursacht Probleme bei der Verdauung der Nährstoffe

WIE VIEL KOSTET DIE BIOLOGISCHE ERNÄHRUNG?

Ich gebe es zu, biologische Kost kann teuer sein. Biologische Lebensmittel können nach Angaben der *New York Times* 20 Prozent bis 100 Prozent teurer als traditionell hergestellte Produkte sein. Aber die gesundheitlichen Aspekte – wir sprechen gar nicht von den Auswirkungen auf die Umwelt! – sind einfach zu wichtig, um sie allein dem Preis zu opfern. Und die Hiobsbotschaften aus der Forschung werden mehr und mehr. Sie sollten die Preisfrage aus einer anderen Perspektive betrachten: Für jeden extra Euro, den Sie für Bio-Kost ausgeben, sparen Sie Tausende Euro Zusatzkosten für Chemotherapien und Diabetesmedikamente.

Sie dürfen auch nicht vergessen, dass mit der steigenden Nachfrage das Angebot ebenfalls zunehmen wird, was bedeutet, dass die Preise sinken werden. Die meisten Lebensmittelketten haben mittlerweile ihre eigenen Bio-Produktlinien.

Beginnen Sie immer mit regionalen Angeboten – Wochenmärkte, lokale biologische Milchprodukte, Lebensmittelkooperativen. Doch wenn Sie in billigen, großen Supermärkten einkaufen, halten Sie sich an die Bio-Kost statt an die konventionellen Produkte. Die Environmental Working Group (EWG) analysierte, welche Produkte wir unbedingt biologisch kaufen sollten. (Sehen Sie sich die vollständige Liste von toxischem Obst und Gemüse unter www.foodnews.org an.) Folgend finden Sie ihre Empfehlungen für Obst und Gemüse und meine eigenen, ergänzenden Empfehlungen. Ich meine, Sie sollten immer biologische Waren kaufen, aber wenn

Ihre Brieftasche überfordert ist, dann halten Sie sich an diese Liste als Leit-
linie.

DIESE PRODUKTE SOLLTEN SIE IMMER BIOLOGISCH KAUFEN

Auch nach dem Waschen und anderen Anstrengungen, die Pestizide zu reduzieren, bleiben diese Produkte giftig. Ihr Budget für biologische Produkte
sollten Sie auf diese Lebensmittel konzentrieren.

- Fleisch, Milchprodukte und Eier
- Kaffee
- Pfirsche und Nektarinen
- Äpfel
- Paprika
- Sellerie
- Beeren
- Kopfsalat
- Weintrauben
- Lebensmittel, die Sie häufig essen

DIESE PRODUKTE SOLLTEN SIE ZUMINDEST MANCHMAL BIOLOGISCH KAUFEN

- Verarbeitete Lebensmittel
- Zwiebel
- Avocados
- Ananas
- Kohl
- Brokkoli
- Bananen
- Spargel
- Mais
- Mangos

**BEI DIESEN PRODUKTEN MACHT ES KEINEN SINN
Verschwenden Sie Ihr Budget für biologische
Produkte nicht für folgende Lebensmittel:**

- Meeresfrüchte
- Wasser
- Lebensmittel, die Sie selten essen

Sie haben nun die Toxine entfernt. Sie haben die Nährstoffe wieder in Ihren Speiseplan integriert. Doch zu welchem genauen Zeitpunkt, wie viel davon und in welcher Kombination müssen Sie die Speisen aus der Diät von *Schlank& satt mit der Kraft der Hormone* essen? Darüber werden wir nun sprechen – Sie werden lernen, wie Sie die Energie, die Ihr Körper aufnimmt, in ein neues Gleichgewicht bringen können, das den Hormonhaushalt insgesamt verbessert, fettverbrennende Hormone reizt und fettspeichernde Hormone abschaltet.

Kapitel 7

SCHRITT 3 – DAS NEUE GLEICHGEWICHT

ÄNDERN SIE ZEITPLAN, GRÖSSE UND ZUSAMMENSTEL-
LUNG DER MAHLZEITEN, UM MAXIMALE WIRKUNG AUF
DEN STOFFWECHSEL AUSZUÜBEN

Bis jetzt haben wir uns in unserem Diätplan auf das »Was?« konzentriert –
was für Speisen zu entfernen und was für Speisen wieder zu integrieren sind,
um den Hormonhaushalt zu optimieren. In diesem Kapitel konzentrieren
wir uns darauf, wie und wann wir das neue Hormongleichgewicht herstellen.

Der Zeitplan, die Größe und die Zusammenstellung Ihrer Mahlzeiten
haben großen Einfluss auf Ihre Hormone und Ihren Stoffwechsel. In diesem Kapitel geht es darum, wann Sie welche Lebensmittel essen sollten –
und wann nicht –, um die Wirkungsmuster der Hormone für Gewichtsverlust zu nutzen. Das neue Gleichgewicht beinhaltet drei Schlüsseltechniken:
Essen Sie alle vier Stunden; essen Sie, bis Sie sich satt, aber nicht vollgestopft
fühlen; kombinieren Sie die verschiedenen Lebensmittel richtig miteinander. Werfen wir nun einen Blick auf jedes einzelne dieser Elemente.

DAS NEUE GLEICHGEWICHT – TECHNIK 1:
ESSEN SIE ALLE VIER STUNDEN

Die Diät von *Schlank & satt mit der Kraft der Hormone* besteht aus drei
Mahlzeiten und einem Snack: Frühstück, Mittagessen, Snack am Nachmittag, Abendessen; jeden Tag; ohne Ausreden.

Ich weiß, dass jeder Mensch seine Mahlzeiten verschieden plant. Und das sollen auch Sie – Sie kennen Ihren Körper besser als ich. Doch es gibt drei eherne Gesetze über den Zeitplan der Mahlzeiten, die Sie einhalten müssen, wenn Sie nicht Gefahr laufen wollen, das zunichtezumachen, was Sie bisher erreicht haben:

- Sie müssen ein Frühstück zu sich nehmen.
- Sie müssen alle vier Stunden essen.
- Sie dürfen nicht nach 21 Uhr essen – und vor allem keine Kohlenhydrate, bevor Sie zu Bett gehen. Punkt.

Diese Gesetze werden Ihnen helfen, sich dem natürlichen Hormonrhythmus und dem instinktiven Fettverbrennungsmuster des Körpers anzupassen. Die Anwendung dieser Techniken in Kombination mit der Entfernung und der Regeneration, wie im Plan vorgesehen, garantiert Gewichtsverlust.

Setzen Sie sich an den Frühstückstisch. Ich weiß, welche Ansicht viele Leser zu diesem Thema haben, aber es tut mir leid, ich kann sie nicht akzeptieren: »Jillian«, werden Sie sagen, »ich habe keine Zeit für ein Frühstück.« »Jillian, alles außer Kaffee verursacht mir Brechreiz.« Finden Sie sich damit ab! Weniger als die Hälfte der Menschen frühstückt täglich, aber Untersuchungen zeigten, dass Frühstücken der verlässlichste Verbündete auf dem Weg zu einem gesunden Gewicht und zu einem stabilen Glucose- und Insulinspiegel ist. Tatsache ist, dass bei Frauen, die nicht frühstücken, die Wahrscheinlichkeit, Übergewicht zu bekommen, viereinhalbmal größer ist als bei Frauen, die frühstücken. Bei Frühstücksmuffeln ist außerdem die Wahrscheinlichkeit, dass sie Diabetes Typ 2 entwickeln, am größten.

Eine Studie, die in der Zeitschrift *Pediatrics* veröffentlicht wurde, begleitete mehr als 2.000 Jugendliche über einen Zeitraum von fünf Jahren, von ihrem fünfzehnten bis zu ihrem zwanzigsten Lebensjahr. Die Wissenschaftler stellten fest: Je öfter Jungen und Mädchen frühstückten, desto niedriger war der Körper-Masse-Index. Dieses Resultat war unabhängig von allen anderen Faktoren wie Alter, Geschlecht, ethnischer Zugehörigkeit, gesellschaftlichem und wirtschaftlichem Status, Rauchen, auch unabhängig davon, ob sie sich um ihr Gewicht kümmerten (und ihre Kost). Was aber war das bemerkenswerteste Ergebnis der Studie? Die Jugendlichen, die täglich frühstückten, nahmen sogar mehr Kalorien zu sich als diejenigen, die nicht frühstückten – aber sie hatten dennoch weniger Gewicht.

Wenn Sie am Morgen nicht nüchtern bleiben, bringen Sie ihren Stoffwechsel auf Touren und verhindern Energiedurchhänger im Lauf des Tages. Bei Männern erreicht der Testosteronspiegel den höchsten Punkt um acht Uhr morgens, den niedrigsten Punkt am frühen Abend. Wenn die größte Mahlzeit auf den Tagesbeginn gelegt wird, können Sie aus diesem Stoffwechsel-Energieschub Kapital schlagen. Eine niederländische Studie kam zu dem Schluss, dass Menschen, die ein großes Frühstück reich an komplexen Kohlenhydraten zu sich nahmen (beispielsweise Haferflocken, ballaststoffreiche Frühstücksflocken oder ein Omelett mit Vollkorntoast), sich länger satt fühlten. Kein Wunder, denn die Ballaststoffe sättigen nachhaltig, und so ein Frühstück reduziert die Ghrelinwerte um 33 Prozent.

Essen Sie immer etwas, bevor Sie morgens trainieren. In der Nacht werden etwa 80 Prozent des gespeicherten Glycogens aufgebraucht – das sind die verdauten Kohlenhydrate, die darauf warten, in Energie umgewandelt zu werden. Trainieren Sie auf nüchternen Magen, werden die restlichen 20 Prozent nahezu auf der Stelle aufgebraucht, und der Körper zapft dann Ihre Muskelmasse an – das ist sicher nicht das, was Sie erreichen wollen.

Hormon-Aufgabe: *Frühstücken Sie so früh wie möglich, nicht später als eine Stunde nach dem Aufwachen. Essen Sie eine Schüssel mit ballaststoffreichen Getreideprodukten oder einen Apfel und eine Handvoll roher Mandeln, bevor Sie trainieren. Eine Ausnahme von der Regel des Frühstücks innerhalb einer Stunde gilt nur für Menschen, die Schilddrüsenmedikamente nehmen: Manche Medikamente müssen auf nüchternen Magen genommen werden, andere nach dem Frühstück. Stimmen Sie sich mit Ihrem Arzt über das beste Timing für die Medikamente und die Mahlzeiten ab.*

Essen Sie alle vier Stunden. Lassen Sie es mich anders ausdrücken: Sie müssen alle vier Stunden essen. Ich plane die Diät nicht nur deshalb so, weil sie mich glücklich macht, sondern vor allem, weil sie auch den Stoffwechsel glücklich macht. Es ist nicht nur nicht notwendig, dass Sie mit knurrendem Magen leben – es ist definitiv schädlich!

Wenn Sie konsequent alle vier Stunden essen, besteht keine Möglichkeit, dass dem Körper eine Mahlzeit verloren geht. Deshalb wird er auch nicht davon ausgehen, dass ein Mangel besteht. Wenn Sie Ihrem Körper alle vier Stunden Nahrung zuführen, bauen Sie dem großen Fettspeicher vor, der das Ergebnis des Essens nach dem Prinzip »Alles oder nichts« ist. (Erinnern Sie sich an die »sparsamen Gene« aus Kapitel 1? Wir wollen sie nicht aktivieren.) Der Vorgang des Essens und Verdauens ist für 10 Prozent der Stoffwechselgeschwindigkeit verantwortlich. Wenn Sie irgendeine Tagesmahlzeit unterschlagen, bringen Sie sich um den entsprechenden Stoffwechselschub. Hauptsächlich jedoch hat das regelmäßige Essen die Stabilisierung des Blutzuckers und der Hormone zur Folge: Der Blutzucker bleibt den ganzen Tag über stabil, und da die Mahlzeiten kleiner sind, kommt es zu keinen dramatischen Insulinspitzen. Der Körper weiß, dass Nachschub kommt, er verbrennt deswegen die Mahlzeit zu Energie im Vertrauen darauf, dass er genügend ernährt wird.

Wenn Sie alle vier Stunden essen, bleibt des Weiteren das Hungerhormon Ghrelin unter Kontrolle und der Leptinspiegel stabil. Diese zwei Hormone sind dafür verantwortlich, dass Sie beim Auslassen von Mahlzeiten Heißhunger bekommen und viel anfälliger dafür sind, zu viel zu essen. Ghrelin ist so effektiv, dass das Essen 20 Prozent besser schmeckt, wenn das Hormon durch Ihr Blut rauscht.

Das populäre Konzept der sechs kleinen Mahlzeiten pro Tag ist nicht ideal. Wenn Sie fast ununterbrochen essen, bleibt Ihr Insulin permanent auf Trab. Bodybuilder nutzen diese Methode, um Abertausende Kalorien an einem einzigen Tag unterzubringen. (Wie das eine Schlankheitsmode werden konnte, ist mir rätselhaft.) Bei vielen trat in späteren Lebensjahren Diabetes Typ 2 auf. Ein Zufall? Ich denke nicht. Eine Mahlzeit alle vier Stunden ist die perfekte Formel für das Hormongleichgewicht – man hält das Insulin stabil und hat keine Spitzen bei den Hungerhormonen.

Hormon-Aufgabe: *Ob Sie es glauben oder nicht, am Anfang werden Sie nicht sonderlich hungrig sein, wenn Sie alle vier Stunden essen. Und gerade darum geht es – wir wollen nicht, dass Sie hungern. Wir wollen extremen Hunger ausschalten, der ein Signal dafür ist, dass der Blutzucker zu niedrig ist, ein sicheres Rezept für Heißhunger und Überessen.*

Essen Sie nicht nach 21 Uhr – vor allem keine Kohlenhydrate. Wenn Sie eine Mahlzeit im Lauf des Tages auslassen, ist das Risiko groß, dass Sie danach in der Nacht zu viel essen. Ihr Körper verbraucht im Lauf des Tages Energie, größere Überschüsse werden jedoch als Fett gespeichert. Laut einer in der Fachzeitschrift *Metabolism* veröffentlichten Studie weisen Menschen, die im Lauf des Tages Mahlzeiten auslassen und eine große Mahlzeit zwischen 16 Uhr und 20 Uhr einnehmen, einige verdächtige Werte auf:

- Höherer Blutzucker am Morgen in nüchternem Zustand
- Insgesamt höherer Blutzucker
- Höhere Ghrelinwerte
- Gestörte Insulinausschüttung (ein Indikator für Insulinresistenz)

Klingt nicht gut, oder? Und doch haben viele Menschen, mit denen ich trainiere, genau das getan: Sie arbeiteten den ganzen Tag hart und ignorierten, dass sie Nahrung benötigten, weil sie »zu beschäftigt zum Essen« waren. Und am Ende eines langen Arbeitstages »belohnten« sie sich mit einem netten, entspannenden, Diabetes auslösenden Essen.

Die Werte des fettspeichernden Hormons Cortisol sind am Morgen nach dem Frühstück und dem Mittagessen niedrig, nicht aber nach dem Abendessen und einem abendlichen Snack. Wenn Sie am Abend mehr Kalorien zu sich nehmen, werden Sie mehr Speck am Bauch zulegen, wo Sie mehr Cortisolrezeptoren als an anderen Körperteilen haben. Wenn Sie den Großteil der täglichen Kalorien am Abend zu sich nehmen, gehen auch die Werte des schlechten LDL in die Höhe, während diejenigen des guten HDL sinken.

Die Rate, mit der die Nahrung aus dem Magen entfernt wird – bekannt als die Magenentleerungszeit –, nimmt in der Nacht ab. Auch wird die Fähigkeit, Glucose zu verarbeiten, im Lauf des Tages geringer. Wenn Sie um 20 Uhr eine Mahlzeit mit vielen Kohlenhydraten zu sich nehmen, reagiert der Körper ganz anders, als er das bei einer Mahlzeit mit Kohlenhydraten um 8 Uhr morgens tut. Das alte Sprichwort: »Morgens essen wie ein Kaiser, mittags wie ein König und abends wie ein Bettler« trifft den Nagel auf den Kopf – obwohl ich noch einen weiteren Bettler einschieben würde.

Am wichtigsten ist es, nicht unmittelbar vor dem Schlafengehen zu essen. Die Muskelglycogenspeicher füllen sich mit den Mahlzeiten untertags.

Am Ende des Tages sind alle Glycogenspeicher voll. Sie werden während eines Zeitraums von sieben bis acht Stunden kaum extra Kalorien mehr verbrennen oder Energie aus diesen Glycogenspeichern beziehen. Alle deshalb überzähligen Kalorien werden also nun direkt in Fett umgewandelt.

Der folgende Punkt ist bei Weitem der wichtigste: Etwa eine Stunde nach dem Einschlafen – für die meisten Menschen also ungefähr um Mitternacht – schüttet der Körper den größten Schub des Tages an Wachstumshormonen aus. Insulin blockiert jedoch die Produktion von Wachstumshormonen. Sie wollen doch sicherlich nicht Kohlenhydrate essen, die in der Nacht Ihr Insulin steigern und den wichtigen Nachschub an fettverbrennenden Wachstumshormonen stören.

Hormon-Aufgabe: *Sobald Sie zu Abend gegessen haben, machen Sie die Küche dicht und meiden Sie sie. Versuchen Sie, bei dieser letzten Mahlzeit mehr Proteine als Kohlenhydrate einzunehmen, um die Insulinwerte niedrig zu halten und um eine maximale Ausschüttung von Wachstumshormonen in der Nacht zu ermöglichen.*

DAS NEUE GLEICHGEWICHT – TECHNIK 2:
ESSEN SIE, BIS SIE SATT SIND – ABER NICHT, BIS SIE VOLL SIND

In dieser Diät geht es, wie schon gesagt, nicht um Kalorienzählen. Wenn Sie nährstoffreiche Lebensmittel wieder in Ihren Speiseplan aufnehmen, wird die Natur die Kontrolle über die Größe der Portion für Sie übernehmen. Wenn Sie aber noch dabei sind, diese Prozesse einzuführen, könnte es von Vorteil sein, auch ein neues Gleichgewicht bei der Energiezufuhr zu finden.

Essen Sie, bis Sie satt sind. Sie müssen genügend Nahrung aufnehmen, um Ihren Stoffwechsel in Fahrt zu bringen. Wie in Kapitel 3 besprochen, überfordern Sie Ihre Schilddrüse und trainieren den Körper darauf, mehr mit weniger Energie zu tun, wenn Sie zu wenige Kalorien zu sich nehmen. Obwohl Sparen ein gutes Konzept für wirtschaftliche Gesundheit ist, ist es als Diätstrategie ungeeignet.

Es ist natürlich nicht ratsam, Fast Food zu essen, bis man satt ist. Aber wenn Sie sich mit gesunder, frischer, vollwertiger Nahrung satt essen, dann werden Sie bemerken, dass die Kalorienzufuhr sich in einem idealen Rahmen bewegt – nicht zu viel und nicht zu wenig. Für Frauen liegt dieser Rahmen irgendwo zwischen 1.200 und 1.800 Kalorien, für Männer zwischen 1.800 und 3.000 Kalorien. Den Unterschied bei den erlaubten Kalorien machen das Alter und die körperliche Aktivität. (Siehe »Schätzen Sie Ihre notwendige Kalorienmenge« auf Seite 210)

> Strenge Diäten bringen Ihren Körper dazu, seine eigenen Muskeln abzubauen. Die drastische Einschränkung der Kalorienmenge für lediglich vier Tage kann die Leptinwerte im Blut um nahezu 40 Prozent reduzieren; tun Sie dasselbe einen Monat lang, fallen sie um 54 Prozent. Wenn Sie Kalorien einschränken, um Gewicht zu verlieren, werden die Leptinwerte entsprechend sinken, und Sie werden hungrig – ein Rezept für Diäten mit Jo-Jo-Effekt.

Wenn wir nährstoffintensive, ballaststoffreiche Power-Nahrung mit hohem Wasseranteil essen, werden wir satt, ohne Angst haben zu müssen, dass wir zu viele Kalorien zu uns nehmen. Wenn wir diese Lebensmittel mit hohem Volumen essen, dehnt sich unser Magen ein wenig. Diese »Überdehnung« aktiviert die Ausschüttung von Sättigungs-Peptiden. Das heißt: Mit weniger Kalorien fühlen Sie sich schneller satt, und die Ballaststoffe sorgen obendrein dafür, dass dieser Zustand länger anhält. Wenn Sie dem Körper Nahrung geben, die er als solche erkennen und nutzen kann, nimmt er gern die Nährstoffe auf, die wesentlich für eine optimale Hormonproduktion sind, und kann sie am besten verwerten.

Hormon-Aufgabe: *Finden Sie die empfohlene Kalorienmenge für Ihre Größe und Ihre Aktivitäten heraus. Wenn die Bandbreite zwischen 1.200 und 1.400 Kalorien liegt, senken Sie die Zufuhr nicht auf 800 – Sie stören damit nur den Stoffwechsel und blockieren die Schilddrüsenfunktionen. Vermeiden Sie auf der anderen Seite Handlungen wie die einiger meiner Kunden: Wenn sie hören, dass Essen den Stoffwechsel bis zu 10 Prozent erhöhen kann – bestellen sie sich Pizza! Das Problem dabei ist, dass 10 Prozent bei den meisten Menschen etwa 200 Kalorien darstellen – nicht 2.000! Finden Sie heraus, in welchem Bereich Sie sich bewegen, und halten Sie sich daran.*

Aber nicht, bis Sie voll sind. Ich habe auch eine schlechte Nachricht für Sie: Wenn Sie zumindest eine sehr große Mahlzeit am Tag zu sich genommen haben, ist es sehr wahrscheinlich, dass sich Ihr Magen zu weit gedehnt hat. Das kann es schwermachen, sich satt zu fühlen und Sattheitshormone zu aktivieren. Möglicherweise haben Sie auch eine Leptinresistenz – Ihr Körper schüttet Leptin aus, um Ihnen zu signalisieren, dass Sie satt sind, aber Sie ignorieren diese Hormone und essen weiter.

Die gute Nachricht: Sie können die verlorene Balance wiederfinden und Ihren Appetit wieder unter Kontrolle bringen, aber Sie müssen dazu die Regeln befolgen. Wenn Sie viermal am Tag kleinere Portionen essen, wird das Ihren überdehnten Magen wieder schrumpfen lassen. Dann werden Sie genauso satt sein, aber schneller und mit weniger Essen.

Um sich an kleinere Portionen zu gewöhnen, verwenden Sie einen Salatteller oder eine kleinere Schüssel anstatt der großen Essteller. Viele Untersuchungen im Zusammenhang mit Diäten wiesen nach, dass dieser Trick funktioniert, vielleicht wegen eines Mechanismus, den Marktforscher an der Washington University »Partitioning Effect« (»Teilungseffekt«) nennen. Wenn Versuchspersonen hundert Euro erhalten, geben diejenigen, die sie in zehn Kuverts zu zehn Euro bekommen, fünfzig Euro aus; diejenigen, die ein einziges Kuvert mit hundert Euro bekommen, geben alles aus. Derselbe Effekt wird auch beim Essen ausgelöst, denn wenn Sie eine Portion essen – also etwa einen Teller –, müssen Sie eine bewusste Entscheidung treffen, mehr zu nehmen.

Vergleichen Sie dieses Szenario mit dem gedankenlosen In-sich-Hineinschaufeln von einem großen Teller. Wir haben bereits gesehen, wie übergroße Mahlzeiten die Insulinwerte steigen lassen und das gesamte Verdauungssystem überfordern. Wenn Sie die Kalorien eines einzigen großen Essens auf den ganzen Tag verteilen, erleichtern Sie Ihren Zellen, Organen, Drüsen und Hormonen die Arbeit um einiges.

Wenn Sie dazu neigen, zu viel zu essen, sollten Sie vielleicht wissen, dass die Reduzierung der täglichen Kalorienmenge um nur 15 Prozent – von 2.000 auf 1.700 Kalorien beispielsweise – das Krebsrisiko verringert. Forscher der University of Texas fanden heraus, dass bei Mäusen, denen 15 bis 30 Prozent weniger Kalorien gegeben wurden, die Signalwirkung von IGF-1 gehemmt ist. Außerdem vermindert sich überflüssiges Zellwachstum sowie die Entwicklung von Papillomen (Läsionen auf der Haut, die als Hautkrebs-Vorstufe gelten). Die Wissenschaftler nehmen an, dass derselbe Mechanismus auch bei 80 Prozent der anderen Krebsarten so oder ähnlich funktioniert.

Aber so komplex auch das Verhältnis von Hormonen und Gewichtsverlust ist, und so wenig wir hier Kalorien zählen wollen, eine Regel für das Abnehmen bleibt in Kraft: Das Reduzieren von Kalorien ist wichtig. Von 5.000 Menschen im National Weight Control Registry, die erfolgreich einen Gewichtsverlust von 14 Kilogramm halten konnten, hatten 99 Prozent dauerhaft Kalorien reduziert.

Das musste gesagt werden. Aber ich werde es nicht wieder erwähnen.

Hormon-Aufgabe: *Nur bei Tierprodukten, verarbeiteten Speisen, stärkehaltigen Gemüsen und zuckerreichem Obst hat die Teilung der Portionen Sinn. (Siehe die Bemerkungen zur »Faustregel« weiter unten.) Es ist mir wirklich gleichgültig, wie viel Gemüse Sie essen, das keine Stärke enthält. Es wäre völlig in Ordnung, wenn Sie Teller auf Teller davon essen würden! Starten Sie die Mahlzeit mit Gemüse, und Sie werden den im Darm angesiedelten Sättigungshormonen mehr Zeit geben, in Fahrt zu kommen.*

DAS NEUE GLEICHGEWICHT – TECHNIK 3: DIE RICHTIGE ZUSAMMENSTELLUNG DER MAHLZEITEN

Ich weiß nicht, wie es Ihnen geht, aber ich bin die ewige Diskussion über kohlenhydratfreie, kohlenhydratarme, fettreiche Nahrung leid. Alles, was wir brauchen ist – ein Gleichgewicht. Unsere Körper sind von Natur aus für Balance gemacht.

Von nun an werden in jeder Ihrer Mahlzeiten oder Snacks Eiweiß, Fett und Kohlenhydrate enthalten sein (außer dem Snack am Abend, der hauptsächlich aus Eiweiß besteht). Wie in unserem Kapitel über die Power-Lebensmittel und ihre Nährstoffe erwähnt, kommt jedem Nährstoff eine wichtige Rolle in der Hormonproduktion zu. Wird auch nur einer davon entfernt, verändert und verlangsamt sich der Stoffwechsel.

SCHÄTZEN SIE IHRE NOTWENDIGE KALORIENMENGE

Ich wiederhole: Es geht bei dieser Diät nicht um das Kalorienzählen, es geht um die Gesundheit – Gewichtsverlust wird sich automatisch einstellen. Aber es ist dennoch hilfreich zu wissen, in welchem Bereich Sie sich bewegen soll-ten.Beachten Sie daher die folgenden Empfehlungen, die auf den Richtlinien der American Diabetes Association beruhen.

Sie sind ...	Streben Sie die folgende Kalorien-menge pro Tag an
Eine mittelgroße Frau sind, die abnehmen will	1.200–1.400
Eine kleine Frau, die das angestrebte Gewicht hat	1.200–1.400
Eine mittelgroße Frau mit sitzender Lebensweise und dem angestrebten Gewicht	1.200–1.400
Eine große Frau, die abnehmen will	1.400–1.600
Ein große Frau mit sitzender Lebensweise und dem angestrebten Gewicht	1.400–1.600
Eine mittelgroße bis große, aktive Frau mit dem angestrebten Gewicht	1.600–1.900
Ein älterer Mann mit angestrebtem Gewicht	1.600–1.900
Ein kleiner bis mittelgroßer Mann, der Gewicht verlieren will	1.600–1.900
Eine Teenagerin	1.900–2.300
Eine große, aktive Frau mit angestrebtem Gewicht	1.900–2.300
Ein kleiner bis mittelgroßer Mann mit angestrebtem Gewicht	1.900–2.300
Ein Teenager	2.300–2.800
Ein mittelgroßer bis großer Mann mit angestrebtem Gewicht	2.300–2.800

Wir benötigen Fettsäuren – man nennt sie nicht grundlos »essenziell«. Wir müssen bestimmte Fette auf dem Speiseplan haben, um Unterernährung zu vermeiden. Tier- und Pflanzenfette liefern wichtige, konzentrierte Energie. Sie stellen auch die Baublöcke für die Zellmembrane und eine Reihe Hormone und hormonähnlicher Substanzen zur Verfügung.

Fette verlangsamen die Aufnahme von Nährstoffen, sodass sich das Hungergefühl später einstellt, und sie tragen zum Zucker- und Insulinstoffwechsel bei, was dem Gewichtsverlust dienlich ist. Ohne Fette würden die Kohlenhydrate unseren Blutzucker (und unser Insulin) zu einer unaufhörlichen Achterbahnfahrt verurteilen. Die Fette sind Träger der wichtigen fettlöslichen Vitamine A, D, E und K sowie aller Carotinoide. Omega-3-Fettsäuren, die gesund für das Herz sind, halten die Triglyceride unter Kontrolle und dämpfen die Insulinresistenz. Einige Fette – wie CLA – helfen sogar dabei, gespeichertes Körperfett zu verbrennen. Menschen mit einem Hang zu Insulinresistenz brauchen sogar 30 Prozent Fette in ihrem Essen, um abnehmen zu können: Mehrere Untersuchungen zeigten, dass sie entweder scheitern oder das Gewicht nicht halten können, wenn sie eine Diät mit kohlenhydratarmer Kost machen. Einige Forscher meinen auch, dass gesättigte Fette (lange als Hauptfaktor für die Entstehung von Herzkrankheiten und Übergewicht verurteilt), in Wahrheit unschuldig sind und möglicherweise sogar zum Gewichtsverlust beitragen können.

Wir haben verstanden: Fett ist gesund!

Wir benötigen Proteine. Ich bin ziemlich sicher, dass ich darüber mit Ihnen nicht streiten muss. Wir benötigen Proteine, um Muskelmasse zu bilden und um sie zu erhalten. Schon die Tatsache, dass Sie Proteine zu sich nehmen, kann dazu führen, dass der Körper bis zu 35 Prozent mehr Kalorien bei der Verdauung verbrennt. Protein stimuliert die Produktion des Sättigungshormons CCK und senkt den Ghrelinspiegel. Wenn wir Kohlenhydrate nicht in Verbindung mit Proteinen essen, steigen die Insulinwerte unkontrolliert an.

Kritiker führen normalerweise an, dass Diäten mit hohem Proteinanteil nicht nachhaltig sind, weil die Menschen automatisch Heißhunger auf Kohlenhydrate bekommen. Aber die Forschung hat das nicht bestätigt – tatsächlich kam sie zum gegenteiligen Schluss. Zahlreiche Studien über proteinreiche Diäten gelangten zu dem Ergebnis, dass Menschen, die sie einhalten, den Gewichtsverlust länger halten können. Sie haben eine bessere Körperzusammensetzung; sie senken die Cholesterin-, Triglycerid-, Blutzucker- und Insulinwerte; und ihr Stoffwechsel ist besser als zu Beginn der Diät. Je länger Sie eine Diät mit 30 Prozent Eiweiß machen, desto größer ist die fettverbrennende Wirkung nach dem Essen. Forscher stellten fest, dass jemand, der bei seinem Mittagessen regelmäßig 30 Prozent Proteine zu sich nimmt, möglicherweise 10 Extra-Kalorien pro Minute verbrennt gegenüber jemandem, der weniger als 20 Prozent Proteine bekommt. (Dieser Effekt dauert bis mehr als drei Stunden nach der Mahlzeit an – also gerade lange genug bis zur nächsten Mahlzeit!)

Selbst die Sorgen um ein erhöhtes Herzinfarktrisiko bei einer proteinreichen Kost scheinen zunehmend unbegründet zu sein. Das Ergebnis einer schwedischen Studie lautete, dass 66 Prozent der Kontrollpersonen, die »normale« Kost aßen, im Verlauf der vierjährigen Studienzeit einen Schlaganfall oder einen Herzinfarkt erlitten, aber nur 8 Prozent der Personen mit einer proteinreichen Kost.

Die Wetten stehen wohl etwas besser für die proteinreiche Kost.

Proteine sind gut. Basta.

SETZEN SIE DIE FAUSTREGEL EIN

Eine Umfrage zeigte, dass nur ein Prozent von uns die Portionsgrößen richtig abschätzen kann. Experimentieren Sie mit Messbechern und entwickeln Sie ein Gefühl für die perfekten Portionsgrößen. Es ist nicht schwer zu lernen, wie ein Milchglas aussieht oder wie viel Gramm Fleisch eine kleine Hühnerbrust enthält.

Portion	Entspricht
85 g Fleisch	Einer Kinderhandfläche oder einem Kartenspiel
140 g Fleisch	Handfläche eines Erwachsenen oder zwei Kartenspielen
½ Tasse Pasta oder Korn	½ Baseball (nicht Softball!)
1 Teelöffel Butter	Einer Fingerspitze (oder einem Spielwürfel)
1 Teelöffel Öl	Einer Fingerspitze (oder einem Spielwürfel)
1 Teelöffel Erdnussbutter	½ Tischtennisball
1 mittleres Stück Obst	Einer Faust oder einem Baseball
30 g Käse	Vier Spielwürfeln
1 Teelöffel Dressing	½ Daumen
1 Tasse Gemüse	Einer Faust oder einem Baseball
1 Bagel	Eine rCD
1 Tasse Frühstücksflocken	Einer Faust oder einem Baseball

Wir benötigen Kohlenhydrate. Abgesehen von allem, was über Kohlenhydrate gesagt wurde: Ohne sie kann der Körper auf Dauer einfach nicht funktionieren. Kohlenhydrate geben uns Energie; ohne sie könnten wir nicht denken, gehen, tanzen, fahren oder irgendetwas anderes aktiv tun. Wir brauchen Kohlenhydrate zum Überleben – und zum Abnehmen! So hat eine Studie gezeigt: Frauen, die drei Tage lang stark die Kohlenhydrate einschränkten, bekamen am vierten Tag einen Heißhunger auf Kohlenhydrate und aßen letztlich 44 Prozent mehr Kohlenhydrate als vor der Diät.

Kohlenhydrate geben unserem Essen Struktur, machen es knusprig, abwechslungsreich und nachhaltig sättigend. Sie machen uns außerdem buchstäblich glücklich, indem sie unseren Neurotransmittern Nahrung geben. Außerdem sinkt bei Menschen, die drei Portionen Vollkorn pro Tag essen, die Wahrscheinlichkeit für einen Diabetes Typ 2 um 30 Prozent.

Kohlenhydrate sind außerdem die Trägersubstanz für viele natürliche Wirkstoffe, die Erkrankungen bekämpfen. Sekundäre Pflanzenstoffe kommen nur von Pflanzen – Sie können kein Vitamin C von einem Hamburger ohne Brötchen bekommen. Ohne Kohlenhydrate wären wir Krebs, Herzerkrankungen, dem metabolischen Syndrom, chronischen Entzündungen und Verdauungssystemen schutzlos ausgeliefert.

Obwohl wir die Kohlenhydrate jahrzehntelang missbraucht haben, indem wir sie mit unseren toxischen Chemikalien zugeschüttet haben, sind dennoch sie es, die uns vor uns selbst retten können. Ballaststoffe, also Kohlenhydrate, die ausschließlich aus pflanzlichen Quellen kommen, sind eine der wenigen funktionierenden Methoden, unserem Körper beim Aussortieren und Entsorgen von Toxinen zu helfen, die sich in unserem Gewebe abgelagert und die unser Hormonsystem viele Jahre lang durcheinander und aus dem Gleichgewicht gebracht haben.

Denken Sie daran, der Schlüssel sind GUTE KOHLENHYDRATE! Gemüse, Obst, Vollkorn. Sie haben ohnehin aufgepasst, nicht wahr? Ich hätte diesen Punkt also nicht wiederholen müssen, habe es aber trotzdem getan … für alle Fälle.

Also, ja, wir brauchen Kohlenhydrate. Kohlenhydrate sind gut. Schluss.

Hormon-Aufgabe: *Achten Sie bei Ihren Mahlzeiten auf eine Zusammensetzung aus jeweils 40 Prozent Kohlenhydraten, 30 Prozent Proteinen und 30 Prozent Fett. Sie können dieses Verhältnis auch ein wenig verändern. Einige Menschen ziehen etwas mehr Kohlenhydrate vor, andere wollen etwas weniger. Das endgültige, präzise Verhältnis, das für Sie am besten ist, hat auch mit der Geschwindigkeit zu tun, mit der Ihr Körper das Essen in Energie umwandelt. Die Feinabstimmung dieser Makronährstoffe kann Ihnen mehr Energie geben und das Sättigungsgefühl verlängern. Ich habe diesem Punkt in meinen beiden vorhergehenden Büchern ganze Abhandlungen gewidmet und will an dieser Stelle daher nicht ins Detail gehen. Sie müssen sich nur eines merken: Sie benötigen Fett, Proteine und Kohlenhydrate in jeder Mahlzeit.*

Kommen wir noch einmal zurück zum Thema Toxine im Körper: Wissenschaftler beginnen erst nach und nach zu verstehen, wie Hormone, Pestizide und Chemikalien aufeinander einwirken und exponentiell gefährlichere Nebenwirkungen entwickeln als jede Substanz für sich. Was man aber bereits sicher weiß: Glücklicherweise kann auch hochwertige Ernährung positive Effekte exponentiell vergrößern.

Die Natur hat wirkungsvolle Waffen, um zurückzuschlagen. Und sie verfügt mit dem Synergieeffekt der Nahrung über ein Gesundheitssystem, das ebenfalls größer als seine einzelnen Bestandteile ist. Die neueren Zweige der Ernährungswissenschaft beschäftigen sich mit diesem wichtigen Thema. Sie untersuchen Lebensmittel und Mechanismen, die Synergieeffekte erzeugen, die Krebs, Herzerkrankungen und andere chronische Leiden besser bekämpfen, als einzelne Nährstoffe es tun könnten.

Aber ich werde Ihnen ein kleines Geheimnis verraten – die Bezeichnung »Synergieeffekt von Nahrung« ist nur ein fantasievoller Weg zu sagen: »Essen Sie vollwertige Lebensmittel.« Konzentrieren Sie sich nicht auf Kohlenhydrate, Proteine oder Fett getrennt – sehen Sie Lebensmittel als Einheit an. Vollwertige Lebensmittel bringen die individuellen Stärken der einzelnen Nährstoffe zum Tragen. Wenn Sie mehr vollwertige Lebensmittel essen, führen Sie Ihrem Körper mehr Synergien zu,. Sie können dann gemeinsam Ihr Hormonsystem und Ihren Stoffwechsel optimieren, den Körper entgiften und Sie langfristig gesund erhalten.

DIE DIÄT AUF EINEN BLICK

Solange Sie sich auf die drei Hauptprinzipien konzentrieren und dabei reine, vollwertige und ausgewogene Lebensmittel zu sich nehmen, können Sie nichts falsch machen:

1. REIN: Zunächst halten Sie nach der Nahrung Ausschau, die die kleinste Menge verfälschender Zusatzstoffe und hormonaktiver Chemikalien enthält.

ENTFERNEN SIE	ESSEN BZW. TRINKEN SIE WENIGER
Gehärtetes Fett	Stärkehaltige Lebensmittel
Raffiniertes Getreide	Tropisches, getrocknetes Obst sowie Dosenobst
Fructose-Glucose-Sirup	Soja
Künstliche Süßstoffe	Alkohol
Künstliche Farbstoffe und Konservierungsmittel	Vollfette Milchprodukte und fettes Fleisch
Glutamate	Lebensmittel aus der Dose
	Koffein

2. VOLLWERTIG: Suchen Sie Lebensmittel, die aus der Erde kommen oder eine Mutter hatten.

ESSEN SIE WIEDER FOLGENDE LEBENSMITTEL

Hülsenfrüchte	Dunkelgrünes Blattgemüse
Lauch	Nüsse und Kerne
Beeren	Milchprodukte
Fleisch und Eier	Vollkornkost
Buntes Obst und Gemüse	
Kreuzblütengewächse	

3. AUSGEWOGEN: Schließlich wählen Sie im Laufe des Tages das richtige Verhältnis von Proteinen, Fett, Kohlenydraten und Kalorien.

SCHAFFEN SIE EIN NEUES ENERGIEGLEICHGEWICHT

Frühstücken Sie	Essen Sie, bis Sie satt sind,
Essen Sie alle vier Stunden	aber nicht voll
Essen Sie nicht nach 21 Uhr	Essen Sie 40 Prozent Kohlenhydrate, 30 Prozent Fett und 30 Prozent Proteine
Keine Kohlenhydrate in der Nacht	

Diese spezifische Abstufung der Vorgänge – die Entfernung der Hormone, Pestizide und Chemikalien der konventionell hergestellten Nahrungsmittel; die Wiederaufnahme verlorener Nährstoffe; und das neue innere und äußere Gleichgewicht – erlaubt Ihnen, die Synergieeffekte täglich zu nutzen. Alle Bestandteile der Diät wirken zusammen, um die heilende Wirkung dieser Lebensmittel, die die Hormone optimieren, zum Tragen kommen zu lassen. Und nun werden Sie lernen, wie Sie alle Teile der Diät zu einem Ganzen zusammenfügen können.

TEIL 3

DIE MASTER-HILFSMITTEL

Kapitel 8

DIE LIFESTYLE-STRATEGIE DES MASTERPLANS

———————•———————

ENTFERNEN SIE TOXINE AUS IHREM HEIM, NEHMEN SIE
FEHLENDE NÄHRSTOFFE WIEDER IN IHRE DIÄT AUF UND
TANKEN SIE ENERGIE, UM UNERTRÄGLICHEN STRESS ZU
BEKÄMPFEN

Wie wir sehen konnten, werden unsere Körper in der modernen Welt buchstäblich attackiert. Einige Toxine wie raffinierten Zucker, künstliche Süßstoffe, Lebensmittelzusatzstoffe und rezeptpflichtige Medizin nehmen wir mit der Nahrung auf. Andere kommen aus der Umwelt bzw. haben Ursachen wie die Verschmutzung von Wasser und Luft, belastete Kosmetika, petrochemischen und industriellen Abfall sowie Schwermetalle. Manche Toxine erzeugen wir selbst: durch Überarbeitung, Überessen und Schlafmangel.

Unabhängig von ihrer Herkunft zerstören alle diese Toxine unsere Biochemie und die Gesundheit unserer Zellen. Je mehr davon wir mit uns herumschleppen, desto größer ist die »mikrobielle Belastung«, die kombinierte Wirkung aller dieser Umwelthormone.

Nun, da wir Ihren Speiseplan bereinigt haben, müssen wir auch den Rest säubern. Wir entfernen die verbleibenden Toxine in Ihrem Heim, gleichen verbleibende Nährstoffdefizite aus und bringen die Energie wieder ins Gleichgewicht. Wenn Sie diesen Abschnitt gelesen haben, werden Sie viele der verbliebenen Hormonrisiken eliminiert und Ihren Stoffwechsel neu gestartet haben.

Betrachten Sie die folgenden Ratschläge in diesem Kapitel nicht als einheitliches Programm, das Sie umfassend und sofort durchziehen müssen. Das wäre zu viel verlangt und kaum zu bewältigen. Gehen Sie lieber in kleinen Schritten vor. Die Vorschläge in diesem Kapitel gehen von den bestmöglichen Maßnahmen zur Reduktion der mikrobiellen Belastung aus; wenn Sie nur die Hälfte umsetzen und in Ihren Alltag integrieren, werden Sie bereits in hervorragender Verfassung sein.

Gehen wir an die Arbeit.

ENTFERNEN SIE TOXINE AUS IHRER UMGEBUNG

Saubere Lösungen tragen nicht nur dazu bei, dass Sie Gewicht verlieren und fantastisch aussehen, sie schützen auch unseren Planeten. Jede Änderung in der Küche, im Haus und im Garten verbessert auch Ihren Stoffwechsel, verschafft Ihnen Vitalität, verlängert Ihr Leben und schenkt Ihnen Glück.

ENTFERNEN SIE TOXISCHE KUNSTSTOFFE AUS IHRER WOHNUNG

Kunststoffe werden von den Produzenten mehr als jedes andere Material verwendet. Einige geben mehr Umwelthormone oder andere gefährliche Chemikalien ab, andere weniger. Sie können die unterschiedlichen Kunststoffe an den Ziffern am Behälterboden erkennen. Gehen wir die Liste durch, damit Sie wissen, welche am wenigsten Gift beinhalten und welche Sie sofort entfernen müssen.

UNSICHERE KUNSTSTOFFE – NICHT VERWENDEN!

NEIN! 3 – Polyvinylchlorid (PVC)

Es ist zu finden in Speiseölflaschen, Frischhaltefolien, der durchsichtigen Verpackung von Fleisch, Käse, Aufschnitten und anderen Lebensmitteln sowie in Rohrleitungen und Spielzeug.

Warum es schädlich ist: Hormonaktive Phthalate und karzogene Dioxine lösen sich vom PVC, wenn es mit Hitze, Nahrung (vor allem Käse und Fleisch), Wasser, Luft und dem menschlichen Körper in Berührung kommt.

Wählen Sie stattdessen: Klarsichtfolien ohne PVC oder Bisphenol A (BPA). Bewahren Sie Ihre Lebensmittel in Glasbehältern auf. Kaufen Sie Speiseöl in Glasflaschen. Geben Sie niemals Nahrung im Kunststoffbehälter in den Mikrowellenherd – verwenden Sie Pergamentpapier oder Wachspapier.

NEIN! 6 – Polystyrol
(PS; extrudiertes Polystyrol wird Styropor genannt)

Extrudiertes Polystyrol ist zu finden in Styropor-Kaffeebechern, Boxen für Take-away-Essen, Schaumstoffschalen für Fleisch, Verpackung von Erdnüssen und Schaumeinlagen. Der nicht-extrudierte Typ ist bei CD-Hüllen, Einwegbesteck und durchsichtigen Take-away-Essensbehältern zu finden.

Warum es schädlich ist: Vor allem wenn es erhitzt wird, kann das bekanntermaßen hormonaktive Polystyrol Chemikalien an das Fleisch abgeben. Die im Herstellungsprozess verwendeten Materialien – Benzol, Butadien und Styrol – sind nachweisliche oder vermutliche Karzinogene.

Wählen Sie stattdessen: Packen Sie in Polystyrol verpackte Nahrung so schnell wie möglich in Glas- und Keramikbehälter um. Trinken Sie niemals heiße Getränke aus Styroporbechern und essen Sie niemals Speisen aus Styroporbehältern. Wählen Sie Restaurants aus, die Delivery-Boxen auf Papierbasis verwenden sowie Einwegbesteck und Einwegtassen auf Mais- oder Zuckerbasis.

NEIN! 7 – Polycarbonat (PC; Recycling-Nummer 7: andere Kunststoffe)

Es ist zu finden in Babyfläschchen, Geschirr für Mikrowellenherde, rostfreien Nahrungsbehältern, Medikamentenbehältern, Besteckbehältern, Kunststoffbeschichtungen für nahezu alle Speise- und Softdrinkdosen, Lexan-Behältern, alten Nalgene-Wasserbehältern aus hartem Kunststoff, 20-Liter-Wasserkannen, Baumaterial.

Warum es schädlich ist: Hunderte Untersuchungen an Tieren und Menschen haben Bisphenol A (BPA), eine chemische Substanz in Kunststoffen aus Polycarbonat, mit schädlichen, hormonaktiven Prozessen in Zusammenhang gebracht, etwa mit früh einsetzender Pubertät bei Mädchen, abnormalem Brustgewebe und Prostatawachstum sowie geringerer Spermienzahl.

Wählen Sie stattdessen: Säubern Sie den Inhalt von Dosen vor dem Essen sorgfältig unter fließendem Wasser. Verwenden Sie Babyfläschchen aus Glas. Falls Sie jedoch weiterhin Polycarbonat-Fläschchen verwenden, geben Sie sie nicht in den Babyfläschchenwärmer – Aufwärmen verstärkt die Abgabe der Chemikalien. Wechseln Sie zu Trinkflaschen aus rostfreiem Stahl oder mit Keramikbeschichtung. Waschen Sie die Trinkflaschen aus Polycarbonat nicht in der Geschirrspülmaschine. Wenn sie beginnen, sich zu beschlagen, entsorgen Sie sie. Wenn das Wasser oder eine andere Flüssigkeit nach Plastik riecht, trinken Sie es nicht.

7 PLA – DER EINZIGE KUNSTSTOFF, DER GUT IST

Dieser Kunststoff der Codenummer 7, auf dem Etikett mit »PLA«, für Polylactid, ist ausgezeichnet. Er wird aus Mais, Kartoffeln, Zucker oder anderer pflanzlicher Stärke hergestellt. Er ist vollständig kompostierbar! Überprüfen Sie den Boden Ihres Behälters – meiden Sie PC, aber PLA ist in Ordnung.

KUNSTSTOFFE, DIE SICHER(ER) SIND

Diese Kunststoffe haben bessere Werte als die drei oben genannten. Aber wenn Sie mich fragen: Je weniger Sie in Ihrem Leben mit Plastik in Berührung kommen, desto besser.

OKAY: 1 – Polyethylenterephthalat (PET)

Es ist zu finden in Flaschen für Hustensaft, Ketchup, Salatdressing, alkoholfreie Getränke, Sportgetränke und Wasser. Ebenfalls enthalten in Kunststoffbehältern für Gelee, Marmelade, Senf, Mayonnaise und Erdnussbutter.

OKAY: 2 – Polyethylen hoher Dichte (HDPE)

Es ist zu finden in Spielzeug, Haarwaschmittelflaschen, Milchbeuteln, Joghurtbehältern, Margarinebehältern, recycelbaren Einkaufstüten, Müllbeuteln, Waschmittelflaschen, Brettschichtholz, Tyvek-Fliesstoff, einigen Produkten von Tupperware, Hygieneartikeln, dem originalen Hula-Hoop und in Schrumpffolienverpackungen.

OKAY: 4: Polythylen niedriger Dichte (LDPE)

Zu finden in Einkaufstüten, Schüsseln, Deckeln, Sechserpack-Plastikringen, Schalen, Stromkabeln, Beschichtungen, einigen Frischhaltefolien, Sandwichtüten, Lebensmittelfarbstoffen sowie in weiteren zusammendrückbaren Flaschen und Flaschendeckeln.

OKAY: 5 – Polypropylen (PP)

Zu finden in Kunststoffgeräten, Tassen, Thermounterwäsche, durchsichtigen Tüten, Windeln, sicheren Babyfläschchen, Joghurtbehältern, Garnitur- und Gewürzbehältern.

ENTFERNEN SIE TOXINE AUS IHRER KÜCHE

Bei über hunderttausend Chemikalien im Umlauf, von denen die wenigsten erforscht sind, werden wir bald neue Ergebnisse über die schädliche Wirkung von immer mehr Substanzen vorliegen haben. In der Zwischenzeit bauen Sie in Ihrer Küche vor.

NEIN: Chloriertes weißes Küchenpapier

Die US-Umweltbehörde stellte fest, dass Dioxine, Nebenprodukt von Chlor, 300.000-mal karzinogener sind als DDT, wirkt außerdem wie Östrogene.

ÖFFNEN SIE DEN GESCHIRRSPÜLER NICHT

Öffnen Sie den Geschirrspüler nicht während des Waschvorgangs. Die Dampfwolke setzt giftiges, verflüchtigtes Chlor frei, entstanden aus der Kombination von Waschmittel und Leitungswasser.

JA: Chlorfreie Papierprodukte

Verwenden Sie Produkte – inklusive Toilettenpapier –, die als chlorfrei verarbeitet ausgezeichnet sind.

NEIN: Gebleichte Kaffeefilter

Gebleichte Kaffeefilter geben Chlor in Ihren Kaffee ab und setzen dadurch mit jedem Schluck Dioxin frei.

JA: Ungebleichte oder mit Sauerstoff gebleichte Kaffeefilter

Filter können auch mit Chlordioxid gebleicht werden, das kein Dioxin abgibt, oder aber mit Sauerstoff, wobei völlig auf Chlorverbindungen verzichtet wird.

NEIN: »Antibakterielle« Geschirrspül- und Putzmittel

Antibakterielle Spül- und Reinigungsmittel sind im Haushalt überflüssig und sogar schädlich. Sie tragen zur Entstehung von Antibiotikaresistenz bei. Wenn sich darin enthaltenes Triclosan mit Chlor verbindet, entstehen karzinogenes Chloroform und hoch giftige Dioxine.

JA: Natürliche Seifen

Wählen Sie Geschirrspülmittel ohne Chlor und ohne Phosphate.

NEIN: Teflonbeschichtete Pfannen

Eine Chemikalie in Teflon schädigt wahrscheinlich sowohl die Leber als auch die Schilddrüse und beeinträchtigt außerdem das Immunsystem.

ENTFERNEN SIE DIE TOXINE AUS DEM BADEZIMMER

Eine große Zahl giftiger Chemikalien und Umwelthormone stammt aus Kosmetika und Körperpflegeartikeln. Die folgenden Inhaltsstoffe haben vermutlich hormonaktive Wirkung.

NEIN: Quecksilber
(auf der Liste der Inhaltsstoffe oft als Thiomersal aufgeführt)

Zu finden in Lippenkonturstiften, Lipgloss, Feuchtigkeitscremes, Mascara, Augentropfen, Salben und Deodorant.

Warum es schädlich ist: Quecksilber setzt sich dauerhaft im Gewebe fest und stört unsere Neurochemie, das Immunsystem und andere Zellen. Es ist ein mutmaßliches Umwelthormon und schädlich für die menschliche Fortpflanzung und Entwicklung.

NEIN: Blei

Es ist in über 60 Prozent von Marken-Lippenstiften zu finden, aber niemals als solches ausgezeichnet.

Warum es schädlich ist: Blei verursacht Lern- und Verhaltensstörungen und wurde mit Schäden des zentralen Nervensystems in Zusammenhang gebracht, mit Fehlgeburten, geringerer Fruchtbarkeit, Hormonveränderungen und Menstruationsstörungen.

NEIN: Toluol

Kommt vor allem in Nagellack sowie in anderen Mitteln zur Behandlung der Nagelhaut und der Nägel.

Warum es schädlich ist: Toluol schädigt das Nerven-, Atem- sowie Herz-Kreislauf-System. Möglicherweise schädigt es auch die Nieren, ist für eine niedrige Spermienzahl verantwortlich, ruft Geburtsdefekte hervor und stört den Menstruationszyklus.

NEIN: Formaldehyd

Dieses Toxin ist besonders verbreitet. Man findet es in Feuchtigkeitscremes, kosmetischen Gesichtsreinigern, Haarwaschmitteln, Haarbalsam, Sonnencremes, Duschbädern, Haargel, Aknemitteln, Grundierungen, Lidschatten, Mascara, Feuchttüchern, Handcremes, Schmiermitteln, Haarsprays und Augen-Abschminkmitteln. (Es findet auch Verwendung in Nahrungsmitteln und – in Bestattungsunternehmen!)

Warum es schädlich ist: Formaldehyd beeinträchtigt das Immunsystem und kann erwiesenermaßen zu Krebs führen. Diverse Wissenschaftler bringen es außerdem mit Leukämie, Menstruationsstörungen, Asthma, der Lou-Gehrig-Krankheit und DNA-Schädigungen in Verbindung.

NEIN: Parabene

Sie kommen vor allem in Haarwaschmitteln, Haarbalsamen, Dusch- und Badezusätzen, Zahnweißern, Zahnpasta, Gesichtreinigungscremes, Sonnencremes, Feuchtigkeitscremes und Gesichtswasser zum Einsatz.

Warum sie schädlich sind: Parabene imitieren im menschlichen Körper Östrogene und werden mit der Entstehung und dem Voranschreiten von Brust- und Prostatakrebs in Verbindung gebracht.

NEIN: Mutterkuchen (Plazenta)

Mutterkuchen ist in einigen Haarglättungsmitteln, Feuchtigkeitscremes und Gesichtswässern zu finden.

Warum er schädlich ist: Mutterkuchen produziert Östrogene, Östron, Östradiol und Progesteron. Er steht im Verdacht, unter anderem das Risiko von Brustkrebs zu erhöhen.

NEIN: Phthalate

Hersteller setzen sie vor allem Nagellackentfernern, Nagel- und Nagelhautmitteln, Duftsprays, Badeölen, Feuchtigkeitscremes und Haarsprays zu.

Warum sie schädlich sind: Phthalate sollen Unfruchtbarkeit und Fehlgeburten provozieren. Da sie auf den Etiketten nicht aufgelistet sind, ist es schwierig, sie zu identifizieren. Weichen Sie im Zweifel auf biologische Naturkosmetika aus.

NEIN: Triclosan

Häufig in Feuchtigkeitscremes, Handcremes, Haarwaschmitteln, Gesichtsreinigungscremes, Haarspülungen und -kuren, Deodorants, Körperpeelings, Duschbädern und Zahnpasta enthalten.

Warum es schädlich ist: Triclosan wird mit der Störung des Schilddrüsenhormonstoffwechsels in Verbindung gebracht und soll Antibiotikaresistenz hervorrufen.

JA: Natürliche Kosmetika und Körpflegemittel

Einige Kosmetika bezeichnen sich als »biologisch«, aber im Gegensatz zu Lebensmitteln existieren keine verbindlichen Richtlinien der Behörden für Kosmetika oder Körperpflegeartikel. Dennoch halte ich sie für eine gute Wahl, besonders, wenn die Hersteller transparent arbeiten.

DER MASTER-GUIDE FÜR WASSER

Es gibt so viele hormonaktive Chemikalien, die von den Wasserbehörden noch nicht reguliert wurden, dazu sind die konventionellen Methoden der Wasserbehandlung mehr als lächerlich.

Der einzige Weg zu sauberem Wasser ist die konsequente Verwendung von Wasserfiltern. An der folgenden Tabelle können Sie sich für den Anfang orientieren. Um sicherzugehen, kombinieren Sie zwei verschiedene Filter, etwa einen für Umkehrosmose plus einen Kohlefilter auf dem Wasserhahn.

Typ	Wie funktioniert er?	Pro	Kontra
Umkehrosmose	Mit einer halb durchlässigen Membran werden Partikel und Moleküle aufgelöster Schadstoffe entfernt.	Entfernt alle Schwermetalle und kann auch einige Medikamente entfernen.	Produziert viel Abfall – für 1 Liter Nutzwasser an die 4 bis 25 Liter Abwasser. Es werden alle Mineralien, inklusive des gesunden Magnesiums und Kaliums, ausgefiltert. Sie entfernt NICHT Chlor, Pestizide oder Pflanzenschutzmittel. Das Wasser soll »geschmacklos« sein.
Destilliertes Wasser	Das Wasser wird zum Kochen gebracht, dann wird die Temperatur konstant gehalten. Der Filter sammelt den Dampf und kondensiert ihn wieder zu Wasser. (Unreinheiten kochen bei höheren Temperaturen, daher können sie leichter gesammelt und entfernt werden.)	Entfernt alle Schwermetalle, Bakterien und Viren.	Produziert viel Abfall – pro 1 Liter Nutzwasser bis zu 2,5 Liter Abwasser. Filtert alle Mineralien aus, inklusvie dem gesunden Selen. Es entfernt NICHT Chlor, Pestizide und Pflanzenschutzmittel oder Medikamente. Das Wasser soll »geschmacklos« sein.
Aktivierter Kohlefilter (wird auf dem Wasserhahn montiert, unter dem Spülbecken oder in Kannen)	Das Wasser fließt durch den Kohlefilter, der viele Unreinheiten einfängt.	Je nach Marke unterschiedlich; alle entfernen Chlor, verbessern den Geschmack und verringern Ablagerungen. Die meisten entfernen Schwermetalle und Nebenprodukte der Desinfektion. Einige entfernen Parasiten, Pestizide, Radon und flüchtige organische Verbindungen (VOC).	Er filtert Medikamente nicht aus. Marken weisen in Bezug auf die gefilterten Schadstoffe große Unterschiede auf.

Nachfolgend finden Sie einige meiner Lieblingsmarken für natürliche Kosmetika mit ihren Adressen im Web:

- Dr. Hauschka (www.drhauschka.com)
- Ren (www.renskincare.com)
- Aesop (www.aesop.net.au)
- Nude (www.nudeskincare.com)
- Jason (www.jasoncosmetics.com)

ENTFERNEN SIE TOXINE AUS DEM HAUSHALT

In 90 Prozent der Fälle, in denen wir Giften ausgesetzt sind, geschieht dies im Haushalt, meist durch Produkte wie Reinigungsmittel, Medikamente, Kosmetika und andere persönliche Gegenstände. Am stärksten belasten Abfluss-, Backofen- und Toilettenreinigungsmittel sowie Produkte, die Chlor und Ammoniak enthalten. (Die Kombination von Chlor und Ammoniak erzeugt das giftige Chlorgas, das im Ersten Weltkrieg als chemische Waffe eingesetzt wurde.)

JA: Verwenden Sie zu 100 Prozent natürliche Produkte

Verwenden Sie wirklich natürliche Produkte wie weißen Essig, Wasserstoffperoxid, Zitronensaft und sauberes, abgestandenes Wasser. Es besteht keine Gefahr von Umwelthormonen, und Sie haben das gleiche Ergebnis für viel weniger Geld!

Weißer Essig, vermischt mit Wasser, kann alle Böden, Fenster, Spiegel oder glänzenden Oberflächen reinigen. Essig bekämpft üble Gerüche im Abfluss und Schimmel in der Dusche, reinigt und macht Kleidung weich, und kann, in Verbindung mit Natron, einen verstopften Abfluss reinigen.

Olivenölseife und heißes Wasser entfernen Schmutz – verwenden Sie sie beides in Verbindung mit Natron und/oder Essig.

Natron reinigt Besteck, desodoriert riechende Teppiche und das Hundesofa, man schrubbt damit Toiletten und Wannen, es reinigt aber auch den Kühlschrank, den Backofen und das Gefrierfach.

Zitronensaft kann wegen seiner bleichenden Eigenschaften giftige Bleichmittel mit Chlor ersetzen.

Wasserstoffperoxid ist, in Verbindung mit weißem Essig, eines der besten desinfizierenden Reinigungsmittel für die Küche. Susan Sumner, eine Lebensmittelwissenschaftlerin am Virginia Polytechnic Institute and State University, erfand folgendes Verfahren: Kaufen Sie zwei Sprayflaschen, füllen Sie eine mit Wasserstoffperoxid und die andere mit Essig; besprühen Sie die Arbeitsfläche zunächst mit Essig, dann mit Wasserstoffperoxid (oder umgekehrt), und voilà! Tests ergaben, dass diese Abfolge an Reinigungsschritten bei der Bekämpfung von Bakterien weit effektiver war als jedes Reinigungsmittel auf Grundlage von Bleichungsmitteln – und es werden keine karzinogenen Dioxine aus dem Bleichmittel freigesetzt. (Zusatzinformation: Dieses Spray funktioniert auch bei Lebensmitteln – und nach dem Abwaschen bleiben keine aufspürbaren Rückstände zurück.)

JA: Verwenden Sie verlässliche und sichere, gekaufte Reinigungsmittel

Haushaltsreiniger, von denen behauptet wird, dass sie natürlich sind, könnten giftig sein, ohne dass wir das jemals erfahren würden. Bleiben Sie bei Firmen, die für ihr Umweltbewusstsein bekannt sind. Achten Sie auf Wörter wie

Ammoniakfrei
Biologisch abbaubar
Frei von Farbstoffen oder Parfüm
Nicht karzinogen
Nicht auf Erdölbasis
Nicht toxisch

NEIN: Künstliche Raumsprays

Diese Produkte überdecken lediglich, was an faulen Gerüchen im Raum liegt. Es sind kleine VOC-Fabriken, die Toxine in den Raum pumpen.

JA: Reinigen Sie die Luft mit einem Schwebstoff-/HEPA-Filter

Laut einer Studie kam es bei der Verwendung von Schwebstoff-/HEPA-Filtern für die Dauer von zwei Tagen bei gesunden Nichtrauchern zu einer wesentlichen Verbesserung der Herz-Kreislauf-Funktionen. Kaufen Sie ein Gerät mit einem VOC-Filter.

JA: Begrünen Sie Ihre Umgebung

Wissenschaftler der NASA fanden heraus, dass in einem Haushalt schon eine Topfpflanze pro neun Quadratmeter viele schädliche Stoffe aus der Raumluft entfernen kann. Zu den empfohlenen Pflanzen gehören unter anderem Ficus, Bambuspalmen, Efeu, Gerbera und Grünlilie.

NEIN: Imprägnierte Möbel oder Kleidung

Um feuchtigkeitsabweisende Gewebe herzustellen, setzen Hersteller eine giftige PFC-Verbindung ein. Sie soll für Geburtsfehler und Krebserkrankungen mit verantwortlich sein.

JA: Bio-Baumwolle, wann immer möglich

Bevorzugen Sie bei Baumwolle möglichst Bio-Qualität, besonders bei Babysachen, Unterwäsche und Decken. Herkömmlich arbeitende Baumwollproduzenten verwenden die meisten (und schädlichsten) Pestizide.

ENTFERNEN SIE TOXINE AUS IHREM GARTEN

Pestizide erhöhen das Risiko für Dutzende Arten von Krebs. Hinzu kommt, dass sie ziemlich sicher Umwelthormone freisetzen und sogar Insulinresistenz verursachen. Es muss höchste Priorität für Sie sein, die Pestizide aus Ihrem Haushalt und aus Ihrem Garten zu verbannen.

NEIN: Unkrautvertilgungsmittel

Chemische Unkrautvernichter verwenden Atrazin, ein Pflanzenvertilgungsmittel, das nachweislich sehr stark hormonaktiv ist. Männliche Frösche, die mit Atrazin behandelt wurden, sehen von außen betrachtet normal aus, ihnen wachsen jedoch im Inneren weibliche Organe. Atrazin ist einer der Gründe dafür, dass die Frösche weltweit aussterben.

JA: Pflegen Sie Ihren Rasen biologisch

Mähen, Gießen und Düngen des Rasens machen ungefähr 2 Prozent des Verbrauchs von fossilen Brennstoffen aus, und tragen 10 Prozent zur Luftverschmutzung bei. Verzichten Sie also möglichst auf High-Tech-Rasenmäher.

JA: Bepflanzen Sie einen Garten mit heimischen Pflanzen

Nützliche Bakterien im Boden können sogar helfen, Ihr Gehirn zu erhöhter Serotoninausschüttung zu bringen. Eine Untersuchung kam zu dem Schluss, dass das Bakterium Mycobacterium vaccae Wege eröffnet, die der Wirkung von Antidepressiva ähnlich sind.

ENTFERNEN SIE TOXINE FÜR KINDER UND HAUSTIERE

Die Sorge um Babys und Haustiere bringt eine neue Kategorie von Chemikalien in Ihr Leben. Bewahren Sie sie – und sich selbst – vor Schaden, indem Sie klare Entscheidungen in Bezug auf ihren Schutz treffen.

NEIN: Shampoo zur Schädlingsbekämpfung SCHÄDLINGEN

In einer vor Kurzem durchgeführten Studie stellte sich heraus: Paare, die ihre Haustiere mit einem pyrethrinhaltigen Shampoo wuschen, hatten ein doppelt so hohes Risiko für die Geburt eines Kindes mit angeborenem Autismus als andere, die solche Mittel nicht verwendet hatten.

JA: Natürliche Shampoos für die Haustiere

Mein Welpe Baxter und ich wechseln ab zwischen Davines und Dr. Hauschka.

NEIN: Läuse-Shampoo für Kinder

Immer wenn Sie Läuse-Shampoo verwenden, schütten Sie Pestizide auf den Kopf Ihres Kindes.

JA: Die Strategie sollte »Keine Läuseeier!« heißen

Verwenden Sie einen Läusekamm, um die Läuseeier aus dem Haar zu bekommen, bevor sie sich in Läuse verwandeln. Verhindern Sie Rückfälle mit einigen Tropfen des ätherischen Teebaumöls, die sie täglich auf den Kopf tröpfeln.

NEIN: Keine feuersichere Kleidung

Stellen Sie sicher, dass die Pyjamas, Bettwäsche, Kissen und Matratzen keine polybromierten Diphenylether (PBDE) enthalten: Diese Chemikalien stehen mit Schilddrüsen-, Lern- und Erinnerungsstörungen in Zusammenhang. Sie können außerdem zu Hörbeeinträchtigung, niedriger Spermienzahl und Geburtsfehlern führen.

JA: Biologische Bettwäsche und Kleidung

Ihr Körper, der Körper Ihres Kindes und die ganze Welt wird es Ihnen danken.

NEIN: Kein Plastikspielzeug

Viele Hersteller und Geschäfte schwören, dass ihr Spielzeug frei von giftigen Phthalaten seien. Aber wie man an den Rückrufen für chinesische Spielsachen sieht, kann man sich auf solche Versprechen nicht immer verlassen.

JA: Holz- und Stoffspielzeug

Wählen Sie Spielzeuge aus unbemaltem Holz und biologischem Stoff und kaufen Sie kein Spielzeug aus China. (Es tut mir leid, aber bis die chinesischen Hersteller ihre Hausaufgaben gemacht haben, ist es besser, sich davon fernzuhalten!)

NEIN: Keine Soja-Babymilch

Außer der Kinderarzt gibt andere Anweisungen. Babys, die Soja-Babymilch trinken, nehmen eine große Menge Phytoöstrogene pro Kilogramm Körpergewicht auf.

JA: Stillen

Versuchen Sie, Ihr Baby zu stillen. Wenn das nicht möglich ist, fragen Sie Ihren Kinderarzt nach dem besten Muttermilchersatz. Machen Sie sich keine Sorgen über Umweltgifte in der Muttermilch: Experten betonen stets, dass die Vorteile des Stillens alle potenziellen Gefahren aufwiegen.

NEIN: BPA-Flaschen und chlorgebleichte Windeln

Lassen Sie keine hormonaktiven Substanzen direkt in den Mund Ihres Babys oder auf seinen Popo gelangen.

JA: Verwenden Sie Glasflaschen und ungebleichte Windeln

Wählen Sie ungebleichte Windeln oder Stoffwindeln und Fläschchen aus Glas oder aus ohne Bisphenol A (BPA) hergestellten Kunststoff (Polyacryl und Polypropylen).

ENTFERNEN SIE TOXINE AUS IHRER HAUSAPOTHEKE

Nun kommen wir zum großen Medikamente-NEIN!.

Zusammen mit Ihrem Hausarzt sollten Sie alle frei im Handel oder auf Rezept verwendeten Medikamente absetzen, so weit dies möglich ist. Punkt. Schluss.

Ich weiß, dass ich in diesem Punkt eine radikale Position einnehme. Auch ich möchte letztlich nicht in einer Welt ohne moderne Medizin leben. Aber mit seltenen Ausnahmen rufen Medikamente mehr Probleme hervor, als sie lösen.

Haben Sie jemals die Hinweise auf der Verpackung Ihrer »Medizin« gelesen? Man fragt sich unwillkürlich, ob nicht die Nebenwirkungen des Medikaments schlimmer sind als das ursprüngliche Leiden.

Die Medikamente, vor denen Sie am meisten auf der Hut sein müssen, sind die sogenannten »Anti«: Antidepressiva, Antiinflammatorika, Antibiotika und so weiter. Diese Medikamente kooperieren nicht mit den natürlichen biochemischen Substanzen im Körper, sie arbeiten gegen sie. Abgesehen von Extremfällen können ihre Nebenwirkungen viel schlimmer als der ursprüngliche Zustand sein: Nierensteine, abnormale Blutgerinnung, Bluterkrankungen, Taubheit, Dickdarmentzündung, Pilzinfektionen, durchlässige Darmwand, Ausschläge, Atembeschwerden, Übelkeit, Durchfall, Orgasmus-Unfähigkeit, Angstzustände, Verstopfung, Gewichtszunahme, Schlafstörungen, Haarausfall, erhöhter Blutdruck, Blutarmut ... die Liste ist unendlich.

Einige der Teilnehmer bei »Biggest Loser« nehmen bis zu zwölf Medikamente am Tag, wenn sie ins Camp kommen. Es beginnt mit Krankheiten, die mit Fettleibigkeit zu tun haben. Hoher Blutdruck, Diabetes Typ 2, Arthritis, Cholesterin, Sie kennen die Leiden. Alle Medikamente, die sie dagegen einnahmen, haben Nebenwirkungen. Daher hatten ihnen ihre Ärzte weitere Medikamente verschrieben, um diese Nebenwirkungen zu behandeln. Innerhalb eines Monats hatten die Kandidaten die Medikamente abgesetzt, und zwar langfristig. Das ist unser Wundermittel: Diät und Training.

Am unheimlichsten und völlig unvereinbar mit der Diät von *Schlank &* *satt mit der Kraft der Hormone* sind – synthetische Hormone. Wir sprechen von Umwelthormonen! Frauen machen seit Zigtausenden von Jahren die Menopause durch. Auf einmal denken wir, dass Gott/die Natur/die Evolution (an dieser Stelle können Sie einfügen, woran Sie persönlich glauben) es verbockt hat? Die Pharmafirmen reden uns Krankheiten ein, die gar nicht existieren, und entwickeln Medikamente dagegen, die uns töten.

Berücksichtigen Sie, was geschah, als im Jahr 2002 die Ergebnisse einer Studie der Women's Health Initiative ans Tageslicht kamen, die von den National Insitutes of Health gesponsert worden war. Diese über acht Jahre laufende Studie zur Östrogen-Progestin-Therapie wurde nach fünf Jahren ausgesetzt, da viele teilnehmende Frauen an Herzinfarkten und Schlaganfällen starben. Die Wissenschaftler analysierten die Daten und kamen zu dem Schluss, dass die Kombination dieser beiden synthetischen Hormone verantwortlich war für

- ein um 26 Prozent häufigeres Auftreten von Brustkrebs
- einen 22-prozentigen Anstieg bei Herz-Kreislauf-Erkrankungen insgesamt
- einen Anstieg von 29 Prozent bei Herzinfarkten
- einen Anstieg von 49 Prozent bei Schlaganfällen
- einen 100-prozentigen Anstieg von Blutgerinnseln in den Lungen

Nach Veröffentlichung dieser Ergebnisse nahmen viele Frauen Abstand von Hormonersatztherapien (HET). Doch Antibabypillen sind immer noch beliebt, trotz des Tenth Report on Carcinogens (der zehnte Bericht über Karzinogene), der vom National Toxicology Program im Jahr 2002 veröffentlicht wurde. Darin wurden alle steroiden Östrogene – wie sie bei HET und bei der Geburtenkontrolle verwendet werden – als krebsfördernd eingestuft. Das

National Cancer Institute berichtet, dass Antibabypillen zwar das Risiko von Eierstock- und Endometriumkrebs senken, gleichzeitig aber die Gefahr von Brust-, Gebärmutterhals- und Leberkrebs erhöhen.

Warum ergreifen die Gesundheitsbehörden keine Maßnahmen? Ganz einfach: Die Pharmafirmen geben Hunderte Millionen Dollar und Euro aus, um die Zustimmung der Behörden für ihre Produkte zu bekommen. Die öffentlichen Mittel können mit den wachsenden Aufgabenbereichen der Behörde nicht mithalten, daher wird über die Hälfte der Arbeit der Gesundheitsbehörde zur Kontrolle von Sicherheit und Effektivität der Medikamente von den Firmen bezahlt, die von ihr kontrolliert werden. (Meinen Sie nicht auch, dass da ein Interessenkonflikt besteht?)

Die Pharmafirmen gehen davon aus, dass die Ärzte, die sich am anderen Ende der Medikamentenkette befinden, für sie arbeiten. Sie bezahlen Mittagessen, Abendempfänge und Reisen für sie und ihre ganze Mannschaft. Darüber hinaus sind Ärzte gezwungen, sich ständig weiterzubilden. Und wer übernimmt die Kosten dafür? Sie haben recht: die Pharmafirmen.

Natürlich sind nicht alle Ärzte bestechlich. Ich arbeite sogar mit vielen zusammen, denen ich großen Respekt zolle für ihre ethischen Grundsätze, ihr Talent und ihre Intelligenz. In jedem Beruf gibt es gute und schlechte Vertreter ihres Standes. Der beste Weg, sich zu schützen, ist folgender: Nehmen Sie an Gesundheits-/Vorsorgeuntersuchungen teil, praktizieren Sie vorbeugende Medizin, seien Sie proaktiv. Die meisten Leiden können Sie lindern oder gar eliminieren, wenn Sie Diät halten und Ihren Lebensstil ändern. Benutzen Sie Kondome für die Geburtenkontrolle. Essen Sie gut und richtig, um die Menopause mit natürlichen Mitteln zu bewältigen. Führen Sie Ihre eigenen Nachforschungen durch und holen Sie zumindest eine zweite Meinung ein, bevor Sie ein Medikament nehmen. Medikamente haben Nebenwirkungen. Training, Essen und Vitaminergänzungsmittel haben das nicht. Das Fazit: Nehmen Sie Medikamente nur, wenn keine andere Wahl bleibt.

ERGÄNZEN SIE VERLORENE NÄHRSTOFFE

Die veränderten Methoden in der Landwirtschaft, der traurige Zustand unserer Böden und der Mangel an Bio-Diversität in den Industrieländern haben dazu geführt, dass nicht einmal in biologischer Nahrung auch nur annähernd so viele Nährstoffe zu finden sind wie zu früheren Zeiten. Angesichts der ständigen Belastung, der unser Körper durch die Umwelt ausgesetzt ist, benötigt er aber bestimmte Nährstoffe, um auf die Toxine entsprechend reagieren zu können. Wenn Sie das eben Gesagte berücksichtigen, wird es Sie kaum überraschen, dass beispielsweise in den USA über 80 Prozent der Bevölkerung schwere Nährstoffmängel aufweisen.

Das ist der Grund, warum wir, nachdem wir vollwertige, nährstoffreiche Speisen wieder in unsere Kost aufgenommen haben, nun verlorene Nährstoffe ergänzen werden. Das ist nicht zuletzt für unser Hormonsystem entscheidend, weil beim Fehlen bestimmter Vitamine und Mineralstoffe die Hormonproduktion nicht so funktioniert, wie sie sollte. Was Sie zuallererst benötigen, sind qualitativ hochstehende Multivitamine, ein Calcium-Ergänzungsmittel und Fischölkapseln.

Gleichgültig, welche Marke Sie auswählen: Bevorzugen Sie Multivitamin-Präparate, in denen die in der Folge vorgestellten Schlüsselvitamine und Schlüsselmineralstoffe enthalten sind. Jedes von ihnen spielt für die richtige Hormonfunktion eine wesentliche Rolle! Sie finden in der Folge eine Liste der täglich empfohlenen Menge der unverzichtbaren Nährstoffe an, wie sie vom Linus Pauling Institute der Oregon State University, einer weltweit anerkannten Forschungseinrichtung im Bereich Mikronährstoffe, angeraten wird.

Mit qualitativ hochwertigen Multivitaminen in der empfohlenen Dosierung (am besten aus der Apotheke), einem Calcium-Ergänzungsmittel sowie Fischölkapseln in Kombination mit meiner Master-Diät werden Sie die empfohlenen Werte schnell erreichen.

BIOTIN: 30 Mikrogramm (mcg)

Menschen mit Diabetes Typ 2, die Biotin einnehmen, haben niedrigere Glucosewerte im nüchternen Zustand. Das Biotin hilft dem Körper, mehr Glucose für den Aufbau von Fettsäuren heranzuziehen. Biotin stimuliert auch Glucokinase, ein Leberenzym, das den Glycogenaufbau beschleunigt und die Insulinausschüttung erhöht, was die Glucose im Blut senkt.

Menge in ausgewählten Lebensmitteln: 1 Ei (25 mcg), 1 Scheibe Vollkornweizenbrot (6 mcg); 1 ganze Avocado (6 mcg)

FOLSÄURE: 400 mcg

Wie eine Studie zeigte, kann Folsäure dabei helfen, ACTH zu senken, ein Nebennierenhormon, das zu hohem Blutdruck führen kann. Es ist für jede Frau im geburtsfähigen Alter wesentlich, die Einnahme von genügend Folsäure sicherzustellen, auch wenn sie keine Schwangerschaft plant: Für den Fall, dass sie dennoch schwanger wird, hat sie dann genügend Folsäure im Körper, um einen Neuralrohrdefekt zu vermeiden, der zu Gehirn- und Nervensystemstörungen bei den Neugeborenen führen kann.

Menge in ausgewählten Lebensmitteln: ½ Tasse Lauch (179 mcg); ½ Tasse gekochter Spinat (132 mcg); 6 Spargelstangen (134 mcg)

NIACIN (NICOTINSÄURE): 20 mg

Niacin schützt unser Herz, indem es HDL erhöht, LDL senkt und die gefährlichen winzigen LDL-Partikel in größere, weniger gefährliche für das Herz umwandeln. Niacin erhöht zwar die Ausschüttung von Wachstumshormonen, aber bei Menschen mit Diabetesrisiko verursachen große Quantitäten Niacin Insulin- und Triglyceridspitzen. Halten Sie sich an die richtige Dosierung bei Ihrem Multivitaminpräparat und alles ist in Ordnung!

Menge in ausgewählten Lebensmitteln: 85 g Thunfisch (11,3 mg), 85 g Lachs (8,5 mg), 85 g Truthahn (5,8 mg)

PANTOTHENSÄURE: 5 mg

Alle steroiden Hormone, inklusive Östrogen und Progesteron, sowie die Neurotransmitter Actylcholin und Melatonin können nur produziert werden, wenn genügend Pantothensäure oder Vitamin B5 vorhanden ist. Auch unsere Leber benötigt den Co-Faktor A von B5, um bestimmte Medikamente und Toxine umzuwandeln.

Menge in ausgewählten Lebensmitteln: 1 ganze Avocado (2 mg), 227 g Joghurt (1,35 mg), 150 g Süßkartoffel (0,88 g)

RIBOFLAVIN: 1,7 mg

Riboflavin – also Vitamin B2 – hilft bei der Umwandlung von B6, Niacin und Folsäure. Riboflavin hat auch Anteil an einer reibungslosen Schilddrüsenhormonproduktion und hilft bei der Kontrolle der Homocysteinwerte.

Menge in ausgewählten Lebensmitteln: 240 ml fettarme Milch (0,34 mg), 1 Ei (0,27 mg); 85 g Rindfleisch (0,16 mg)

THIAMIN: 1,5 mg

Thiamine helfen bei der Umwandlung von Glucose. Kohlenhydratsüchtige leiden oft unter Thiaminmangel. Eine Studie gelangte zu dem Ergebnis, dass die Thiaminwerte nach vier Tagen mit höherem Kohlenhydratkonsum um 20 Prozent sinken.

Menge in ausgewählten Lebensmitteln: 85 g mageres, gekochtes Schweinefleisch (0,72 mg); 200 g Naturreis (0,21 mg), 28 g Paranüsse (0,18 mg)

VITAMIN A: 2.500 IE (Internationale Einheit)

Vitamin A hat in Wechselwirkung mit Vitamin D und den Schilddrüsenhormonen Einfluss auf die Transkription unserer Gene, sie helfen dabei, die einzelnen Zelltypen ihre Funktion zu lehren. Vitamin A schützt außerdem sehr effizient das Immunsystem und die Haut vor schädlichen Stoffen.

Menge in ausgewählten Lebensmitteln: 100 g Hokkaidokürbis (1.907 IU), 100 g Karotte (1.793 IU), 50 g Blattkohl (1.285 IU)

VITAMIN B6: 2 mg

Vitamin B6 hilft dem Körper dabei, Glucose aus gespeichertem Glycogen auszuschütten, und synthetisiert die Neurotransmitter Serotonin, Dopamin und Noradrenalin. Vitamin B6 bindet sich an die Rezeptoren für Östrogen, Progesteron, Testosteron und andere steroide Hormone. Das verhindert die Aufnahme von überzähligen Hormonen und senkt möglicherweise das Risiko für Brust- und Prostatakrebs. Vitamin B6 kann außerdem die Beschwerden bei einem prämenstruellen Syndrom sowie dem Karpaltunnelsyndrom und depressive Verstimmungen lindern – übrigens alles mögliche Folgen einer Schilddrüsenunterfunktion.

Menge in ausgewählten Lebensmitteln: 85 g Huhn (0,51 mg); 1 mittlere Banane (0,43 mg); 170 g Gemüsesaft (0,26 mg)

KUPFER: 900 mcg

Kupfer und Zink arbeiten als Team zusammen, um die Schilddrüsenfunktion aufrechtzuerhalten. Gibt es von einer der beiden Substanzen zu viel, entsteht automatisch ein Mangel bei der anderen. Kupfer hilft dem Dopamin bei der Umwandlung von Noradrenalin.

Halten Sie sich aber speziell bei Kupfer an die richtige Dosierung, denn im Überfluss stört es nicht nur die Zinkaufnahme – es stimuliert außerdem die Prostaglandinaktivität, behindert die Aktivität der Antioxidantien und des Immunsystems.

Menge in ausgewählten Lebensmitteln: 28 g Cashews (629 mcg), 150 g frische Champignons (350 mcg); 100 g trockene Linsen (763 mcg)

EISEN: 18 mg *

Unser Körper benötigt Eisen, um Jod richtig für die Aktivierung von Thyroxin nutzen zu können. Forscher entdeckten jüngst ein neues Hormon, das den Eisenspiegel regelt, und tauften es Hepcidin. Wenn Sie eine entzündliche Darmerkrankung oder andere Entzündungen haben, könnten Sie entweder zu viel Hepcidin oder zu wenig Eisen im Körper haben. Menschen mit Zöliakie, die in der Vergangenheit Geschwüre hatten, Vegetarier und Sportler sind anfälliger für Eisenmangel als andere.

---

* Männer und Frauen nach der Phase der Postmenopause haben selten Eisenmangel, zu viel Eisen aber kann das Herzinfarktrisiko erhöhen; wenn Sie einer dieser Gruppen zuzurechnen sind, besorgen Sie sich aus diesem Grund Mulitvitamine ohne Eisen. Doch Frauen vor der Menopause, Teenager und Kinder haben eine Tendenz zu Eisenmangel und sollten ein Ergänzungsmittel nehmen.

Menge in ausgewählten Lebensmitteln: 50 g Austern (2,9 mg); 50 g Kürbiskerne (6,2 mg); 150 g Entenfleisch ohne Haut (3,8 mg)

MAGNESIUM: 329 mg (Frauen) – 420 mg (Männer)

Wenige Tage Magnesiumdefizit reichen, um die Freisetzung des inflammatorischen Cytokins, eines entzündungsfördernden Moleküls zu stimulieren, das mit Insulinresistenz in Zusammenhang gebracht wird. 25 bis 28 Prozent der Diabetiker erhalten nicht genug Magnesium, dabei kann es bei der Reduzierung des Blutzuckers helfen: Bei Menschen, die mehr Magnesium essen, ist die Wahrscheinlichkeit, dass sie das metabolische Syndrom entwickeln, um 30 Prozent geringer.

Menge in ausgewählten Lebensmitteln: 50 g Cashews (135 mg); 200 g Mangold (162 mg); 100 g frische Dicke Bohnen (190 mg)

VITAMIN B12: 30 mcg

Ältere Menschen können B12 aus Lebensmitteln nicht absorbieren und benötigen Ergänzungsmittel. Vegetarier müssen B12 ergänzen, da es nur in Tierprodukten enthalten ist. Diabetiker leiden häufig unter B12-Mangel, weil die Bauchspeicheldrüse zur Verwertung des Vitamins notwendigen Enyzme nicht ausreichend liefern kann.

Menge in ausgewählten Lebensmitteln: 85 g gedämpfte Venusmuscheln (84 mcg); 85 g gedämpfte Miesmuscheln (20,4 mcg); 85 g gekochtes Rind (2,1 mcg)

VITAMIN C: 400 mg

Wir können Vitamin C nicht selbst produzieren, daher muss der Körper es aus der Nahrung aufnehmen. Gerade in sehr stressigen Zeiten, tut eine Extra-Portion nicht nur unserem Immunsystem gut. Menschen, die Vitamin C regelmäßig in Form von Ergänzungsmitteln zu sich nehmen, können ein

25 bis 40 Prozent niedrigeres Risiko einer Herzerkrankung aufweisen. Die meisten Ergänzungsmittel enthalten lediglich 60 mg, was nicht genügt, um das Blut und die Zellen zu sättigen – versuchen Sie, zumindest 400 g durch Vitamin-C-reiches Essen zu erhalten.

Menge in ausgewählten Lebensmitteln: ½ Tasse gehackter roter Peffer (141 mg); 1 Tasse Erdbeeren (82 mg): 1 mittlere Tomate (23 mg)

*VITAMIN D: 2.000 IE***

Vitamin D hilft dem Körper bei der Regulierung des Calciumwerts, stärkt das Immunsystem und verhindert Autoimmunkrankheiten. Es kann das Risiko von Osteoporose sowie Brust-, Dickdarm- und Prostatakrebs reduzieren. Ein Mangel hat Auswirkungen auf die Insulin- und Glucosewerte bei Diabetes Typ 2.

Menge in ausgewählten Lebensmitteln: 85 g rosa Lachs aus der Dose (530 IU); 85 g Dosensardinen (231 IU); 240 ml Milch (98 IU)

*VITAMIN E: 200 IE****

Vitamin E verlangsamt die Alterung von Zellen und Gewebe und kann negative Auswirkungen von Umweltschadstoffen im Körper verringern. Studien legen nahe, dass Vitamin E besonders bei der Verhinderung und Behandlung von auf Hormone reaktive Krebsarten wie Brust- und Prostatakrebs hilft.

Menge in ausgewählten Lebensmitteln: 28 g Haselnuss (4,3 mg); 1 Esslöffel Rapsöl (2,4 mg); 1 Esslöffel Olivenöl (1,9 mg)

**   Das Linus Pauling Institute empfiehlt zusätzlich zehn bis fünfzehn Minuten direkte Sonnenbestrahlung mindestens dreimal pro Woche.

***   Das Linus Pauling Institute empfiehlt 200 IE *natürliches* D-Alpha-Tocopherol täglich oder 400 IE anderes täglich.

VITAMIN K: 10 bis 20 mcg

Vitamin K trägt zur Blutgerinnung nach Verletzungen bei und schützt gegen Osteoporose, Nierensteine und – stellen Sie sich vor – Körpergeruch. Es findet sich stark konzentriert in der Bauchspeicheldrüse und beeinflusst möglicherweise die gesunde Freisetzung von Insulin.

Menge in ausgewählten Lebensmitteln: 100 g Grünkohl (817 mcg); 100 g Spinat (299 mcg); 50 g trockene Linsen (61 mcg)

ZINK: 15 mg

Ältere Menschen, Magersüchtige, Alkoholiker, Kinder mit ADHS und Diabetiker haben einen erhöhten Bedarf. Die Zinkwerte hängen mit dem Sättigungshormon Leptin zusammen. Experten vermuten, dass Zink hilft, Muskelmasse auf- und gleichzeitig Fettmasse abzubauen.

Menge in ausgewählten Lebensmitteln: 6 mittelgroße Austern (76,3 mg); 85 g Truthahn mit dunklem Fleisch (3,8 mg); 100 g Okras (1,3 mg)

SELEN: 70 mcg

Das fettverbrennende T3 in unserem Körper wird aktiviert, wenn Enzyme, die Selen enthalten, T4 zu T3 umwandeln, indem sie ein Iodatom entfernen. Selen fördert auch andere Enzyme, die den Körper vor Umweltschadstoffen und Pharmazeutika sowie vor Strahlung schützen können.

Menge in ausgewählten Nahrungsmitteln: 85 g Krabbenfleisch (41 mcg); 85 g Garnelen (34 mcg); 2 Scheiben Vollkornweizenbrot (23 mcg)

CHROM: 60–120 mcg

90 Prozent der Menschen bekommen nicht genug Chrom. Dabei wäre dies wichtig, denn Chrom hilft dem Insulin dabei, Glucose aus dem Blut zu entfernen und in Richtung Zellen zu führen. Niedrige Chromwerte können zu

Insulinfehlfunktionen und zu hohen Triglyceridwerten führen, die das Risiko einer Herzerkrankung erhöhen.

Menge in ausgewählten Lebensmitteln: 100 g Lachs (29 mcg); 100 g Forelle (25 mcg); 100 g Steinpilze (187 mcg)

KALIUM: 4,7 g

Kalium ist sowohl Mineralstoff als auch Elektrolyt, das sich auf der Zellmembran hin- und herbewegt. Dieser dynamische Energieaustausch, der etwa 40 Prozent des Grundumsatzes ausmacht, schützt die Zellmembranen und ist ein Schlüsselelement für unsere Nerven-, Muskel- und Herzfunktion.

Menge in ausgewählten Lebensmitteln: 1 mittelgroße Ofenkartoffel (926 mg); ½ getrocknete Pflaume (637 mg); 170 g Tomatensaft (417 mg)

CALCIUM: 1.000–2.000 mg****

Calcium ermöglicht es den Enzymen, Glycogen aufzuspalten und dadurch Energie für die Muskeln und für die Verhinderung von Muskelkrämpfen oder Spasmen freizumachen. Calcium hilft dem Nervensystem, Signale auszusenden, und es spielt eine Rolle bei der Insulinausschüttung. Unser Körper kann maximal 300 mg auf einmal aufnehmen. Wenn Sie nicht drei Portionen Milchprodukte pro Tag essen, nehmen Sie daher Ihr Calciumergänzungsmittel verteilt auf zwei verschiedene Tageszeiten zu sich.

Menge in ausgewählten Lebensmitteln: 1 Becher Joghurt (300 mg); 50 g fettarmer Käse (900 mg); 100 g Ölsardinen (330 mg)

**** Das von Ihnen genommene Multivitamin enthält sicher eine Dosis Calcium, aber nicht 1.000 bis 1.200 mg, die notwendige Calciummenge, einfach weil die Pille so groß wäre, dass Sie Ihnen im Hals stecken bleiben würde! Halten Sie Ausschau nach Ergänzungsmitteln mit Calciumcarbonat oder Calciumcitrat, da beide gut absorbierbar sind. Carbonat am besten mit, Citrat am besten ohne Essen einnehmen.

DIE OMEGA-3-FETTSÄUREN EPA UND DHA: 1 g

Diese Fette werden nicht im Körper produziert, sind aber essenziell (d. h. zum Überleben notwendig). Fischölkapseln erlauben Ihnen, die fast magischen Heilkräfte zu nutzen, ohne sich den häufig in Fisch abgelagerten giftigen Schwermetallen und Pestiziden auszusetzen. Fischöl senkt den Triglyceridwert, den Blutdruck, LDL, Entzündungen, Arterienablagerungen und erhöht HDL. Mit anderen Worte: Fischöl ist die perfekte Vorbeugung gegen Herzerkrankungen. Doch nicht nur das; Fischöl vermindert auch das Risiko von Menschen, bei denen bereits Herzerkrankungen festgestellt wurden – es senkt bei Betroffenen nachweislich die Häufigkeit von Herzinfarkten, Schlaganfällen und Herzrhythmusstörungen. Eine steigende Zahl von Studien legt darüber hinaus nahe, dass Omega-3-Ergänzungsmittel auch bei der Prävention von anderen Leiden wie ADHS, Asthma, Bipolarer Störung, Krebs, Demenz, depressiven Verstimmungen und Diabetes eine Rolle spielen kann.

Menge in ausgewählten Lebensmitteln: 113 g Wildlachs (2 g); ¼ Tasse Walnüsse (2,27 g); 2 Esslöffel Leinsamen (3,5 g)

HALTEN SIE IHREN ENERGIE-OUTPUT UNTER KONTROLLE

Auch wenn Sie dieser Diät genauestens folgen, alle Toxine im Haushalt entfernen, die besten Vitaminergänzungsmittel nehmen – wenn Sie nicht lernen, den Stress unter Kontrolle zu kriegen und den Energie-Output ins Gleichgewicht zu bringen, sabotieren Sie die Arbeit Ihrer Hormone.

Früher verbrannte der Mensch die Stresshormone Cortisol und Adrenalin, wenn er etwa im Dschungel den Löwen entwischte. Heute können wir bei unbegründeten Forderungen unseres Chefs nicht den Stress abbauen, indem wir weit ausholen und ihm eine verpassen. Wir müssen es klaglos hinnehmen und aussitzen, während unser Herz bis zum Hals pocht und Adrenalin und Cortisol durch unsere Adern rauschen und wir darum kämpfen müssen, nicht die Ruhe zu verlieren und ein braver, pflichtbewusster Angestellter zu sein.

Auch ständige Überarbeitung ohne ausreichende Erholungsphasen hält Ihren Körper viel zu lange im Kampf-oder-Flucht-Modus. Das beansprucht

Ihre Organe und Drüsen so übermäßig, dass bei einer solchen Dauerbelastung das System mehr oder weniger zusammenbricht. Übrigens: Die Menschen mit der größten Cortisolausschüttung in Reaktion auf Stress sind auch diejenigen mit dem meisten Bauchfett, unabhängig davon, wie viel sie wiegen. Sie sind es auch, die regelmäßig Heißhunger auf Kohlenhydrate verspüren.

Wenn Sie Ihr Hirn überlasten und Ihren Körper vernachlässigen, wenn Sie zu wenig schlafen und sich zu viele Sorgen machen, dann erreichen Ihre Wachstumshormone nicht die gewöhnlichen Ausschüttungsspitzen am Tag und in der Nacht. Sie können die Schilddrüsenhormone nur mit Schwierigkeiten umwandeln. Die Werte des Hungerhormons Ghrelin steigen, die des Sättigungshormons Leptin sinken. Ihr Blutzuckerspiegel steigt und steigt, und innerhalb weniger Tage wird der Körper insulinresistent – auch wenn Sie nicht übergewichtig sind.

Ich stehe auf harte Arbeit. Aber ich weiß auch, dass vollständige Erholung notwendig ist. Betrachten wir nun in der Folge näher, wie Sie Ihrem Hormonsystem eine Atempause geben können, damit es sich regenerieren kann und damit Ihre Hormone sich wieder auf einem optimalen Niveau einpendeln können.

ENERGIE TANKEN – TECHNIK 1: SCHLAFEN SIE IN DER NACHT ZUMINDEST SIEBEN STUNDEN LANG

Ausschlafen ist kein Luxus – es ist eine Grundvoraussetzung für ein gesundes Hormongleichgewicht. Wenn Sie regelmäßig weniger als sieben Stunden pro Nacht schlafen, erhöhen Sie das Risiko von Diabetes, Herzerkrankungen, Schlaganfall, depressiven Verstimmungen – und vielen, vielen zusätzlichen und unerwünschten Kilogramm Körpergewicht.

Einige Wissenschaftler glauben, dass die Schlafphase mit Wellenfrequenz – der traumlose Tiefschlaf, eine Phase, die Sie idealerweise drei- bis viermal pro Nacht erreichen – den Stoffwechsel reguliert. Tatsächlich ist es die Tiefschlafphase mit niedriger Frequenz, die wir etwa eine Stunde nach dem Einschlafen erreichen, in der wir am meisten Wachstumshormone ausschütten. Also genau die Hormone, die den Körper dazu bringen, gespeichertes Fett zu verbrennen. Wenn wir jung sind, verbringen wir 20 Prozent unserer Schlafzeit in der Tiefschlafphase (Phase 3 und 4 nach R+K). Doch wenn wir älter werden, wird der Schlaf leichter, und es können unter Umständen nur noch zehn oder sogar fünf Prozent sein.

Leider sorgen bereits zwei Nächte, in denen wir schlecht schlafen, für einen Abfall des Sättigungshormons Leptin um 20 Prozent; gleichzeitig steigt der Spiegel des Hungerhormons Ghrelin um 30 Prozent. Dieser Doppelschlag macht Sie anfälliger für die Versuchungen von kohlenhydratreicher Nahrung, eine Herausforderung, die für Ihren Insulinspiegel zum schlechtesten Zeitpunkt kommt: Eine Studie der University of Chicago fand heraus, dass schon drei Nächte schlechten Schlafs ausreichen, um die Insulinsensitivität um 25 Prozent zu reduzieren – das entspricht der Insulinresistenz, die ansonsten 10 bis 15 Kilogramm Übergewicht mit sich bringen.

Um die fettspeichernden Hormone abzublocken und eine vollständige Ausschüttung der fettverbrennenden Hormone zu ermöglichen, benötigen Sie mindestens sieben Stunden Schlaf pro Nacht. Das gilt unter einem Vorbehalt:

Essen Sie unter keinen Umständen Kohlenhydrate, bevor Sie schlafen gehen. Der Spiegel des Hungerhormons Ghrelin muss hoch sein, damit Sie in die Tiefschlafphase schlüpfen können. Kohlenhydrate unterdrücken das Hungergefühl schneller als alle anderen Nährstoffe, daher kann Essen, vor allem aber das Essen von Kohlenhydraten das Eintreten in die Tiefschlafphase um mehrere Stunden verzögern. Die Ausschüttung von Wachstumshormonen ist nur dann möglich, wenn der Körper in halb hungrigem Zustand ist, die Insulinspitze nach dem Essen von Kohlenhydraten wird daher automatisch der Ausschüttung von Wachstumshormonen in die Quere kommen. Ich bin eine Fanatikerin, wenn es darum geht, Kohlenhydrate vor dem Schlafengehen einzuschränken – warum sollten wir mit vollem Bewusstsein etwas essen, das den regenerativen Schlaf behindert und die Ausschüttung eines der besten Hormone blockiert, die wir im Laufe von 24 Stunden ausschütten? Tun Sie es nicht!

ENERGIE TANKEN – TECHNIK 2:
SETZEN SIE IHREN KÖRPER TÄGLICH IN BEWEGUNG

Körperliches Training ist die wichtigste Form der Präventivmedizin und beeinflusst den Hormonhaushalt auf geradezu dramatische Art und Weise. Wenn Sie konzentriert Energie aufwenden, aktiviert das Training fettverbrennende Wachstumshormone, reduziert das Cortisol und macht die Zellen sensibler für Insulin. Intensives Training erhöht die Schilddrüsenhormone, die den Stoffwechsel beschleunigen, für kurze Zeit. Dazu erhöht Training in jeder Form die Testosteronproduktion.

Training aktiviert außerdem DHEA, das Ihre Nebennieren unsütützt, was Ihnen mehr Energie gibt, die sexuelle Lust steigert und bei der Bewältigung von depressiven Verstimmungen hilft. Training flutet den Körper mit Endorphinen, natürlichen morphinartigen biochemischen Substanzen, die das »Läuferhoch« auslösen. Endorphine verbessern die Reaktion des Körpers auf Stress, heben die Stimmung und erhöhen sogar die Ausschüttung von Wachstumshormonen in der Hypophyse.

Konzentrieren Sie sich auf die folgenden sieben Vorschläge, wenn Sie Training für einen ausgeglichenen Hormonhaushalt nutzen wollen. (Anmerkung: Wenn Sie ein Schritt für Schritt vorgehendes Trainingsprogramm machen wollen, dann empfehle ich Ihnen dringend, meine ersten beiden Bücher heranzuziehen, *Winning by loosing* für Anfänger, und *Making the Cut* für fortgeschrittene Anfänger und Fortgeschrittene.)

Trainieren Sie vier bis fünf Stunden pro Woche. Vergessen Sie Ratschläge wie »Gehen Sie auf dem Parkplatz spazieren!« oder: »Steigen Sie die Treppen zu Fuß hoch!« Sie können mit zehnminütigen Trainingseinheiten kein Gewicht verlieren. Sie müssen ins Fitnesscenter gehen, Sie müssen sich den Arsch abtrainieren. Wenn Sie dort sind, werden Sie Resultate sehen. Damit verbrennen Sie weit mehr Kalorien in kürzerer Zeit, und Sie erreichen eine bessere hormonelle Wirkung. Schon drei Wochen Training auf diesem Niveau können eine Insulinresistenz erfolgreich rückgängig machen.

Trainieren Sie kompromisslos. Ich will, dass Sie schwitzen, sich zur Decke strecken, sich anstrengen. Sie sollten 85 Prozent des Maximalpulses erreichen (220 minus Alter = maximale Herzschlagfrequenz). Denken Sie dran, es lohnt sich: Intensives Training erhöht die Ausschüttung von Endorphinen und Wachstumshormonen.

Die Basis ist das Krafttraining. Frauen, die mittlere bis schwere Gewichte heben, schütten beim Training für längere Zeit mehr Wachstumshormone aus als Frauen, die ein anderes Training bevorzugen. Je größer die Muskelmasse, desto besser ist der Stoffwechsel und desto sensibler werden Ihre Muskeln für Insulin. (Das eben Gesagte ist nicht auf Übergewichtige zu beschränken – auch Menschen mit Durchschnittsgewicht weisen einen umso besser funktionierenden Hormonhaushalt auf, je mehr Muskelmasse sie haben.)

Machen Sie Zirkeltraining, um Ausdauer- und Krafttraining zu kombinieren. In den fünf Trainingsstunden sollte Ausdauer- und Krafttraining kombiniert werden. Zirkeltraining kann das leisten. Machen Sie beispielsweise eine Serie Kniebeugen, und schließen Sie unmittelbar daran eine Serie Liegestütze an. Wiederholen Sie diese Serienabfolge dreimal, dann gehen Sie zu zwei anderen Übungen über, die verschiedene Körperteile trainieren, und machen Sie wieder abwechselnde Serien.

Das ist es. Sie machen Zirkeltraining. So einfach ist das.

Machen Sie auch Intervalltraining. Wechseln Sie in Intervallen zwischen Gehen und Laufen. Beginnen Sie mit dreißig Sekunden Gehen und dreißig Sekunden Laufen. Tun Sie das dreißig Minuten lang. Intervalle haben dieselben positiven Auswirkungen auf die Hormone und dieselbe Sauerstoffaufnahme nach Arbeitsende (EPOC, auch bekannt als Nachbrennwert) wie längere intensive Trainingseinheiten.

Trainieren Sie, auch wenn Sie keine Lust haben. Die Arbeit im Fitnesscenter ähnelt der Arbeit für die Abzahlung der aufgenommenen Hypothek oder des Autos – wir arbeiten für eines unserer wertvollsten Besitztümer. In diesem Fall ist es ein gesunder Körper. Wenn das Training einmal zur Routine für Sie geworden ist, wird Ihre Unlust automatisch sinken.

ENERGIE TANKEN – TECHNIK 3:
BELOHNEN SIE SICH

Würden Sie Ihre Kinder genauso behandeln, wie Sie mit sich selbst umgehen? Würden Sie wünschen, dass sie ohne Liebe, Essen, Schlaf und Unterhaltung bleiben? Nein? Warum in aller Welt also sollten Sie derart schlecht mit sich selbst umgehen?

Wenn es eine Botschaft gibt, die ich Ihnen gern unauslöschlich in Ihr Gedächtnis einbrennen würde, dann ist es diese: Egoismus ist nichts Negatives. Egoismus bedeutet nicht Narzissmus oder Arroganz; für sich selbst gut zu sorgen ist gesund. Ich weiß aus eigener Erfahrung und von Tausenden von Menschen rund um mich herum, die es schafften, ihr Leben zu ändern: Das war nur möglich, weil wir wir unseren eigenen Bedürfnissen den Vorrang gegeben haben und geben.

Entgiften Sie Ihren Freundeskreis. Wir haben besondere Neuronen in unserem Gehirn, die automatisch die Emotionen der Menschen in unserer Umgebung reflektieren. Fragen Sie sich: Wer bringt mich dazu, mich schlecht zu fühlen, wenn ich mit ihm oder ihr zusammen bin? Wessen Gesellschaft ermüdet mich? Reduzieren Sie die Zeit, die Sie mit diesen Personen verbringen, so weit wie möglich.

Bitten Sie um Hilfe. Fordern Sie Beförderung in der Arbeit, bitten Sie die Schwiegereltern darum, auf die Kinder aufzupassen, damit Sie zum Yoga gehen können. Bitten Sie den Trainer, Ihnen Übungen zu erklären. Eine im *Journal of the American Medical Association* veröffentlichte Studie kam zu dem Ergebnis, dass Menschen die einmal im Monat ein kurzes Gespräch mit ihrem Trainer führen – gewöhnlich nicht länger als zehn bis fünfzehn Minuten –, mehr Gewicht abnahmen als diejenigen, die mit niemandem persönlichen Kontakt hatten.

Identifizieren Sie Ihre Stressquellen. Wenn ich in der Nacht nicht einschlafen kann und die Gedanken unaufhörlich im Kopf kreisen, stehe ich auf und schreibe sie auf. Ich identifiziere, was mir Sorgen bereitet, und erarbeite einen Schlachtplan, um es aus der Welt zu schaffen.

Meditieren Sie. Meditation stärkt die frontale Hirnrinde, den Teil des Gehirns, der Emotionen steuert. Diese Stärkung macht Menschen tendenziell glücklicher, und sie erholen sich schneller von negativen Ereignissen.

Testen Sie alternative Trainingsmethoden. Menschen, die im Zeitraum von zwölf Wochen dreimal in der Woche Tai-Chi oder Qigong trainierten, senkten in einer Studie den Body-Mass-Index, den Hüftumfang und den Blutdruck signifikant. Zu Beginn der Untersuchung hatten die

Teilnehmer hohen Blutzucker, aber nach den drei Monaten hatten Hämoglobin (HbA1c), Nüchtern-Insulin und Insulinresistenz abgenommen.

Lassen Sie sich einmal in der Woche massieren. Bei einer Untersuchung des Verhaltens von Teenagerinnen, die Probleme mit ihrem Körperbild hatten und eine Massage erhielten, zeigte sich: Sie litten seltener unter Angstzuständen und depressiven Verstimmungen und hatten geringere Cortisol- sowie höhere Dopaminwerte (Dopamin ist ein Neurotransmitter, der die Stimmung hebt). Eine Massage erhöht auch die Serotonin-Konzentration, wirkt also wie bestimmte Antidepressiva.

Nehmen Sie sich Ihren Urlaub. Eine Wochenarbeitszeit von über 40 Stunden verdoppelt bei Frauen das Depressionsrisiko und erhöht es bei Männern um 33 Prozent. Trotzdem nehmen sich nur zwei von drei Angestellten die ihnen zustehende Freizeit. Machen Sie sich nicht zu einem leichten Opfer für einen Herzinfarkt – Sie haben sich Ihren Urlaub verdient.

Wenn Sie das Energie-Gleichgewicht hergestellt haben, fügen sich alle Puzzlesteine des Master-Diätplans zu einem Ganzen zusammen. Sie haben nun ein Programm an der Hand, mit dem Sie sowohl psychischen als auch von der Umwelt verursachten Stress bewältigen können. Sie verfügen über das Wissen, sich von Toxinen zu befreien, die Ihren Stoffwechsel stören. Sie wissen, welche Lebensmittel Sie wie essen sollten, um die fettverbrennenden Hormone zu aktivieren und die fettspeichernden Hormone auf niedrigem Niveau zu halten. Kurz, Sie verfügen über alle Mittel, die Sie benötigen, um jede Situation zu meistern, mit der Sie in dieser außer Rand und Band geratenen Welt konfrontiert sind – und sind am Ende schlanker, gesünder und glücklicher.

Gehen wir nun zu unserem zweiwöchigen Master-Speiseplan und seinen Rezepten – und Sie werden sehen, wie leicht umzusetzen (und wie köstlich) der Speiseplan von *Schlank & satt mit der Kraft der Hormone* ist.

Kapitel 9

DER MASTER-ERNÄHRUNGSPLAN UND DIE REZEPTE

———————•———————

DER ERNÄHRUNGSPLAN UND 16 SCHNELLE UND EINFACHE REZEPTE

Ich weiß, dass es sicher nicht leicht ist, sich mit einer neuen Art zu essen vertraut zu machen. Ich will Ihnen aber zeigen, wie leicht und unglaublich befriedigend es sein kann, so zu essen, dass Sie Ihre Hormone optimieren, und das ohne stundenlang in der Küche zu stehen oder Riesensummen im Supermarkt ausgeben zu müssen. Aus diesem Grund stelle ich Beispielmenüs und 16 Rezepte vor, die alle Prinzipien, Power-Nährstoffgruppen und Strategien mit einbeziehen. Selbst wenn Sie sie nicht buchstabengetreu umsetzen: Nehmen Sie sich einen Moment Zeit und werfen Sie einen Blick darauf. Sie werden sofort erkennen, wie *Schlank & satt mit der Kraft der Hormone* in der Praxis aussieht.

DIE MASTER-FORMEL

Zahlreiche Studien zeigen uns, dass der Körper die wertvollen Nährstoffe am besten nutzen kann, wenn wir sie aus vollwertigen Lebensmitteln in ausgewogener Zusammenstellung zu uns nehmen. Die Vorteile spürt man schnell: Bereits nach vier Tagen einer Nahrungsumstellung auf der Basis dieses Prinzips fühlten sich die Teilnehmer einer Studie zufriedener, verbrannten mehr Kalorien im Ruhezustand, beim Training und während des Schlafs, verbesserten die Körperzusammensetzung und verbrannten mehr Fett als diejenigen, die einer herkömmlichen Ernährungsweise folgten.

Wenn Sie so essen, wie es für den Körper gut ist, wenn Sie sich von hormonaktivem Müll fernhalten und vollwertige sowie Bio-Nahrung in der richtigen Zusammensetzung essen, kommen die Hormone automatisch ins Gleichgewicht. Ihr Insulinspiegel fällt. Ihre Zellen werden sensibler für Insulin und Leptin. Die Ghrelinwerte bleiben nach dem Essen niedrig. Die Cholecystokininwerte (CCK) steigen. Ihr Testosteronspiegel steigt, wodurch Sie Fett verbrennen und Muskeln aufbauen, selbst wenn Sie schlafen. Ihre Schilddrüse ist gut in Schuss und hilft dem Stoffwechsel bei der Verbrennung von Kalorien. Ihre Östrogenwerte halten sich in einem normalen Rahmen. Ihr Cortisolspiegel bleibt niedrig, und Ihr Bauchfett schmilzt.

AUSWÄRTS ESSEN

Essen Sie so selten wie möglich in Restaurants! Denn die Wahrheit ist: Sie können sich niemals sicher sein, was in Ihrem Essen drin ist und woher die Zutaten kommen. Restaurants sind Unternehmen und haben das Ziel, Gewinne zu erwirtschaften, daher verwenden sie wahrscheinlich billige Zutaten wie Transfette, Fructose-Glucose-Sirup, nicht-biologische Nahrungsmittel usw.

Wenn Sie seltener im Restaurant essen, sparen Sie außerdem ein kleines Vermögen – Geld, das Sie für gesunde Nahrungsmittel aus dem Supermarkt ausgeben können. Und Sie stellen sicher, dass Sie Ihren Stoffwechsel optimal steuern.

Ich esse immer noch auswärts, aber nicht mehr als fünf Mahlzeiten pro Woche. Und wenn ich es tue, dann bestelle ich weißen Fisch oder Wildlachs, gesundes Getreide wie braunen Reis und reichlich Gemüse. So einfach ist es, selbst außerhalb der eigenen Küche auf Kurs zu bleiben.

Sie verlieren Gewicht, weil Sie mit Ihren Hormonen arbeiten, nicht gegen sie. Wie aber soll das genau gehen? Wie stellt man die Nahrungsmittel richtig zusammen? Nun, ich werde es Ihnen einfach machen. Als ich erstmals über die ausgewogene Abstimmung der Makronährstoffe schrieb, stellte ich fest, dass das verwirrend sein kann. (Wahrscheinlich waren es die Tausende E-Mails, die ich von Ihnen bekam, die mich zu diesem Schluss führten.) In meinem zweiten Buch bot ich deshalb Menüs und Rezepte an, um zu zeigen, wie Sie Kohlenhydrate, Proteine und Fett zusammenstellen müssen. Genial, nicht wahr? Aber viele von Ihnen wollten es noch einfacher haben und erinnerten mich daran, dass nicht alle zu Hause waren und die ganze Woche über Zeit zum Kochen hatten. Der Punkt ging an Sie! Daher wollte ich Ihnen das Leben leichter machen und erfand die Master-Formel. Alles, was Sie beachten müssen, ist eine simple Addition: 1 + 1 = eine perfekt ausgewogene, den Stoffwechsel fördernde Mahlzeit. Und schon sind Sie raus aus der Küche.

Bei den Rezepten wurde die US-Maßeinheit Tasse (cup) beibehalten: 1 Tasse = 240 ml; 3/4 Tasse = 180 ml; 1/2 Tasse = 120 ml; 1/4 Tasse = 60 ml

DIE MASTER-FORMEL: FRÜHSTÜCK

NEHMEN SIE ZUERST EINE DIESER ZUTATEN ...	... UND GEBEN SIE EINE VON DIESEN DAZU
2 Eier	1 Scheibe Vollkornbrot
4 Eiweiß	75 g Haferflocken
1 Tasse entrahmte Milch	75 g Vollkorn-Frühstücksflocken
3 Scheiben nitratfreier Putenspeck	½ frische Grapefruit
225 g fettarmer Bio-Joghurt	125 g gemischte Bio-Beeren
200 g fettarmer Hüttenkäse	1 Apfel
2 Scheiben nitratfreier Bio-Schinken	2 Tomaten, in Scheiben geschnitten
85 g nitratfreier naturbelassener Räucherlachs	½ Mehrkornbagel
1 nitratfreies Geflügelwürstchen	75 g Buchweizen-Frühstücksflocken
85 g gegrilltes Hühnchen	1 Maistortilla und unbegrenzt Salsa

DIE MASTER-FORMEL: MITTAGESSEN

NEHMEN SIE ZUERST EINE DIESER ZUTATEN ...	... UND GEBEN SIE EINE VON DIESEN DAZU
140 g gegrillte Hühnerbrust	1 Portion gebackene Maischips und ⅛ Avocado
140 g gegrilltes Lammfleisch	100 g brauner Reis
140 g gebackener Heilbutt	1 kleine Süßkartoffel
140 g angebratener Thunfisch	100 g Quinoa
140 g Steak aus der Flanke	100 g Schwarze Bohnen
140 g gebackener Tilapia	1 große Artischocke
140 g gegrillter Wolfsbarsch	100 g Tasse braune Reisnudeln
140 g Kohlenfisch	Unbegrenzt Tomatensalat
140 g Roastbeef	100 g weiße Bohnen

DIE MASTER-FORMEL: SNACK AM NACHMITTAG

NEHMEN SIE ZUERST EINE DIESER ZUTATEN ...	... UND GEBEN SIE EINE VON DIESEN DAZU
120 g Hummus	Unbegrenzt Karotten
20 rohe Walnüsse	1 Apfel
½ Kugel Mozzarella	10 Cracker
2 Esslöffel Bio-Mandelbutter	Unbegrenzt Stangensellerie
3 Scheiben Bio-Truthahn	1 Mehrkorn-Tortilla
½ Tasse Schwarze-Bohnen-Soße	20 gebackene Maischips
100 g Dosenthunfisch im eigenen Saft	¼ Avocado
225 g Bio-Joghurt	Unbegrenzt Heidelbeeren
100 g fettarmer Hüttenkäse	2 Scheiben Wassermelone

DIE MASTER-FORMEL: ABENDESSEN

NEHMEN SIE ZUERST EINE DIESER ZUTATEN ...	... UND GEBEN SIE EINE VON DIESEN DAZU
110 g gegrillter Lachs	Unbegrenzt gedämpfter Brokkoli
110 g marinierte Hühnerbrust	Unbegrenzt Blattsalat, Brokkoli, Gurke
5 große Garnelen	Unbegrenzt gekochte Karotten
140 g gegrilltes Schweinekotelett	Unbegrenzt gerösteter Blumenkohl
110 g gegrilltes Lammkotelett	Unbegrenzt gedämpfte grüne Bohnen
110 g Putenbrust	Unbegrenzt gebackener Rosenkohl
140 g Jakobsmuscheln	Unbegrenzt gedämpfter Spinat
110 g Maishähnchenbrust	110 g Spaghettikürbis
140 g Mahimahi (Goldmakrele)	Unbegrenzt gegrilltes Mischgemüse

ERNÄHRUNGSPLAN FÜR ZWEI WOCHEN

Der zweiwöchige Enährungsplan beinhaltet alle Lebensmittel, die Ihre Hormone benötigen, damit Sie abnehmen und auch in der Folge schlank bleiben. Ich habe versucht, an jedem einzelnen Tag so viele Power-Lebensmittelgruppen zu verwenden wie möglich. Sie werden feststellen, dass die Speisen eine ausgewogene Mischung von Fett, Eiweiß und Kohlenhydraten bieten – mit Ausnahme des Abendessens. Erinnern Sie sich: Das Abendessen sollte vor allem aus Eiweiß, gesunden Fetten und stark ballaststoffhaltigen Gemüsen bestehen, um die Insulinwerte in der Nacht niedrig zu halten. Das garantiert die maximale Ausschüttung von Wachstumshormonen während des Schlafs. Und deshalb gibt es auch keinen Snack am Abend; Sie sollten nach 21 Uhr kein Insulin mehr im Blut haben.

Die Speisen, die im Menüplan fettgedruckt erscheinen, finden Sie auch in den Master-Rezepten. Für den Fall, dass Sie sich nicht für ein Rezept begeistern können, habe ich auch einige gegrillte Fleischspeisen und gedämpfte Gemüse aufgenommen, die so einfach sind, dass Sie dafür kein Rezept benötigen werden. Die Antwort auf die häufige Frage »Und was ist mit dem Abendessen?« ist für mich das Kochen in der Folie. Sie nehmen dafür einfach Fleisch oder Fisch und Gemüse, gießen ein wenig natives Olivenöl extra darüber, streuen eine Prise Salz und Pfeffer darüber, wickeln das alles in einen Bratschlauch und geben das Ganze in den Ofen, fertig.

Ich habe auch eine Einkaufsliste zusammengestellt, damit Sie Vorräte anlegen können und noch mehr Lust aufs Kochen bekommen – Sie finden sie auf Seite 296.

WIE LANGE GRILLEN?

Für viele Menschen sind die Garzeiten für das Fleisch am Beginn verwirrend. Folgen Sie einfach den hier aufgelisteten Angaben.

Grillgut	Grillzeit
Burger	5 bis 8 Minuten auf jeder Seite (insgesamt 10 bis 16 Minuten)
Hühnerbrust	4 bis 6 Minuten auf jeder Seite (insgesamt 8 bis 12 Minuten)
Fisch (Filet, 1,5 cm dick)	2 bis 3 Minuten auf jeder Seite (insgesamt 4 bis 6 Minuten)
Fisch (Steak, 2,5 cm dick)	4 bis 6 Minuten auf jeder Seite (insgesamt 8 bis 12 Minuten)
Lammkotelett	6 bis 8 Minuten auf jeder Seite (insgesamt 12 bis 16 Minuten)
Schweinekotelett	6 bis 8 Minuten auf jeder Seite (insgesamt 12 bis 16 Minuten)
Schweinelende	6 bis 9 Minuten auf jeder Seite (insgesamt 12 bis 18 Minuten); dieses Fleisch mehrmals wenden
Garnelen	3 bis 4 Minuten auf jeder Seite (insgesamt 6 bis 8 Minuten)
Steak	6 bis 9 Minuten auf jeder Seite (insgesamt 12 bis 18 Minuten)

MAHLZEITENPLAN MONTAG, TAG 1

MAHLZEIT	GERICHTE
Frühstück	Omelett aus Eiweiß, in der Pfanne gebratene Tomaten und 1 Grapefruit
Mittagessen	**Hühnersalat Southwest**
Snack	1 Orange mit einer Handvoll Walnusskernen
Abendessen	Heilbutt am Spieß mit Aubergine, Paprika und Zwiebel

MAHLZEITENPLAN DIENSTAG, TAG 2

MAHLZEIT	GERICHTE
Frühstück	**Beeren-Smoothie**
Mittagessen	Romanasalat mit gemischter Rohkost, Balsamico, Olivenöl und 5 großen Garnelen
Snack	Karottenstifte und 50 g Hummus
Abendessen	Pazifik-Wildlachs mit gegrilltem Gemüse

MAHLZEITENPLAN MITTWOCH, TAG 3

MAHLZEIT	GERICHTE
Frühstück	**Frühstücks-Burrito**
Mittagessen	**Vollkorn-Penne mit Mandel-Tomaten-Soße** und fünf großen, gegrillten Garnelen
Snack	100 g schwarze Bohnen (gagart) und Salsa
Abendessen	Gegrilltes Schweinekotelett mit gedämpften grünen Bohnen

MAHLZEITENPLAN DONNERSTAG, TAG 4

MAHLZEIT	GERICHTE
Frühstück	**Frühstücks-Parfait mit Rührei aus 2 Eiweiß**
Mittagessen	Gegrillte Hühnerbrust und gedämpfter Spinat mit Zwiebeln und Pilzen
Snack	Fettarmer Joghurt mit Zimt und ohne Fett gerösteten Mandelblättchen
Abendessen	**Chipotle-Rind**

MAHLZEITENPLAN FREITAG, TAG 5

MAHLZEIT	GERICHTE
Frühstück	Omelett aus 3 Eiweiß mit Tomaten, in Scheiben geschnittener Truthahnbrust und 1 Scheibe Mehrkorn-Toast
Mittagessen	**Hühner-Tacos mit Bohneneintopf**
Snack	Eine Handvoll Sonnenblumenkerne
Abendessen	**Zitronen-Knoblauch-Garnelen mit Gemüse**

MAHLZEITENPLAN SAMSTAG, TAG 6

MAHLZEIT	GERICHTE
Frühstück	**Gesunde Eier Benedict**
Mittagessen	**Scharfes Thunfisch-Sandwich**
Snack	½ Kugel fettarmer Bio-Mozzarella und 70 g Heidelbeeren
Abendessen	Gegrillter Tilapia mit gedämpftem Blumenkohl

MAHLZEITENPLAN SONNTAG, TAG 7

MAHLZEIT	GERICHTE
Frühstück	Buchweizen mit entrahmter Milch und Rührei aus 2 Eiweiß
Mittagessen	Gegrilltes Thunfischfilet mit 50 g braunem Reis und gemischtem grünem Salat
Snack	Karottenstifte und 50 g Hummus
Abendessen	Schweinelende mit gedämpftem Spargel

MAHLZEITENPLAN MONTAG, TAG 8

MAHLZEIT	GERICHTE
Frühstück	3 Eiweiß, 1 Truthahnwurst, ½ Romatomate und 1 Scheibe Mehrkorn-Toast
Mittagessen	50 g schwarze Bohnen, ½ Tasse Salsa, 30 g geriebener Käse, 1 Vollkorn-Tortilla; 120 g griechischer Joghurt zum Dippen
Snack	3 Scheiben Wassermelone mit 30 g Mandeln
Abendessen	Gegrilltes Steak aus der Flanke mit gegrillten Zwiebeln und gedämpftem Rosenkohl

MAHLZEITENPLAN DIENSTAG, TAG 9

MAHLZEIT	GERICHTE
Frühstück	75 g Vollkorn-Haferflocken mit 1/4 l Buttermilch und 50 ml frisch gepresstem Orangensaft
Mittagessen	Putenbrust in Scheiben und gemischtes Gemüse auf Romanasalat mit Öl und Essig
Snack	Gebackene Tortilla-Chips mit frischer Salsa
Abendessen	**Chili-Cheeseburger mit Jalapeño-Kreuzkümmel-Soße**

MAHLZEITENPLAN MITTWOCH, TAG 10

MAHLZEIT	GERICHTE
Frühstück	**Eier auf Artischockenherzen** mit 1 Scheibe Vollkorn-Toast
Mittagessen	1 Dose Bio-Chili sin Carne und 1 kleiner Salat
Snack	Fettarmer Bio-Cheddar mit Gemüse-Crackern
Abendessen	Gegrillter Lachs mit **geschmortem Senf-Zitronen-Gemüse**

MAHLZEITENPLAN DONNERSTAG, TAG 11

MAHLZEIT	GERICHTE
Frühstück	75 Vollkorn-Frühstücksflocken mit fettarmer Milch
Mittagessen	**Weiche Tacos mit gegrilltem Heilbutt und Orangensalsa**
Snack	150 g Bio-Schälerbsensuppe
Abendessen	Gegrilltes Huhn mit gegrillter Paprikaschote und Zwiebeln

MAHLZEITENPLAN FREITAG, TAG 12

MAHLZEIT	GERICHTE
Frühstück	50 g Vollkorn-Haferflocken, 125 g Heidelbeeren und Rührei aus 2 Eiweiß
Mittagessen	**Mit Quinoa gefüllte Artischocken** mit Putenbrust
Snack	150 g gemischte Beeren und 30 g Walnusskerne
Abendessen	Pochierter Pazifik-Wildlachs mit blanchiertem Brokkoli, Karotten, Zwiebeln und Sellerie

MAHLZEITENPLAN SAMSTAG, TAG 13

MAHLZEIT	GERICHTE
Frühstück	Omelett aus 3 Eiweiß mit grüner Paprika, Tomate und 1 Scheibe Vollkorn-brot
Mittagessen	5 große Garnelen mit gemischtem grünem Blattgemüse und rohem Gemüse mit Caesar-Salat-Dressing
Snack	5 Scheiben Bio-Putenbrust und 1 Pfirsich
Abendessen	**Geröstetes Knoblauchhuhn mit grünen Mandel-Bohnen**

MAHLZEITENPLAN SONNTAG, TAG 14

MAHLZEIT	GERICHTE
Frühstück	50 g Vollkorn-Haferflocken und 200 g griechischer Joghurt mit 150 g Erdbeeren
Mittagessen	100 g weiße Bohnen, Romanasalat, Pilze und Tomaten in 1 Vollkorn-Tortilla
Snack	1 Apfel, mit Mandelbutter bestrichen
Abendessen	Kurz angebratenes Thunfischsteak mit gemischtem grünem Salat

DIE MASTER-REZEPTE

Wenn Sie einen Blick auf den Master-Ernährungsplan geworfen haben, wissen Sie bereits, dass diese Form der Ernährung kinderleicht ist. Ich habe alles getan, um das Kochen wirklich simpel zu gestalten, Sie können sich also einen Stuhl nehmen und genießen. Um diese Rezepte zu entwickeln, arbeitete ich mit Cassandra zusammen, einer Chefköchin, die nur mit Bio-Zutaten kocht. Sie half mir, die Prinzipien des Master-Plans in köstliche Speisen zu verwandeln, die Ihre Hormone aktivieren und Sie schlank machen. Jedes dieser Rezepte verwendet die besten und frischesten vollwertigen Lebensmittel und verwandelt sie in ein hormonaktives Stoffwechselkraftwerk – Sie werden jedoch nur den köstlichen Geschmack wahrnehmen. Genießen Sie einfach!

REZEPTE-INDEX

Chili-Cheeseburger mit Jalapeño-Kreuzkümmel-Soße (Tag 9, Abendessen), Seite 275

Geschmortes Senf-Zitronen-Gemüse (Tag 10, Abendessen), Seite 276

Geröstetes Knoblauchhuhn mit grünen Mandel-Bohnen (Tag 13, Abendessen), Seite 276

FRÜHSTÜCK

EIER AUF ARTISCHOCKENHERZEN
(Tag 10, Frühstück)
4 Portionen

4 mittelgroße Artischocken

Kochspray

3 Teelöffel gehackte Schalotten

Salz

8 mittelgroße Bio-Eiweiß

1 Teelöffel Zitronensaft

2 bis 3 Stiele Petersilie, gehackt, als Garnitur

Den Backofen auf 220 °C vorheizen.

Die Herzen aus den Artischocken herausschneiden und auf einem leicht eingefetteten Backblech platzieren. 10 bis 15 Minuten im Ofen backen bzw. bis sie weich sind.

Eine mittelgroße Bratpfanne mit Kochspray besprühen, die Schalotten und eine Prise Salz hinzufügen. Die Schalotten leicht anschwitzen, dann das Eiweiß hinzufügen und mit den Schalotten verrühren. Die Pfanne vom Herd nehmen und den Zitronensaft hinzugeben.

Die Artischockenherzen auf Teller verteilen, je 1 Portion Omelett daraufgeben und mit Petersilie garniert servieren.

Pro Portion: Kalorien: 95,8; Cholesterin: 0 mg; Fett; 0,3 g; gesättigte Fette; 0 g; Kalorien aus dem Fett: 5,4; Transfette: 0 g; Protein: 11,6 g; Kohlenhydrate: 14,8 g; Natrium: 231,7 mg; Ballaststoffe: 7 g; Zucker: 1,8 g

BEEREN-SMOOTHIE
(Tag 2, Frühstück)
4 Portionen

1 Tasse fettarme Bio-Milch
1 Tasse griechischer Bio-Joghurt
1 ½ Tassen gefrorene Heidelbeeren
1 ½ Tassen gefrorene Erdbeeren
¾ Tasse Eiswürfel
2 Esslöffel Leinsamen
¾ Tasse Apfelmus
1 Esslöffel Honig oder etwas Stevia

Alle Zutaten in einen Mixer geben und mixen, bis sie cremig sind. In Gläser umfüllen und sofort servieren.

Pro Portion: Kalorien: 193,5; Cholesterin: 2,4 mg; Fett: 4,1 g; gesättigte Fette: 0,5 g; Kalorien im Fett: 16,4; Transfette: 0 g; Protein: 8 g; Kohlenhydrate: 34 g; Natrium: 87 mg; Ballaststoffe: 6,6 g; Zucker: 21 g

FRÜHSTÜCKS-BURRITO
(Tag 3, Frühstück)
4 Portionen

Kochspray
1 große Knoblauchzehe, gehackt
3 Tassen Spinat, geputzt
8 große Bio-Eiweiß
gemahlener roter Pfeffer
4 Vollkorn-Tortillas (ca. 15 cm), aufgewärmt
3 große Romatomaten, in Stücke geschnitten
½ Tasse geriebener Schnittkäse mit Chili

1. Eine mittelgroße Bratpfanne mit Kochspray einsprühen. Auf mittlerer Stufe erwärmen, Knoblauch darin braten, bis er zu duften beginnt. Den Spinat hinzufügen und braten, bis er weich ist.
2. Eine weitere Bratpfanne mit Kochspray einsprühen und das Eiweiß hineingeben. Umrühren. Kurz bevor das Rührei fertig ist, nach Geschmack mit rotem Pfeffer würzen.
3. In jede Tortilla je 1 Portion Spinat und Rührei geben, die Tortilla-Oberseiten mit Tomaten und Käse belegen und servieren.

Pro Portion: Kalorien: 400,3; Cholesterin: 6,3 mg; Fett: 9,4 g; gesättigte Fette: 3 g; Kalorien im Fett: 32; Transfette: 0 g; Protein: 27,5 g; Kohlenhydrate: 54,3 g; Natrium: 951 g; Ballaststoffe: 8 g; Zucker: 6,5 g

FRÜHSTÜCKS-PARFAIT
(Tag 4, Frühstück)
<u>4 Portionen</u>

1 Tasse fettarmer Bio-Joghurt
2 Tassen Vollkorn-Frühstücksflocken
1 Tasse frische oder aufgetaute TK-Heidelbeeren
1 Tasse frische oder aufgetaute TK-Erdbeeren
4 Esslöffel Honig
1 mittelgroße Orange, geschält und in dünne Scheiben geschnitten

1. In 4 kleine Schüsseln oder große Tassen insgesamt die Hälfte des Joghurt einschichten.
2. Jeweils ½ Tasse Frühstücksflocken, ¼ Tasse jeder Beerensorte und 1 Löffel Honig obenauf geben.
3. Restlichen Joghurt einschichten, mit je 2 bis 3 Orangenscheiben belegen und servieren.

Pro Portion: Kalorien: 166; Cholesterin: 3,6 mg; Fett: 2 g; gesättigte Fette: 0,6 g; Kalorien im Fett: 10,2; Transfette: 0 g; Protein: 6,2 g; Kohlenhydrate: 34,7 g; Natrium: 106,6 mg; Ballaststoffe: 6,5 g; Zucker: 21,9 g

GESUNDE EIER BENEDICT
(Tag 6, Frühstück)
4 Portionen

Kochspray
3 Knoblauchzehen, gehackt
280 g Spinat
Salz
5 Esslöffel Weißweinessig
4 große Bio-Eier
2 große Tomaten, in Scheiben geschnitten
4 Scheiben Vollkorn-Toast, getoastet
frisch gemahlener schwarzer Pfeffer

1. Eine mittelgroße Bratpfanne mit Kochspray besprühen und auf mittlerer Stufe erhitzen. Den Knoblauch darin anschwitzen. Den Spinat hinzugeben und garen, bis er weich ist. Leicht salzen, wenn gewünscht.
2. In einem mittelgroßen Kochtopf 2 Liter Wasser mit dem Essig zum Kochen bringen. Dann die Hitze reduzieren, es sollte sanft köcheln. Ein Ei in eine Tasse aufschlagen. Mit einem Holzlöffel die Flüssigkeit im Kochtopf schnell umrühren, sodass ein Strudel in der Mitte des Topfes entsteht.
3. Das Ei vorsichtig in die Mitte der Spirale geben und aufhören umzurühren. Sobald das Eiweiß weiß und fest wird, das Ei mit einem Schaumlöffel aus dem Topf nehmen. Den Vorgang mit den übrigen Eiern wiederholen.
4. Tomatenscheiben und Spinat auf die Toastscheiben verteilen. Je 1 Ei daraufsetzen, pfeffern und servieren.

Pro Portion: Kalorien: 267; Cholesterin: 211 mg; Fett; 6,7 g; gesättigte Fette: 1,8 g; Kalorien im Fett: 16,2; Transfette: 0 g; Protein: 15,2 g; Kohlenhydrate: 37,9 g; Natrium: 483 g; Ballaststoffe: 4,5 g; Zucker: 3,6 g

MITTAGESSEN

HÜHNER-TACOS MIT BOHNENEINTOPF
(Tag 5, Mittagessen)
4 Portionen

4 große Bio-Hähnchenbrustfilets

Salz

frisch gemahlener schwarzer Pfeffer

Kochspray

3 mittelgroße Scheiben Bio-Putenspeck

1 Knoblauchzehe, gehackt

2 mittelgroße, frische Jalapeños, gehackt

1 Dose (400 g) schwarze Bohnen, abgetropft

200 ml salz- und fettarme Hühnerbrühe

350 ml helles Leicht-Bier (z.B. Corona Light)

1 Tasse Romanasalat, in Streifen geschnitten

1 Tasse gehackte Romatomaten

4 Vollkorn-Tortillas, je 140 g

1. Die Filets salzen, pfeffern. Unter dem vorgeheizten Grill des Backofens braten, bis sie gar sind. Das Fleisch in Streifen schneiden und im Ofen warmhalten.
2. Eine Bratpfanne mit Kochspray besprühen und den Speck darin leicht anbraten. Knoblauch und Jalapeños hinzufügen und alles sautieren, bis der Knoblauch weich ist und duftet, das heißt 1 bis 2 Minuten.
3. Die Bohnen zufügen, langsam die Brühe und das Bier unterrühren. Die Fleischstreifen, den Salat und die Tomaten auf die 4 Tortillas verteilen. Die Bohnen dazu servieren.

Pro Portion: Kalorien: 150 ; Cholesterin: 49,9 mg; Fett: 1,8 g; gesättigtes Fett: 0,4 g; Kalorien im Fett: 13; Transfette: 0 g; Protein: 21,8 g; Kohlenhydrate: 6,6 g; Natrium: 452 mg; Ballaststoffe: 2,5 g; Zucker: 3 g

VOLLKORN-PENNE MIT
MANDEL-TOMATEN-SOSSE
(Tag 3, Mittagessen)
<u>4 Portionen</u>

2 Tassen Vollkorn-Penne
Salz
2 Tassen Tomatensoße
¼ Teelöffel Chiliflocken
8 große Basilikumblätter
1 ½ Esslöffel gehackte Mandeln, in der Pfanne ohne Fett geröstet
frisch geriebener Parmesan (nach Belieben)

1. Die Nudeln nach Packungsanleitung in reichlich sprudelndem Salzwasser bissfest kochen.
2. In einem Mixer die Tomatensoße mit Chiliflocken, 1/4 Teelöffel Salz, Basilikum und Mandeln mixen.
3. Die Pasta abgießen, abtropfen lassen und auf 4 Teller verteilen. Je eine Portion Soße sowie evtl. Käse daraufgeben und servieren.

Pro Portion: Kalorien: 312; Cholesterin: 52 mg; Fett: 5,3 g; gesättigte Fette: 0,7 g; Kalorien im Fett: 26,4; Transfette: 0 g; Protein: 11,3 g; Kohlenhydrate: 56,5 g; Natrium: 670,7 mg; Ballaststoffe: 2,1 g; Zucker: 10 g

WEICHE TACOS MIT
GEGRILLTEM HEILBUTT UND ORANGENSALSA
(Tag 11, Mittagessen)
<u>4 Portionen</u>

FÜR DIE TACOS
1 Esslöffel Olivenöl
1 Esslöffel Chilipulver
1 Teelöffel frisch gepresster Limettensaft
¼ Teelöffel Salz

¼ Teelöffel frisch gemahlener schwarzer Peffer
4 Heilbuttfilets à 110–170 g, 2,5 cm dick, mit Haut
8 Maistortillas (15 cm)

FÜR DIE SALSA
2 große Orangen
2 Limetten
1 Teelöffel Koriander, fein gehackt
½ Knoblauchzehe, gehackt
2 Teelöffel Reisessig
Salz und Pfeffer
1 mittelgroße Chilischote, gehackt
1 Esslöffel Olivenöl

ZUBEREITUNG DER TACOS:

1. Öl, Chilipulver, Limettensaft, Salz, Pfeffer und Fischfilets in einen großen Gefrierbeutel geben. Den Beutel schütteln, bis die Filets gut von der Marinade überzogen sind.
2. Die Filets mit der Hautseite nach unten auf den vorgeheizten Grill des Backofens geben und grillen, bis sie gar sind.
3. Die Haut von den Filets entfernen und je ein halbes Filet auf eine Tortilla geben.

ZUBEREITUNG DER SOSSE (SALSA):

1. Orangen und Limetten schälen, die Zwischenhäute entfernen (nur das saftige Fruchtfleisch verwenden). In kleine Stücke schneiden.
2. Orangen- und Limettenstücke, Koriander, Knoblauch, Essig, Salz, Pfeffer, Chili und Öl in einer Schüssel vermengen.
3. Die Salsa auf die Tacos geben und servieren.

Pro Portion: Kalorien: 306; Cholesterin: 75 mg; Fett: 8 g; gesättigte Fette: 1,2 g; Kalorien im Fett: 16,3; Transfette: 0 g; Protein: 25,9 g; Kohlenhydrate: 36,3 g; Natrium: 93,3 mg; Ballaststoffe: 5,4 g; Zucker: 7,1g

SCHARFES THUNFISCH-SANDWICH
(Tag 6, Mittagessen)
4 Portionen

Kochspray
¼ Tasse Zwiebel, gehackt
½ Esslöffel Knoblauch, gehackt
Salz
2 Dosen Bio-Thunfisch in eigenem Saft
½ Teelöffel Chilipulver
2 Esslöffel grobkörniger Senf
4 Scheiben Mehrkornbrot, getoastet

1. Eine mittelgroße Bratpfanne mit Kochspray besprühen und auf mittlerer Stufe erhitzen.
2. Zwiebel, Knoblauch und eine Prise Salz dazugeben. 1–2 Minuten anbraten, dabei häufig umrühren. Thunfisch und Chilipulver dazugeben, umrühren und erhitzen.
3. Mit dem Senf die Brotscheiben bestreichen. Die Thunfischmasse darauf verteilen und servieren.

Pro Portion: Kalorien: 174; Cholesterin: 24,8 g; Fett: 1,9 g; gesättigte Fette: 0,4 g; Kalorien im Fett: 9,4; Transfette: 0 g; Protein: 24,8 g; Kohlenhydrate: 13,3 g; Natrium: 151,4 mg; Ballaststoffe: 2,2 g; Zucker: 2,3 g

MIT QUINOA GEFÜLLTE ARTISCHOCKEN
(Tag 12, Mittagessen)
<u>4 Portionen</u>

4 große Artischocken
1 Tasse Quinoa, ungekocht
¼ Tasse getrocknete Tomaten
1 Teelöffel Salz
1 Teelöffel frisch gemahlener schwarzer Pfeffer
Saft von 1 großen Zitrone

ZUBEREITUNG DER ARTISCHOCKEN:

1. Die Artischocken kochen, bis sie weich sind.
2. Oben und unten jeweils 2,5 cm abschneiden. Die äußeren, harten Blätter abziehen und alle dornigen Spitzen der Blütenstände abschneiden. Die äußeren Blätter öffnen, um sie zu lockern, ebenso wie die inneren, damit die helleren Blätter um das Artischockenherz sichtbar werden. Die helleren Blätter herausziehen und das Stroh mit einem Löffel entfernen.

ZUBEREITUNG DER FÜLLUNG:

1. Den Backofen auf 190° C vorheizen. 2 Tassen Wasser mit Quinoa zum Kochen bringen, zurückschalten und köcheln lassen, bis das Wasser aufgesogen und das Quinoa weich ist.
2. Die getrockneten Tomaten, Salz, Pfeffer und Zitronensaft unter das Quinoa rühren.
3. In jede Artischocke etwa ¼ bis ½ Tasse der Quinoa geben, ebenso wie in die Lücken zwischen den seitlichen Blättern.
4. Die gefüllten Artischocken 5 bis 8 Minuten backen und servieren.

Pro Portion: Kalorien: 345; Cholesterin: 0 g; Fett: 4,4 g; gesättigte Fette: 0,6 g; Kalorien im Fett: 30,2; Transfette: 0 g; Protein: 16,3 g; Kohlenhydrate: 66,7 g; Natrium: 470,5 mg; Ballaststoffe: 15,7 g; Zucker 7,8 g

HÜHNERSALAT SOUTHWEST
(Tag 1, Mittagessen)
4 Portionen

½ Tasse Limettensaft

2 Esslöffel Olivenöl

4 mittelgroße Knoblauchzehen, gehackt

8 Esslöffel Koriander, fein gehackt

1–2 Teelöffel Chilipulver

1–2 Teelöffel gemahlener Kreuzkümmel

1 Teelöffel Salz (nach Belieben)

Kochspray

4 mittelgroße Bio-Hähnchenbrustfilets

400 g schwarze Bohnen, abgetropft

4 mittelgroße Romatomaten, in Würfel geschnitten

8 Esslöffel Frühlingszwiebel, gehackt

4 Tassen Romanasalat, in Streifen geschnitten

1. Limettensaft, Olivenöl, Knoblauch, Koriander, Chilipulver, Kreuzkümmel und Salz (falls verwendet) in ein Schraubglas geben und verschließen. Schütteln, bis der Inhalt gut vermischt ist.
2. Eine Grillpfanne mit Kochspray einsprühen und die Hähnchenbrustfilets darin auf mittlerer Stufe grillen, bis sie gar sind. In 2,5 cm dicke Scheiben schneiden.
3. Huhn, Bohnen, Tomaten, Frühlingszwiebel, Salat und die Soße aus dem Glas vermischen, auf 4 Teller verteilen und servieren.

Pro Portion: Kalorien: 415; Cholesterin: 68,4 mg; Fett: 11 g; gesättigte Fette: 1,7 g; Kalorien im Fett: 35,9; Transfette: 0 g; Protein: 41,2 g; Kohlenhydrate: 42,7 g; Natrium: 129,7 mg; Ballaststoffe: 16,7 g; Zucker: 8,3 g

ABENDESSEN

CHIPOTLE-RIND
(Tag 4, Abendessen)
<u>4 Portionen</u>

1–1½ Kilogramm Bio-Rindfleisch aus der Schulter
Salz
frisch gemahlener schwarzer Pfeffer
Kochspray
400 ml salzarme Rinderbrühe
1 Dose (200 g) Chipotle-Chilis in Adobo-Soße (im Onlinehandel zu beziehen)
400 g Kopfsalat, in Streifen geschnitten

1. Das Fleisch mit Salz und Pfeffer würzen. Eine mittelgroße Bratpfanne mit Kochspray besprühen. Die Pfanne auf mittlerer bis großer Stufe erhitzen, dann das Fleisch darin von beiden Seiten anbraten.
2. Die Brühe und die Chipotle-Chilis inklusive Soße dazugeben.
3. Alles 1–2 Stunden bei niedriger Hitze köcheln lassen, dann das Fleisch in Scheiben schneiden, auf den Salat geben und servieren – der köstliche, würzige Salat benötigt kein Dressing.

Pro Portion: Kalorien: 457 g; Cholesterin: 170,1 mg; Fett: 20,3 g; gesättigte Fette: 7,8 g; Kalorien im Fett: 41; Transfette: 0 g; Protein: 62 g; Kohlenhydrate: 2,5 g; Natrium: 961,9 mg; Ballaststoffe: 0,7 g; Zucker: 0,6 g

ZITRONEN-KNOBLAUCH-GARNELEN MIT GEMÜSE
(Tag 5, Abendessen)
4 Portionen

Kochspray
1 große rote Paprikaschote, in Würfel geschnitten
1 große grüne Paprikaschote, in Würfel geschnitten
1 Kilogramm Spargel, geschälft, in 2–3 cm lange Stücke geschnitten
2 Teelöffel Schalenabrieb einer Bio-Zitrone
Salz
6 Knoblauchzehen, gehackt
500 g rohe Bio-Garnelen, geschält, entdarmt
1 Teelöffel Maisstärke
1 Tasse kalte Hühnerbrühe
1 Esslöffel Zitronensaft
2 Esslöffel Petersilie, gehackt

1. Eine mittelgroße Bratpfanne mit Kochspray besprühen, auf mittlerer Stufe vorheizen. Paprika, Spargel, Zitronenschale und ¼ Teelöffel Salz in die Pfanne geben und anbraten. Häufig umrühren. Wenn das Gemüse weich ist, herausnehmen, in eine Schüssel geben und zugedeckt zur Seite stellen.
2. Den Knoblauch sowie ¼ Teelöffel Salz in die Bratpfanne geben und 1 Minute anschwitzen. Die Garnelen hinzugeben, alles unter Wenden weitere 1–2 Minuten braten.
3. Die Maisstärke und die Brühe in einer Schüssel verquirlen. In die Pfanne zu den Garnelen geben und evtl. eine Prise Salz hinzufügen. Alles unter Rühren aufkochen und 2–3 Minuten kochen, bis die Soße etwas angedickt ist und die Garnelen rosa und gar, aber noch knackig sind. Die Pfanne vom Herd nehmen und den Zitronensaft einrühren.
4. Das Gemüse auf 4 Teller verteilen, die Garnelen mit der Soße darauf verteilen und mit Petersilie garniert servieren.

Pro Portion: Kalorien: 187; Cholesterin: 172,4 mg; Fett: 4,8 g; gesättigte Fette: 0,8 g; Kalorien im Fett: 16,5; Transfette: 0 g; Protein: 25,7 g; Kohlenhydrate: 10,9 g; Natrium: 176,8 mg; Ballaststoffe: 3,2 g; Zucker: 3,4 g

CHILI-CHEESEBURGER MIT JALAPEÑO-KREUZKÜMMEL-SOSSE
(Tag 9, Abendessen)
4 Portionen

3 große, frische Jalapeño-Schoten, ohne Samen, grob geschnitten

½ Tasse und 3 Esslöffel Koriander, grob gehackt

3 große Knoblauchzehen, gehackt

1 Esslöffel frischer Limettensaft

1 Teelöffel Kreuzkümmel

Salz

700 g Bio-Beefsteakhackfleisch

110 g fettarmer Schnittkäse mit Chili, gerieben, bis auf 4 kleine Stücke

frisch gemahlener schwarzer Pfeffer

Olivenöl

4 Mehrkorn-Hamburgerbrötchen (nur die Unterseite)

1 Tasse Romanasalat, in Streifen geschnitten

4 dünne Tomatenscheiben

4 eingelegte Jalapeños, in Längsstreifen geschnitten

1. Jalapeños mit ½ Tasse Koriander, Knoblauch, Limettensaft und ½ Teelöffel Kreuzkümmel und 1 Prise Salz im Mixer zu einer gleichmäßigen Paste verarbeiten.

2. In einer mittelgroßen Schüssel das Fleisch mit dem Käse, dem restlichen Koriander und dem übrigen Kreuzkümmel verkneten. Leicht salzen, pfeffern und zu 4 Burgerpatties formen (etwa 2 cm dick), dabei jeweils ein Käsestückchen in die Mitte einarbeiten.

3. Eine Grillpfanne mit ein wenig Olivenöl bestreichen. Die Burger darin ungefähr 10 Minuten lang bei mittlerer Hitze grillen, dabei einmal wenden.

4. Die Burger auf die Brötchen legen, darauf Salat, Tomatenscheiben und Jalapeñostreifen verteilen und servieren.

Pro Portion: Kalorien: 427; Cholesterin: 103,5 mg; Fett: 13,9 g; gesättigte Fette: 4,8 g; Kalorien im Fett: 34,3; Transfette: 0 g; Protein: 56 g; Kohlenhydrate: 18 g; Natrium: 714 g; Ballaststoffe: 2,8 g; Zucker: 5,8 g

GESCHMORTES SENF-ZITRONEN-GEMÜSE
(Tag 10, Abendessen)
4 Portionen

1 Esslöffel Olivenöl
900 g gemischtes Gemüse nach Geschmack und Saison
¼ Tasse weiße Zwiebel, gehackt
1 Teelöffel Salz
²/₃ Tasse Hühnerbrühe
2 Teelöffel Zitronensaft
2 Teelöffel Dijon-Senf

1. Öl in einer mittelgroßen Pfanne erhitzen. Gemüse, Zwiebeln und 1 Prise Salz hinzufügen. Unter häufigem Umrühren etwa 3–5 Minuten garen, bis das Gemüse weich wird.
2. Die Hühnerbrühe in die Pfanne gießen. Deckel auflegen und köcheln lassen, bis die Brühe aufgesogen und verdampft ist.
3. Deckel abnehmen, Zitronensaft und Senf hinzufügen und mit dem Gemüse vermischen.
4. Nach Geschmack mit dem verbleibenden Salz würzen. Servieren.

Pro Portion: Kalorien: 193; Cholesterin: 0; Fett: 5,284 g; gesättigte Fette: 0,824 g; Kalorien aus dem Fett: 3,62; Transfette: 0 g; Protein: 8,636 g; Kohlenhydrate: 32,757 g; Natrium: 631,69 mg; Ballaststoffe: 9,42 g; Zucker: 0,77 g

GERÖSTETES KNOBLAUCHHUHN MIT GRÜNEN MANDEL-BOHNEN
(Tag 13, Abendessen)
4 Portionen

FÜR DAS HUHN
1 Teelöffel Olivenöl
Salz
frisch gemahlener schwarzer Pfeffer
1 Knoblauchknolle
4 große Bio-Hähnchenbrustfilets

FÜR DIE GRÜNEN BOHNEN
1 Tasse grüne Bohnen, gewaschen und geputzt
Kochspray
2 Knoblauchzehen, gehackt
1 Esslöffel Mandelblättchen

ZUBEREITUNG DES HUHNS:

1. Den Ofen auf 190 °C vorheizen.
2. Olivenöl sowie je eine Prise Salz und Pfeffer auf die Knoblauchknolle geben und in ein Stück Alufolie einwickeln. Den Knoblauch etwa 15–20 Minuten im Ofen rösten, bis er halb gar ist.
3. Während der Knoblauch im Ofen ist, die Hähnchenfilets mit Salz und Pfeffer würzen.
4. Den Knoblauch aus dem Ofen nehmen, vorsichtig die Knoblauchzehen aus der Knolle drücken und auf die Hühnerbrüste geben. Die Hühnerbrüste auf einen Grillrost geben und im Ofen 18–20 Minuten grillen.

ZUBEREITUNG DER GRÜNEN BOHNEN

1. Zwei Liter gesalzenes Wasser zum Kochen bringen. Die grünen Bohnen für 3–4 Minuten in das kochende Wasser geben. Bohnen herausnehmen und abtropfen lassen.
2. Den Boden eines mittelgroßen Kochtopfs mit Kochspray besprühen. Auf mittlerer Hitze erhitzen, Knoblauch und Mandeln in den Topf geben. Rösten, bis die Mandeln leicht braun werden. Die grünen Bohnen dazugeben und umrühren.
3. Die Bohnen gemeinsam mit dem Huhn servieren.

Pro Portion: Kalorien: 309; Cholesterin: 37,8 mg; Fett: 18,4 g; gesättigte Fette: 3,6 g; Kalorien im Fett: 27,5; Transfette: 0 g; Protein: 15,7 g; Kohlenhydrate: 21 g; Natrium: 397,3 mg; Ballaststoffe: 3,7 g; Zucker: 1,4 g

Kapitel 10

MASTER-HEILMITTEL

———————————•———————————

STRATEGIEN GEGEN DIE SECHS HÄUFIGSTEN HORMON-
STÖRUNGEN

Schlank & satt mit der Kraft der Hormone ist für alle Menschen geschrieben – ob
jung oder alt, Mann oder Frau, schlank oder übergewichtig, dieses Programm
wird Ihnen nützlich sein. Manchmal jedoch laufen die Hormone sehr weit aus
dem Ruder, etwa im Fall der Menopause oder der Andropause. Die Ernährung wird bei komplexeren Hormonstörungen, wie etwa bei polyzystischem
Ovarialsyndrom (PCOS), dem metabolischen Syndrom, dem prämenstruellen
Syndrom (PMS) oder Schilddrüsenstörungen, sicherlich helfen. Aber Sie benötigen zusätzliche Hilfe, Unterstützung und unter Umständen Medikamente.

Ich hatte das Glück, mit Dr. Christine Darwin, einer der führenden
Endokrinologinnen der USA, zusammenzuarbeiten. Sie ist Dozentin für
Medizin und für klinische Forschung, klinische Epidemiologie und Prä-
ventivmedizin am UCLA Medical Center. Sie unterstützte mich bei der
Entwicklung von Strategien, die Ihnen gemeinsam mit meinem Ernäh-
rungsplan Erleichterung für Ihre Leiden verschaffen können.

HILFE BEI PRÄMENSTRUELLEM SYNDROM (PMS)

Das prämenstruelle Syndrom (PMS) ist für viele Frauen wie die Hölle auf Er-
den. Bis zu 75 Prozent aller Frauen leiden unter PMS, das sich in der zweiten
Hälfte des Menstruationszyklus bemerkbar macht, gewöhnlich fünf bis sieben

Tage vor Beginn der Periode. Sehen Sie sich einfach an, welche Symptome mit PMS in Verbindung gebracht werden:

Aggressionen	»Getrübtes« Denkvermögen	Schwindelgefühle
Akne	Gewichtszunahme	Stechen in Händen und Füßen
Angstzustände	Heißhunger	Stimmungsschwankungen
Blähungen	Hitzewallungen	Übelkeit
Depressive Verstimmungen	Hitziges Temperament	Vergesslichkeit
Eingeschränkte Libido	Kopfschmerzen	Verstopfung
Empfindliche Brüste	Krämpfe und Druck im unteren Bauchbereich	Weinerlichkeit
Empfindlichkeit	Leichte Reizbarkeit	Weinkrämpfe
Erbrechen	Muskelverspannungen	Wunsch, allein zu sein
Erschöpfungszustände	Paranoia	Zerstreutheit
Gefühl der Überforderung	Schlafstörungen	
Geschwollene Hände und Füße	Schneller oder akzentuierter Herzschlag	

Viele Frauen haben mehrere dieser Symptome gleichzeitig; bei anderen treten nur ein oder zwei auf.

Eine von zwanzig Frauen macht ein derart schweres PMS durch, dass es sogar eine prämenstruelle dysphorische Störung (PMDS) ist, ein Zustand, der potenziell Leben zerstört, da er unkontrollierbare Wut auslösen kann. (Wenn PMS Sie privat oder am Arbeitsplatz stark einschränkt, nehmen Sie es bitte ernst und suchen Sie einen Arzt auf, um mit ihm darüber zu sprechen.)

Die Ursache für PMS ist unter Endokrinologen umstritten. Viele Ärzte machen den plötzlichen Anstieg und Abfall des Progesteronspiegels nach dem Eisprung dafür verantwortlich. Andere Ärzte sehen die Ursache in Androgenstörungen. Viele Experten glauben, dass PMDS durch einen niedrigen Serotoninspiegel ausgelöst wird, den Neurotransmitter, der für gute Stimmung verantwortlich ist. Schilddrüsenstörungen haben viele Symptome mit PMS gemeinsam – wenn Sie ein chronisches PMS haben, sollten Sie Ihren Arzt bitten, Ihre Schilddrüse zu kontrollieren, um diese Ursache auszuschließen. Die gute Nachricht ist, dass man PMS in den Griff bekommen kann und dass es sogar geheilt werden kann. Notieren Sie den ersten Tag Ihrer Periode im Kalender und zählen Sie, wie viele Tage Ihr Zyklus dauert. Machen Sie das drei Monate lang, und das Muster der Symptome wird erkennbar werden. Wenn Sie einmal wissen, was auf Sie zukommt, können Sie konkrete Schritte unternehmen, um die Symptome zu bekämpfen. Beachten Sie die folgenden fünf Tipps:

Ruhe, Entspannung und Bewegung. Ausreichend Schlaf und weniger Stress helfen Ihnen, die Hormone so weit zu stärken, dass sie das Ungleichgewicht besser bewältigen können. Es wird Ihnen nicht leichtfallen, aber machen Sie Sport. Die Endorphinausschüttung hilft gegen Krämpfe und dabei, einen Mangel an Serotonin und anderen »glücklich machenden« neurochemischen Substanzen auszugleichen.

Berücksichtigen Sie Ihre Periode in Ihrer Terminplanung. Versuchen Sie in der letzten und in der ersten Woche Ihres Zyklus eine Auszeit einzuplanen – das ist die Zeit, in die zunächst das PMS und dann die Periode fallen. Legen Sie stressige Aufgaben in die zweite Woche Ihres Menstruationszyklus, die sieben Tage nach dem ersten Tag der Periode beginnt. Dies ist auch die Woche vor dem Eisprung, in der verschiedene Hormonwerte wie LH, Östrogen und Testosteron, aber auch Ihr Energielevel und Ihre Konzentrationsfähigkeit sehr hoch sind.

Verzichten Sie so weit wie möglich auf Koffein, Alkohol und Salz. Frauen mit fibrozystischer Mastopathie haben in den Tagen vor der Menstruation oft sehr empfindliche Brüste. Die Reduzierung des Koffeins verringert die Empfindlichkeit der Brüste stark und hilft auch gegen leichte Reizbarkeit. Verzichten Sie auf Alkohol, der depressive Verstimmungen verstärkt. Der Verzicht auf Salz verhindert oder lindert Blähungen.

Reduzieren Sie Einfachzucker auf ein Minimum. Kohlenhydrate mit einem hohen glykämischen Index verstärken Entzündungen im Körper und verschlimmern Krämpfe. Starke Schwankungen des Blutzuckerspiegels sind keine gute Idee für Ihre Nerven, die ohnehin schon blank liegen. Daher werden bei meiner Ernährungsweise regelmäßige Mahlzeiten und Snacks mit Ballaststoffen und Proteinen empfohlen, die den Blutzucker stabil halten.

Ergänzungsmittel. Calcium kann PMS-Symptome lindern – nehmen Sie mindestens 1.200 mg pro Tag, eine Dosis, die sich bei klinischen Tests mit einer Placebo-Kontrollgruppe als effektiv erwies. Auch Magnesium hilft, ebenso B-Vitamine wie B1, B2, B3 und vor allem B6. Um das Entstehen von Krämpfen und die Empfindlichkeit der Brüste zu verhindern, versuchen Sie Schlüsselblumenöl, das nicht-steroid und entzündungshemmend ist; es kann ähnlich wie Ibuprofen wirken.

HILFE BEI SCHILDDRÜSENUNTERFUNKTION

Eine Schilddrüsenunterfunktion ist der GAU des Stoffwechsels und macht den Kampf um eine Reduzierung des Gewichts außerordentlich frustrierend. Leider steigen die Risiken für eine Schilddrüsenunterfunktion oder langsame Funktion der Schilddrüse bei Frauen in fortschreitendem Alter – bis zu einem Fünftel der Frauen kann davon betroffen sein. Gehen Sie die Symptome auf Seite 63/64 durch und fragen Sie sich, ob Sie eines, zwei oder mehr dieser Symptome wiedererkennen. Doch beachten Sie, dass manchmal keines dieser Symptome auftritt und trotzdem eine Unterfunktion vorliegt; im Zweifelsfall empfiehlt sich also eine ärztliche Untersuchung.

Der häufigste Grund für eine Schilddrüsenunterfunktion ist die Hashimoto-Krankheit. Bei dieser Autoimmunerkrankung greift das Immunsystem die Schilddrüse an und schädigt sie, sodass die Produktion von Schilddrüsenhormonen nicht so funktioniert, wie sie sollte. Man vermutet, dass Umweltverschmutzung und Pestizide, die sich in unserem Fettgeweben ablagern, die häufigsten Ursachen für Schilddrüsenunterfunktion sind. Oft hat eine Schilddrüsenunterfunktion aber auch mehr mit dem Stressniveau und mit der Funktion der Nebenniere zu tun als mit der Schilddrüse selbst. Nebennierenhormone wie Cortisol spielen eine große Rolle für eine reibungslose Funktion der Schilddrüse; hohe Werte können die Umwandlung von T4 in T3 behindern. Um eine durch Stress verursachte Schilddrüsenunterfunktion auszuschließen, sollten Sie Ihren Arzt bitten, ACTH und Cortisol sowie TSH zu testen. (Siehe Kapitel 2 für mehr Informationen über solche Tests.)

Sollte der Test ergeben, dass Sie eine Schilddrüsenunterfunktion haben, suchen Sie einen Endokrinologen auf – er hat die nötige Erfahrung im Bereich Schilddrüsenstörungen. Wählen Sie einen Endokrinologen, der nicht nur Medikamente verschreibt, sondern auch für andere Ansätze wie Umstellungen in der Ernährung und im Lebensstil aufgeschlossen ist. Sie können sich damit selbst helfen. Versuchen Sie es mit folgenden Strategien:

Folgen Sie dem Master-Ernährungsplan – mit kleinen Anpassungen. Der Ernährungsplan eliminiert viele Gifte, die wir aus der Umwelt oder über die Nahrung aufnehmen und die Schilddrüsenprobleme auslösen. Vermeiden Sie dabei aber Gemüse aus der Gruppe der Kreuzblütler – es ist bekannt, dass sie eine Kropfbildung fördern können. Einige Stunden vor und nach der Einnahme Ihres Schilddrüsenmedikaments sollten Sie keine eisenhaltigen Multivitaminpräparate oder cholesterinsenkenden Medikamente nehmen. Auch Nahrungsmitel, die Eisen, Calcium, Soja oder viele Ballaststoffe enthalten können Ihren Körper bei der Aufnahme der Schilddrüsenhormone stören.

Trainieren Sie und entspannen Sie sich täglich. Das Stresshormon Cortisol stört bei der Umwandlung des inaktiven T4-Hormons in das aktive T3-Hormon. Training baut viel Stress ab, senkt den Cortisolspiegel und erhöht die Sensitivität des Körpers für die Schilddrüsenhormone. Probieren Sie einige der Vorschläge zum Entspannen in Kapitel 8 aus. Als Faustregel sollten Sie sich vornehmen, mindestens 30 Minuten am Tag Sport zu treiben.

Nehmen Sie kein Nahrungsergänzungsmittel mit Jod. Viele Ernährungs-Websites empfehlen die Einnahme eines Jod-Ergänzungsmittels, um die Schilddrüse zu unterstützen. Tun Sie das nicht. Bei einer ausgewogenen Ernährung nehmen Sie bereits ausreichend Jod zu sich – und wenn die Schilddrüse hohe Jodwerte im Blut feststellt, schüttet sie noch weniger Schilddrüsenhormone aus. Wählen Sie zum Kochen Jodsalz statt normales Salz, aber meiden Sie solche speziellen Nahrungsergänzungsmittel.

Nehmen Sie andere Nahrungsergänzungsmittel, die die Schilddrüse unterstützen. Das Enzym, das für die Umwandlung von T4 in T3 notwendig ist, benötigt Selen, um richtig zu arbeiten. Andere hilfreiche Ergänzungsmittel enthalten Vitamin D, Zink und Fischöl. (Siehe die Aufstellung der die Schilddrüse aktivierenden Lebensmittel auf Seite 192/193.) Bevor Sie irgendwelche Nahrungsergänzungsmittel nehmen, sollten Sie aber auf jeden Fall Ihren Arzt fragen, vor allem wenn Sie Schilddrüsenmedikamente einnehmen.

Mit mindestens einem Gramm Fischöl täglich unterstüzen Sie Ihre Schilddrüse besonders effektiv. Gleichzeitig reduzieren Sie damit aber außerdem Ihr Risiko für Herzinfarkt, Schlaganfall und andere Herz-Kreislauf-Erkrankungen. Ich empfehle Fischöl für jeden. Und wenn Sie Ihre

Vitaminpräparate aussuchen, stellen Sie sicher, dass Selen (bis zu 200 Mikrogramm) sowie Zink (bis zu 40 Milligram) darin enthalten sind.

Vitamin D sollten Sie sich auf traditionelle Art und Weise holen: Setzen Sie sich täglich mindestens 10 Minuten ungeschützt dem Sonnenlicht aus. Ihre Haut kann D3 synthetisieren, wenn sie UV-B-Licht der Sonne aufnimmt. Falls Sie Nahrungsergänzungsmittel einsetzen, aber stellen Sie sicher, dass Sie täglich nicht mehr als 2.000 IE Vitamin D einnehmen.

Kombinieren Sie verschiedene Schilddrüsenmedikamente. Seit der Diagnose meiner Schilddrüsenstörung im Alter von dreißig Jahren haben mir die Schilddrüsenmedikamente wirklich sehr geholfen. Wenn Ihnen der Arzt die richtigen Schilddrüsenhormone verschreibt, können Sie möglicherweise schon innerhalb von zwei Wochen eine Verbesserung der Symptome feststellen. Für viele Menschen ist es vorteilhaft, wenn sie sowohl das inaktive T4 nehmen als auch das aktive Hormon T3. Da T3 bei Bluttests nicht sichtbar ist, wird es von einigen Ärzten nicht beachtet, und sie wollen kein T3-Rezept ausstellen. Wenn Ihr Arzt Einwände hat, fragen Sie ihn, warum. (Und holen Sie eine zweite Meinung ein.)

HILFE BEIM METABOLISCHEN SYNDROM

Wir haben in diesem Buch viel über Insulinresistenz gesprochen. Wohl eines der gefährlichsten Leiden, die mit Insulinresistenz in Zusammenhang stehen, ist das metabolische Syndrom (manchmal auch Syndrom X genannt). Sie leiden am metabolischen Syndrom, wenn Sie drei oder mehr der folgenden Risikofaktoren aufweisen:

Zu viel überschüssiges Fett am Bauch. Wenn Sie einen »Rettungsreifen« haben, mit einem Taillenumfang von über 90 cm bei Frauen und über 100 cm bei Männern, sind Sie bereits betroffen. Bei zusätzlichen anderen Risikofaktoren wie Rauchen, ein höheres Alter und eine familiäre Prädisposition für Diabetes, senkt sich die Obergrenze des tolerierbaren Taillenumfangs bei Frauen auf 80 bis 90 cm und bei Männern auf 94 bis 99 cm.

Hohe Triglyceridwerte. Wenn bereits hohe Triglyceridwerte festgestellt und behandelt wurden, trifft für Sie der Risikofaktor zu, auch wenn der Wert niedriger ist als der Grenzwert von 150 mg pro Deziliter (mg/dl).

Niedrige HDL-Werte. Wenn bei Ihnen bereits niedrige (gute) HDL-Werte diagnostiziert und behandelt wurden, trifft für Sie der Risikofaktor zu, auch wenn der Wert höher als der Grenzwert von 50 mg/dl (bei Frauen) oder 40 mg/dl (bei Männern) sein sollte.

Hoher Blutdruck. Wenn bei Ihnen bereits hoher Blutdruck diagnostiziert und behandelt wurde, trifft für Sie der Risikofaktor zu, auch wenn der Blutdruck niedriger als der Grenzwert 130/85 ist. (Wenn einer der Werte höher ist als der Grenzwert – auch wenn der zweite darunter liegt –, trifft für Sie der Risikofaktor zu.)

Hoher Nüchternblutzucker. Wenn bei Ihnen bereits hoher Blutzucker festgestellt und behandelt wurde, trifft der Risikofaktor auf Sie zu, auch wenn der Nüchternblutzucker niedriger als der Grenzwert von 100 mg/dl ist.

Gehören auch Sie zu der Risikogruppe? Dann sind Sie nicht allein. Das große Problem beim metabolischen Syndrom ist, dass für Betroffene eine Herzerkrankung doppelt und Diabetes fünfmal so wahrscheinlich ist wie bei Menschen ohne metabolisches Syndrom. Auch die Wahrscheinlichkeit, dass Sie eine Fettleber und ein PCOS entwickeln, ist höher. Schwere Schädigungen des Herz-Kreislauf-Systems können bereits entstanden sein, bevor Sie überhaupt wissen, dass Sie ein metabolisches Syndrom haben: Verschiedene Studien zeigten, dass Arterienverkalkung bereits beginnt, bevor sich Insulinresistenz in Form von hohem Nüchternblutzucker bemerkbar macht. Das ist der Grund, warum Sie jedes der eben genannten Symptome sehr ernst nehmen sollten. Die folgenden Strategien helfen Ihnen dabei, gegen das Metabolische Syndrom vorzugehen.

Nehmen Sie fünf Prozent Ihres Körpergewichts ab (gern mehr!). Die Reduzierung um diese fünf Prozent kann das Diabetesrisiko um 58 Prozent verringern, das Risiko eines Schlaganfalls verringern und die Einnahme von Blutdruckmitteln völlig unnötig machen. Wenn Sie zehn Prozent Gewicht abnehmen, verringern Sie das Risiko für Herzerkrankungen insgesamt und erhöhen Ihre Lebenserwartung. Die Abnahme von zehn Prozent des Körpergewichts in einem Jahr – oder schneller – ist die wichtigste Maßnahme, um das Metabolische Syndrom zu bekämpfen. Das zu erreichende Ziel ist ein BMI unter 25.

Bringen Sie Ihre Reaktion auf Insulin unter Kontrolle. Allen Risikofaktoren des metabolischen Syndroms gemeinsam ist das erhöhte Risiko der Insulinresistenz. Wenn Sie den Ernährungsplan dieses Buches befolgen (vor allem wenn Sie sich daran halten, alle vier Stunden kleine Mahlzeiten zu essen, um den Blutzucker stabil zu halten), verringern Sie den Bedarf des Körpers an Insulin und können einige der Testergebnisse sehr rasch zum Positiven ändern. Stellen Sie sicher, dass Sie mit jeder Mahlzeit und mit jedem Snack auch Proteine zu sich nehmen; nehmen Sie häufig Zimt, Knoblauch und Ballaststoffe zu sich; und hören Sie mit dem Rauchen auf – all das hilft bei der Reduzierung des Blutzuckers und bei der Bewältigung der Insulinresistenz.

Sorgen Sie für mehr Schlaf und weniger Stress. Stress wird mit erhöhtem Körperfett in Verbindung gebracht, da der Magen über mehr Cortisolrezeptoren verfügt. Die Reduzierung des Stressniveaus kann automatisch eine schlankere Taille zur Folge haben und das gefährliche viszerale Fett verringern, das mit chronischen Entzündungen und verringerter Insulinsensitivität in Zusammenhang steht. Wenn Sie das mit sieben Stunden Schlaf oder mehr in der Nacht verbinden, senken Sie die Ausschüttung der Hunger auslösenden Hormone Cortisol und Ghrelin. Das macht es leichter, bei einer gesunden Ernährungsweise zu bleiben.

Treiben Sie Sport! Je mehr Muskeln Sie haben, desto mehr Zellen stehen für die Aufnahme von Glucose zur Verfügung. Sport erhöht die Fähigkeit der Zellen, Insulin zu verarbeiten, daher wird Ihr Körper nicht so viel als Reaktion auf die Mahlzeiten produzieren. Und wenn Sie weniger Insulin produzieren, sinkt das Diabetesrisiko.

Erwägen Sie die Einnahme von Hormonergänzungsmitteln. Normalerweise bin ich keine große Verfechterin von Medikamenten, aber im Fall des metabolischen Syndroms können Hormone hilfreich sein. Aktuelle Forschungen zeigten, dass Männer mit einem metabolischen Syndrom und Diabetes auch anfällig für niedrige Testosteronwerte sind. Eine Studie mit einer Placebo-Kontrollgruppe zeigte, dass Männer mit Diabetes oder mit metabolischem Syndrom, die vierzehn Tage lang ein Testosterongel benutzten, danach erhöhte Sensitivität für Insulin zeigten – dieses Resultat hielt für ein ganzes Jahr nach Aussetzung der Behandlung an. (Zusatzinfo: Das könnte auch Ihr Sexleben verbessern.) Gleichgültig ob Mann oder Frau, es schadet niemandem mit metabolischem Syndrom, sich den Testosteronschub zunutze zu machen, den Sport oder Testosteron aktivierendes Essen (Seite 168) zur Folge haben.

HILFE BEIM POLYZYSTISCHEN OVARIALSYNDROM (PCOS)

Das polyzystische Ovarialsyndrom ist eines der häufigsten Hormonprobleme von Frauen – in den USA ist eine von zehn Frauen vor der Menopause davon betroffen. Frauen finden oft heraus, dass sie unter dem PCOS leiden, wenn sie Probleme haben, schwanger zu werden. Es ist die häufigste Ursache für weibliche Unfruchtbarkeit, weil Frauen mit diesem Leiden keinen regelmäßigen Eisprung und keine regelmäßige Menstruation haben. Aber schon Mädchen im Alter von elf Jahren können unter PCOS leiden – es wird meist entdeckt, wenn die jungen Frauen schwere Akne oder Gesichtsbehaarung zeigen.

Charakteristisch für das PCOS ist zumeist eine Kombination von zwei Hormonstörungen – Insulinresistenz und Hyperandrogenämie. Was tritt zuerst auf? Niemand kann das mit Sicherheit sagen. Eine Theorie besagt, dass überschüssiges Insulin die Eierstöcke stimuliert, zu viel Testosteron herzustellen. Eine andere Theorie besagt, dass die Erkrankung im Hypothalamus beginnt. Aber nicht alle Frauen mit dem PCOS haben eine Insulinresistenz und nicht alle sind übergewichtig. Darum glauben einige Ärzte, dass wir in einigen Jahren von PCOS Typ 1 und Typ 2 sprechen werden, so wie wir von Diabetes Typ 1 und Typ 2 sprechen.

Eines ist sicher – Frauen, die das PCOS haben, haben unter vielen Problemen zu leiden, die alle auf PCOS zurückzuführen sind:

Akne	Extremes Schnarchen/ Schlafapnoe	Hautprobleme
Dünner werdendes Kopfhaar	Fettige Haut	Niedrige LDL-Werte
Erhöhte LDL-Werte	Fettleibigkeit im Bauchbereich	Schuppen
Erhöhte Triglyceridwerte	Gewichtszunahme oder Schwierigkeiten beim Abnehmen	Unfruchtbarkeit
Extreme Behaarung von Oberlippe, Kinn, Brust, Rücken, Bauch, Fingern oder Zehen	Dunkle Hautstellen an Nacken, Armen, Brüsten oder Hüfte	Unregelmäßige oder ausgefallene Perioden

Einzelne Symptome können Ihnen schon Probleme bereiten, aber die langfristigen negativen Auswirkungen des PCOS sind noch besorgniserregender: Frauen mit dem PCOS haben eine siebenmal höhere Wahrscheinlichkeit für einen Herzinfarkt als Frauen ohne diese Erkrankung. Schwangere Frauen, die an PCOS leiden, haben öfter Fehlgeburten, Schwangerschaftsdiabetes und Frühgeburten. Mehr als fünfzig Prozent der Frauen mit PCOS entwickeln bis zum Alter von vierzig Jahren Prädiabetes oder Diabetes. Die Bekämpfung der Symptome wird Ihnen nicht nur helfen, sich jetzt besser zu fühlen, sie wird auch die Wahrscheinlichkeit ernsterer späterer Komplikationen reduzieren.

Wenn Sie vermuten, dass Sie das PCOS haben, dann gehen Sie zu einem Endokrinologen und lassen Sie Ihre Androgen- und Blutzuckerwerte testen, um zu sehen, ob Anzeichen von Insulinresistenz zu erkennen sind. Andere Hormone, die getestet werden könnten, sind luteinisierende Hormone (LH), Östrogene, Progesteron und Schilddrüsenhormone. Ihr Arzt kann auch ein Ultraschallbild Ihrer Eierstöcke machen, um zu sehen, ob Sie eine Reihe kleiner Zysten haben – daher der Name des Syndroms.

Wenn Sie schwanger sind (oder werden wollen) und das PCOS haben, verzweifeln Sie nicht – Ihr Arzt kann Sie über die Behandlungsmethoden aufklären, die für Sie infrage kommen. Das PCOS ist nicht heilbar, aber mit einigen Umstellungen in Ihrer Ernährung und Ihren Gewohnheiten können Sie schnell besser mit den Symptomen umgehen und langfristig Folgeerscheinungen vermeiden. Versuchen Sie Folgendes:

Überwachen Sie Ihre Blutzuckerwerte. Auch wenn Sie nicht unter Diabetes leiden, sollten Sie Ihre Blutzuckerwerte regelmäßig kontrollieren lassen. Das ist eine großartige Methode, um festzustellen, wie Ihre Ernährung Ihre Reaktion auf Insulin beeinflusst. Stellen Sie sicher, dass Ihre Mahlzeiten und Snacks reichlich Eiweiß enthalten. Wenn Frauen mit dem PCOS zum Abnehmen mehr Eiweiß und weniger Kohlenhydrate essen, reduzieren sie auch den Blutzucker, senken die Androgenwerte und sorgen für ein gesundes HDL.

Nehmen Sie zehn Prozent Ihres Körpergewichts ab. Schon das kann helfen, Ihren Menstruationszyklus zu normalisieren – gar nicht zu reden von der Verbesserung der Insulinsensitivität! Eine Studie zu Frauen mit PCOS kam zu dem Schluss, dass dreißig Minuten Radfahren dreimal pro Woche mit Gewichtsverlust von 4,5 Prozent des Körpergewichts und mit einer signifikant verbesserten Insulinsensitivität einhergingen, ohne dass die Frauen eine Diät einhalten mussten.

Hören Sie mit dem Rauchen auf. Denken Sie an das erhöhte Herzinfarkt-risiko! Rauchen erhöht den Blutdruck und den Puls, lässt die Werte von Testosteron, Cortisol und anderen Nebennierenhormonen ansteigen, ver-ursacht Insulinresistenz und stört die Funktion der Eierstöcke – mit an-deren Worten, es verschlimmert alle Symptome des PCOS. Lassen Sie es einfach bleiben.

Verwenden Sie Bio-Lebensmittel. Der insulinähnliche Wachstums-faktor (IGF-1) stimuliert die Produktion von Hautzellen, die Talgdrüsen verstopfen und zu Akne führen können. Die Rinderwachstumshormone in Milchprodukten konnten nicht mit dem PCOS in Verbindung gebracht werden, aber die Milch von Kühen, die mit Wachstumshormonen behan-delt wurden, wies höhere IGF-1-Werte auf. Angesichts der vielen anderen Gründe, warum Sie Bio-Lebensmittel essen sollten, ist die Linderung von Akne nur das Tüpfelchen auf dem i.

HILFE BEI DER MENOPAUSE

Die Muskeln werden schlaff, die sexuelle Lust lässt nach, und Sie legen Fett am Bauch, am Hintern und an den Hüften zu, egal was Sie dagegen un-ternehmen. Kurz: Sie steuern geradewegs auf die Menopause zu. Frauen kommen in einem Alter zwischen vierzig und fünfundfünfzig Jahren in die Menopause. In den Jahren vor der Menopause – der Perimenopause – ha-ben wir alle bis zu einem bestimmten Grad mit unerfreulichen Symptomen zu kämpfen, von denen einige dramatischer sein können als andere:

Benebeltes Denken	Längere Perioden
Dünner werdendes Haar	Kürzere Perioden
Überschüssiges Fett im Bauchbereich	Stärkere Perioden
Gesichtsbehaarung	Schlaflosigkeit
Hitzewallungen und Nachtschweiß	Scheidentrockenheit
Launenhaftigkeit	Verlust des Muskeltonus

Viele dieser Symptome, besonders der Nachtschweiß und die Scheidentrockenheit, sind darauf zurückzuführen, dass die Eierstöcke aufhören, Östrogene und Progesteron zu produzieren – und, in geringerem Ausmaß, Testosteron. Wenn zwölf Monate vergehen, ohne dass Sie eine Periode hatten, dann sind Sie offiziell in der Menopause.

Nach der Menopause ist das Risiko für eine ganze Reihe von Erkrankungen erhöht, insbesondere gilt das für Brustkrebs, Schilddrüsenunterfunktion, metabolisches Syndrom und Diabetes. Der Östrogenverlust kann zu Osteoporose und Herzerkrankungen führen, weshalb eine Hormonersatztherapie während der Menopause früher eine Standardbehandlung war. Doch 2002 kam eine Studie der Women's Health Initiative zu dem Ergebnis, dass Frauen, die Hormone nahmen, einem noch weit höheren Risiko für Herzerkrankungen, Schlaganfällen, Blutgerinnseln und Krebs ausgesetzt sind. Nun suchen Frauen nach Alternativen, und viele hören erstmals von der Anti-Aging-Medizin. (Siehe »Und was ist mit den bioidentischen Hormonen?« auf Seite 66.) Warum fangen Sie nicht einfach mit den hier vorgestellten Umstellungen Ihrer Ernährung und Lebensgewohnheiten an? Das kann Ihnen helfen, die Symptome der Menopause zu meistern, und verbessert auch Ihre Gesundheit insgesamt.

Nehmen Sie genügend Proteine zu sich. Die Sarkopenie (der Abbau der Muskelmasse beim Älterwerden) wurde früher als unvermeidliche Begleiterscheinung des Alterungsprozesses gesehen. Heute weiß man, dass auch falsche Ernährungsgewohnheiten und Bewegungsmangel eine große Rolle spielen. Proteine helfen: Eine Studie ergab, dass diejenigen Frauen und Männer zwischen siebzig und neunundsiebzig, die am meisten Proteine zu sich nahmen, 40 Prozent weniger Muskelmasse verloren als diejenigen, die am wenigsten Proteine aufnahmen. Das verwundert kaum, denn Muskeln verbrennen mehr Kalorien, erhöhen die Insulinsensitivität und halten die Testosteronproduktion auf einem höheren Wert. Der Effekt ist: Wir können mit dem Altern verbundene Erkrankungen wie das metabolische Syndrom, Diabetes und den Verlust der sexuellen Lust besser abwehren.

Essen Sie Soja vor der Menopause. Soja enthält Phytoöstrogene, die bei Hitzewallungen helfen können, obwohl die Ergebnisse der diesbezüglichen Studien widersprüchlich sind. Bleiben Sie bei vollwertigen Nahrungsmitteln aus Soja wie zum Beispiel Tempeh oder Miso, und halten Sie sich von

Sojariegeln und anderen Produkten fern, die Isoflavonextrakt enthalten. Die aktiven Bestandteile in verarbeiteten Isoflavonprodukten können sich stark unterscheiden von der Form, in der sie in der Natur vorkommen. Es spricht nichts gegen eine kurzfristige Verwendung, doch langfristig können konzentrierte Sojaextrakte zu einem erhöhten Krebsrisiko führen. Das gilt speziell für Frauen, die die Anti-Baby-Pille nehmen oder die Fälle von Brust-, Gebärmutter- oder Eierstockkrebs, von Endometriose oder Uterusmyomen in der Familie hatten. (Bitten Sie auch Ihren Arzt um Rat, wenn Sie herausfinden wollen, ob Soja gut für Sie ist.)

Beschäftigen Sie sich gar nicht erst mit den vielen »Menopausen«-Nahrungsergänzungsmitteln. Manche Gewürze, die traditionellerweise genommen werden, um Symptome der Menopause zu bekämpfen (darunter Traubensilberkerze, Chinesische Engelwurz und Wiesenklee), wirken wahrscheinlich nicht. Das National Center of Complementary and Alternative Medicine, ein Ableger des National Institute of Health, prüfte die Studien zu diesen drei Heilpflanzen und kam zu dem Schluss, dass sie bei Hitzewallungen nicht helfen. (Es wurde auch herausgefunden, dass Wiesenklee, ein Phytoöstrogen, mit denselben Einschränkungen wie Soja zu genießen ist; Traubensilberkerze und Chinesische Engelwurz sind hingegen aus hormoneller Sicht unbedenklich.)

Zu den potenziell hilfreichen Nahrungsergänzungsmitteln gehört Ginseng. Es kann allerdings nur die Stimmung und den Schlaf verbessern, gegen Hitzewallungen wirkt es nicht. Dasselbe gilt für Kava Kava, das entspannend wirken kann, aber auch das Risiko einer Lebererkrankung erhöht. Falls Sie ein Präparat mit Kava Kava ausprobieren möchten, sollten Sie wissen, dass Mediziner eine Einnahme von maximal zwölf Wochen für vertretbar halten. Da dieser Extrakt aus der Wurzel des Rauschpfeffers durchaus umstritten ist, sprechen Sie im Zweifelsfall am besten mit dem Arzt, bevor Sie dazu greifen.

Kleinere Untersuchungen legen übrigens nahe, dass DHEA, die Vorstufe von Östrogen und Testosteron, möglicherweise bei Hitzewallungen hilft und die Libido stärkt. Untersuchungen mit Kontrollgruppen konnten allerdings keine positiven Auswirkungen feststellen. Unter Berücksichtigung der Tatsache, dass DHEA das Risiko von Brust- oder Prostatakrebs erhöhen kann, sollten Sie vorsichtig sein und sich vor einer Einnahme mit dem Arzt besprechen. Nahrungsergänzungsmittel, die Sie unbedingt nehmen sollten, sind Calcium und Vitamin D. Frauen über fünfunddreißig sollten 1.200 mg Calcium pro Tag einnehmen. Wenn sich die Menopause einstellt, erhöhen Sie auf 1.500 mg.

Verwenden Sie Hormoncremes. Sie haben kein erhöhtes Risiko für Brustkrebs oder für andere mit den Hormonen in Zusammenhang stehende Krebsarten, aber mit Problemen wie Hitzewallungen, Scheidentrockenheit oder ganz allgemein Unwohlsein zu kämpfen? Dann könnte für Sie eventuell die Verwendung einer Hormoncreme infrage kommen. Da man sie direkt auf die Vaginalschleimhaut aufträgt, kommen die Östrogene gezielt dort an, wo sie benötigt werden. Anders als bei Hormonersatztherapien passieren sie also nicht den ganzen Körper und belasten ihn daher auch weit weniger. Viele Frauen schwören auch auf eine Testosteroncreme. Tatsächlich konnten Wissenschaftler in Studien feststellen, dass solche Cremes sowohl die Libido erhöhen als auch bei Scheidentrockenheit Abhilfe verschaffen können. Wie auch bei der Hormonergänzungstherapie sollten Sie aber vor der Anwendung in jedem Fall die Risiken minimieren, indem Sie Ihren Arzt wegen der geringsten wirksamen Dosierung für den geringstmöglichen Zeitraum ohne Wirkungsverlust um Rat fragen.

Steuern Sie den Energieaufwand. Die heilige Dreifaltigkeit aus Kapitel 8 – Schlaf, Sport und Stressbewältigung – spielt auch bei der Menopause eine wichtige Rolle. Viele Frauen in dieser Altersgruppe sorgen sowohl für ihre Eltern als auch für ihre Kinder und fühlen sich entsprechend belastet. Experten meinen, dass beim Sport nicht nur Endorphine ausgeschüttet werden, sondern er auch hilft, Angstzustände, Reizbarkeit und depressive Verstimmungen besser in den Griff zu bekommen.

HILFE BEI DER ANDROPAUSE

Trotz jahrelangem Hohn und Spott lässt die Wissenschaft keinen Zweifel daran aufkommen: Die Andropause oder männliche Menopause existiert tatsächlich. Anders als bei der Menopause, die bei Frauen sehr abrupt einsetzen kann, ist die Andropause – das Testosteron-Mangel-Syndrom, so der korrekte Name – ein relativ früh beginnender und langsamer Prozess, bei dem die Werte einiger Schlüsselhormone sinken.

Bereits ab dem Alter von dreißig Jahren fallen die Testosteronwerte von Männern im Durchschnitt um etwa zehn Prozent pro Jahrzehnt. Wenn ein Mann beginnt zuzunehmen, steigt der Wert eines bestimmten Hormons, des sogenannten Sexualhormon-bindenden Globulins (SHBG). Es bindet das aktive Testosteron und inaktiviert es. Je höher das SHBG, desto niedriger sind die bio-verfügbaren Testosteronwerte. Um die 30 Prozent der Männer in ihren Fünfzigern haben einen markant niedrigen Testosteronspiegel. Das kann folgende Symptome zur Folge haben:

Depressive Verstimmungen	Abnahme der Muskelmasse
Energiemangel	Niedrige Libido
Erektionsstörungen	Schlaflosigkeit
Gedächtnisschwäche	Verwirrtheit

Die Andropause kann außerdem zu Veränderungen in den Hoden führen – die Spermienproduktion verlangsamt sich, der Hodenumfang nimmt ab, manchmal kommt es zu Erektionsstörungen. Eine gute Nachricht für Männer ist die Tatsache, dass sich das kaum auf ihre Fruchtbarkeit auswirken dürfte, die oft bis ins hohe Alter bestehen bleibt. Was störender sein dürfte: Viele Männer bekommen nun Probleme mit der Prostata. Um die 50 Prozent von ihnen machen eine benigne Prostatahyperplasie durch, bei der die Prostata sich vergrößert. Das führt zu Schwierigkeiten beim Urinieren oder beim Ejakulieren. Die Zahl der schilddrüsenstimulierenden Hormone nimmt ebenfalls ab, die Zellen verlieren Insulinrezeptoren und reagieren weniger sensitiv auf Insulin. Nüchternblutzuckerwerte können ab dem Alter von fünfzig Jahren pro Jahrzehnt zwischen 6 und 14 mg/dl steigen. Das ist darauf zurückzuführen, dass die Zellen weniger sensitiv auf Insulin reagieren, wahrscheinlich aufgrund des Verlusts einer Reihe von Insulinrezeptoren in den Zellwänden. Diabetes und hoher Blutdruck – auch häufiger bei älteren Männern – können zu Erektionsstörungen führen, was natürlich kein Mann möchte. In der Folge finden Sie einige Strategien, wie Sie die Andropause so schnell wie möglich meistern können.

Wie wäre es mit Sport? Auch für Männer in der Andropause spielt Sport eine wichtige Rolle: Er ist nicht nur großartig für das allgemeine Wohlbefinden, er hilft auch beim Abnehmen und bei der Kontrolle der SHBG-Werte, damit das Testosteron sich frei bewegen kann und nicht durch Proteine gebunden wird. Körperliches Training erhöht außerdem Ihre Knochen- und Muskelkraft, was Muskelschwund oder Fettaufbau verhindert.

Nehmen Sie kein Testosteron ohne ärztlichen Rat. Ärzte haben in den letzten Jahren einige ziemlich erschreckende Fälle des Missbrauchs von Testosteronergänzungsmitteln erleben müssen. Wenn Sie Testosteron aus, sagen wir, Bulgarien per E-Mail bestellen, dopen Sie sich im Grunde mit anabolischen Steroiden. Wenn Sie Steroide ohne die Anleitung durch einen Arzt einnehmen, riskieren Sie aber, Ihre eigenen, natürlichen Hormone, die aus der Hirnanhangdrüse kommen, zu blockieren. die aber Vorstufen von täglich benötigten anderen Botenstoffen sind. Sie blockieren also Ihre eigene Testosteronproduktion, statt sie zu steigern.

Seien Sie sexuell aktiver! Männer haben weniger Erektionen, wenn sie älter werden. Bis zu 90 Prozent der Erektionsstörungen haben physische, keine psychischen Ursachen. Nach Meinung vieler Andrologen (Fachmediziner für männliche Gesundheit) gibt es aber eine äußerst angenehme Art, vorzubeugen: Männer, die während ihrer mittleren Lebensjahre regelmäßig Sex haben, leiden später im Alter erheblich seltener an Problemen mit der Erektion als eher Enthaltsame.

Essen Sie pflanzliche Proteine und Fett. Eine Studie hat gezeigt, dass eine hohe Zufuhr von gesättigten und einfach ungesättigten Fettsäuren sowie Fett insgesamt ein effizientes Mittel für hohe Testosteronwerte bei Männern ist. Eine andere Studie ergab: Pflanzliches Eiweiß – und nur das! – scheint ebenfalls für eine erwünschte Erhöhung der Testosteronwerte zu sorgen. (Siehe auf Seite 167f. die Liste der Lebensmittel, die Testosteron aktivieren.)

Kapitel 11

WIE SIE MIT IHREM NEUEN STOFFWECHSEL UMGEHEN

———————●———————

WIE SIE DAS PROGRAMM IM TÄGLICHEN LEBEN AN-WENDEN KÖNNEN

Nun sind wir also am Ende des Weges angelangt – oder sollte ich besser sagen, am Beginn? Sie wissen nun, wie Sie Ihre Ernährung umstellen und Ihren Lebensstil anpassen sollten. Jetzt möchte ich, dass Sie dieselben drei Prinzipien in allen Bereichen Ihres Lebens zur Anwendung bringen.

Dieses Kapitel ist also kurz und schmerzlos. Folgendes sollten Sie tun:

Entfernen Sie alles aus Ihrem Leben, was Sie belastet – den Stress, den mentalen und emotionalen Ballast, den Sie mit sich herumschleppen, na-türlich auch den physischen Ballast, der Ihren Körper beschwert und Ihre Energie frisst.

Stärken Sie alle positiven Elemente – nehmen Sie sich die Zeit, das Le-ben zu genießen, das Sie soeben verlängert haben! Sie selbst wissen, was Sie glücklich macht – tun Sie es einfach! Ihre Hormone werden dann ganz von selbst besser arbeiten.

Und finden Sie zu einem neuen Gleichgewicht – akzeptieren Sie, dass Sie auch dann, wenn das Leben Sie einmal aus der Bahn wirft, Tag für Tag aktiv bleiben sollten. Finden Sie den Mittelweg, auf dem Sie gerade genug Spaß und Spannung haben, damit die Dinge interessant bleiben, und der gleichzeitig auch genügend Ruhepausen, Entspannung und Zeit für Erneuerung beinhaltet. Das ist der optimale Weg, um gesund und fokussiert bleiben zu können.

Wenn Sie diese Prinzipien in allen Lebensbereichen anwenden, werden Sie erkennen, dass nur sie allein vonnöten sind. Sie bekommen damit die Kontrolle über Ihre Hormone, Ihre Gesundheit und Ihr Glück.

Ich glaube an diese Diät. Ich glaube an Sie. Einiges von dem, was Sie gelesen haben, mag überwältigend, unglaublich, vielleicht sogar Furcht einflößend klingen. Ich weiß das. Ich fühlte mich genauso.

Aber Sie haben die Macht, in Ihrem Leben zu ändern, was immer Sie wollen – und wann immer Sie es wollen. Denken Sie daran, dass ich an Ihrer Seite bin und mit Ihnen für die gute Sache kämpfe, denselben Weg gehe, den Worten Taten folgen lasse.

Nehmen wir unsere Gesundheit wieder in die eigenen Hände, fordern wir unser Leben zurück, brechen wir die bekannten Strukturen auf und retten wir die Welt! Gemeinsam können wir auf individueller und auf globaler Ebene einen Wechsel bewirken.

Sie werden schlank, gesund und glücklich sein. Sie müssen sich die drei Prinzipien nur immer wieder bewusst machen und anfangen, sie in Ihr Leben zu integrieren. Manches davon mag mühsam sein, vielleicht sogar manchmal langweilig. Aber was soll's? Es lohnt sich: Sie werden großartig aussehen und sich großartig fühlen. Ist es das nicht wert? Und gibt es etwas Wichtigeres als Ihre Gesundheit? Gesundheit ist das Fundament für Ihr gesamtes Leben. Wenn Sie Zeit, Aufmerksamkeit und auch etwas Geld in Ihre Gesundheit investieren, verschreiben Sie sich der Suche nach dem Glück. Diese Investitionen investieren Sie in sich selbst.

Kapitel 12

DIE MASTER-EINKAUFSLISTE

———————•———————

IHRE HANDLICHE EINKAUFSLISTE FÜR WOCHENMÄRKTE
UND SUPERMÄRKTE

Natürlich sollten auf jeder Ihrer Einkaufslisten die Lebensmittel aus den Power-Gruppen ganz oben stehen. Jedes Mal, wenn Sie in den Supermarkt oder auf den Wochenmarkt gehen, sollten Sie zumindest einige dieser Produkte kaufen. Idealerweise gehen Sie zuerst zum Wochenmarkt und dann in den Supermarkt, wenn Sie auf dem Markt nicht alles finden konnten.

Nehmen Sie die Master-Einkaufliste (Seite 298) einfach zum Einkaufen mit. Sie hilft Ihnen dabei, alle Zutaten zu kaufen, die Sie für den zweiwöchigen Ernährungsplan benötigen. Wenn sich die Dinge eingespielt haben, können Sie je nach Geschmack beginnen, mit dem Gemüse und anderen Lebensmitteln zu experimentieren.

EINKAUFEN IM SUPERMARKT

Bis die Bio-Bauern die gleichen Subventionen bekommen, die traditionelle Bauern erhalten, ist das Einzige, was wir tun können, um die Preise zu senken: mehr von ihren Produkten zu kaufen – die Nachfrage steigt, das Angebot nimmt zu, die Preise sinken. In der Folge finden Sie einige Tipps, wie Sie mehr für Ihr Geld bekommen.

Halten Sie nach Eigenmarken Ausschau. Bio-Eigenmarken sind oft billiger als andere Produkte bekannterer Bio-Marken. Der Kauf dieser Marken macht nicht nur finanziell Sinn, er zeigt auch den Ketten, dass ihre Bio-Kunden preisbewusst sind, was uns allen zu niedrigen Preisen verhilft.

Gehen Sie auf dem lokalen Wochenmarkt auf Jagd. Wenn Sie ihren lokalen Markt oft genug besuchen und die Marktverkäufer besser kennen, werden sie Sie informieren, wann welche Obst- und Gemüsesorten Saison haben. Nutzen Sie auch dort das Angebot von Bio-Bauern.

Essen Sie weniger Fleisch. Aus Bohnen kann Ihr Körper alle Proteine beziehen, die er braucht, und das zu einem Bruchteil des Preises von Rind, Huhn oder Fisch. Beginnen Sie mit einer fleischlosen Mahlzeit pro Woche und steigern Sie das bis zu einer pro Tag. Sie schützen damit Ihren Körper aktiv und effektiv vor toxischen Hormonen und Pestiziden, die sich in den Geweben der tierischen Produkte abgelagert haben. Abgesehen davon sparen Sie viel Geld und helfen sogar noch der Umwelt.

Trinken Sie Ihren Kaffee zu Hause. Lassen Sie sich nicht dazu verleiten, fünf Euro für eine Tasse pestizidverseuchten Kaffees zu zahlen. Brühen Sie sich Ihren eigenen biologischen, fair gehandelten Kaffee lieber zu Hause auf und genießen Sie ihn mit Bio-Milch.

Achten Sie auf die Packungsgrößen. Verpackungen, in denen beispielsweise Joghurt portionsweise verpackt ist, verschwenden Erdöl, geben Kunststoff an die Nahrung ab und kosten mehr. Kaufen Sie besser größere Behälter und portionieren Sie selbst.

Eine Ausnahme sollten Sie aber machen, wenn Sie so große Mengen kaufen, dass Sie Nahrungsmittel wegwerfen müssen. Bio-Lebensmittel halten bisweilen nicht so lange wie konventionelle Lebensmittel, deswegen müssen Sie sie essen, solange sie frisch ist! Wenn Sie nicht den ganzen Behälter leeren können, bevor der Inhalt zu verderben beginnt, halten Sie sich an kleinere Behälter.

Wählen Sie genau aus, was Sie trinken. Kaufen Sie keine gesüßten Getränke. Säfte, Limonaden und Energydrinks enthalten viel zu viel Zucker. Wenn Sie Milch trinken möchten, schauen Sie auf dem Wochenmarkt nach einem Stand und informieren Sie sich, ob es in erreichbarer Nähe eine Milchtankstelle gibt. Trinken Sie gefiltertes Leitungswasser, anstatt Wasser in Flaschen zu kaufen.

Legen Sie ein Gemüsebeet an. Eine Tomatenstaude kostet ein paar Euro, aber dafür halten Sie einige Zeit nach dem Kauf selbst angebaute Tomaten im Wert von um die 40 Euro in Ihren Händen. Wenn Sie einen ganzen Garten anlegen, können Sie sich möglicherweise sogar den Besuch auf dem Wochenmarkt sparen.

DIE MASTER-EINKAUFLISTE FÜR DEN SPEISEPLAN

Wenn Sie bereit sind, den zweiwöchigen Ernährungsplan zu beginnen, kopieren Sie sich die folgenden Seiten und nehmen Sie sie mit zum Einkauf im Supermarkt. Sie finden auf der Einkaufsliste alles, was Sie benötigen, um dem Speiseplan bis auf den letzten Punkt zu folgen. (Die Mengenangaben sind für eine Person plus die für die Rezepte benötigte Mengen; passen Sie die Mengen bitte an die Personenangaben im Ernährungsplan an.)

EINKAUFSLISTE – SPEISEPLAN WOCHE 1

Artikel (wenn möglich Bio-Qualität!)	Menge
FRISCHES GEMÜSE	
Spargel	1 kg
Basilikum	1 kleines Bund
Karotten	1 Bund
Blumenkohl	1 kleiner Kopf
Koriander	1 Topf
Zucht-Champignons	2 mittelgroße
Gurke	1 große
Aubergine	1 kleine
Knoblauch	3 Knollen
Grüne Paprikaschoten	2 mittelgroße
Grüne Bohnen	220 g
Jalapeños	2 mittelgroße
Zwiebel	3 mittelgroße
Petersilie	1 kleines Bund

Rote Paprikaschoten	2 mittelgroße
Romatomaten	9 große
Romanasalat	2 Köpfe
Salat (Ihrer Wahl), abgepackt	3 Tüten
Salsa, frisch	1 kleiner Behälter
Spinat, vorgewaschen	2 Tüten
Frühlingszwiebeln (nach Belieben)	1 Bund
Tomaten	6 große
Zucchini	1 mittelgroße
FRISCHES OBST	
Heidelbeeren	250 g
Grapefruit	1 mittelgroße
Zitronen	3 mittelgroße
Orangen	2 mittelgroße
Erdbeeren	250 g
TIEFGEFRORENE LEBENSMITTEL	
Heidelbeeren	1 kleine Tüte
Erdbeeren	1 kleine Tüte
PRODUKTE IN DER DOSE ODER IM GLAS	
Weißer Thunfisch im eigenen Saft	2 Dosen
Schwarze Bohnen	2 Dosen (zu je 400 g)
Chipotle-Chilis in Adobo-Soße	1 kleine Dose
Rinderbrühe	400 ml
Gebackene Bohnen	1 Dose (400 g)
Tomatensoße (Bio-Qualität)	1 Glas (ca. 450 g)
MILCHPRODUKTE UND EIER	
Bio-Eier	24 Stück
Bio-Mozzarella	1 Kugel
Fettarmer Schnittkäse mit Chili (z. B. Pepper-Jack)	1 kleine Packung (110 bis 220 g)
Frischer Parmesan (optional)	1 kleines Stück
Fettarmer Bio-Joghurt	2 Becher (jeweils 450 g)
Fettarme Bio-Milch	2 Liter

FLEISCH/FISCH IN BIO-QUALITÄT	
Hähnchenbrustfilets	9 Stück
Rindfleisch aus der Schulter	1 bis 1½ kg
Heilbutt	1 Portion (140 g)
Große Garnelen	10 Stück
Nitratfreier Putenspeck	1 Packung
Schweinekotelett	1 Stück zu 140 g
Schweinelende	1 Stück zu 140 g
Garnelen	450 g
Putenschinken	110 g
Tilapia	140 g
Thunfischfilet	140 g
Pazifik-Wildlachs	140 g
GETREIDE/GETROCKNETE HÜLSENFRÜCHTE	
Buchweizengrütze	1 Packung
Hummus	1 kleiner Behälter
Brauner Reis	1 kleine Packung
NÜSSE/KERNE	
Mandeln	1 kleine Packung
Leinsamen	1 kleine Packung
Sonnenblumenkerne	1 kleine Packung
Walnüsse	1 kleine Packung
BROT/TEIGWAREN	
Vollkorn-Tortillas, 15 cm	2 Packungen (im Kühlschrank aufbewahren)
Vollkornbrot (z. B. Siebenkornbrot)	1 Laib (im Kühlschrank aufbewahren)
Vollkorn-Penne	1 Packung
Mehrkorntoast	1 Packung
Vollkorn-Frühstücksflocken	1 Packung
ANDERE LEBENSMITTEL	
Apfelmus	1 kleines Glas
Balsamico	1 kleine Flasche
Schwarzer Pfeffer	1 Behälter

Chilipulver	1 Behälter
Zimt	1 Behälter
Maisstärke	1 Packung
Kalorienreduziertes Bier	1 Flasche
Kreuzkümmel	1 Behälter
Olivenöl	1 Flasche
Honig	1 kleines Glas
Salz	1 Behälter
Limettensaft	1 kleine Flasche
Hühnerbrühe	800 ml
Rinderbrühe	400 ml
Minze	1 Bund
Kochspray	1 Flasche
Chiliflocken	1 Behälter
Weißer Essig	1 kleine Flasche
Grobkörniger Senf	1 kleines Glas
Xylit (natürlicher Süßstoff) nach Belieben	1 Behälter

EINKAUFSLISTE – SPEISEPLAN WOCHE 2

Artikel (wenn möglich Bio-Qualität!)	Menge
FRISCHES GEMÜSE	
Artischocken	8 mittelgroße bis große
Spargel	300 g
Brokkoli	500 g
Rosenkohl	1 kleine Portion
Karotten	500 g
Sellerie	1 kleine Knolle
Schnittlauch	1 Bund
Koriander	1 Topf
Knoblauch	2 Knollen
Grüne Bohnen	500 g

Grüne Paprikaschoten	2 mittelgroße
Jalapeños	3 große
Gemischtes grünes Gemüse	500 g
Zwiebeln	5 mittelgroße
Petersilie (nach Belieben)	1 Bund
Chili (nach Belieben)	2 mittelgroße
Rote Paprikaschoten	2 mittelgroße
Romatomaten	1 mittelgroße bis große
Romanasalat	2 große Köpfe
Salsa, frisch	1 kleiner Behälter
Schalotten	1 kleines Netz
Getrocknete Tomaten	¼ Tasse
Tomaten	3 große
FRISCHES OBST	
Apfel	1 großer
Beeren (Ihrer Wahl)	500 g
Heidelbeeren	140 g
Zitronen	2 mittelgroße
Limetten	3 mittelgroße
Orangen	2 mittelgroße
Pfirsich	1 großer
Erdbeeren	140 g
Wassermelone	1 kleine
PRODUKTE IN DER DOSE	
Chili-Soße mit Gemüse (bio)	1 Dose (400 g)
Erbsensuppe (bio)	1 Dose (400 g)
Tomaten, in Stücken	1 Dose (400 g)
Schwarze Bohnen	1 Dose (400 g)
MILCHPRODUKTE UND EIER	
Fettarmer Bio-Cheddar	1 kleine Packung (225 g)
Bio-Eier	24 Stück
Fettarmer Bio-Joghurt	1 großer Becher (450 g)

Fettarme Bio- Milch	2 Liter
Ungesalzene Butter	1 Packung
FLEISCH/FISCH	
Hähnchenbrustfilets	5 Stück
Steak aus der Flanke	140 g
Bio-Beefsteakhackfleisch	700 g
Heilbutt	4 Filets à 110–170 g
Magere Putenwurst	1 kleine Packung
Garnelen	5 große
Putenbrust in Scheiben	500 g
Thunfischsteak	140 g
Pazifik-Wildlachsfilet	140 g
KORN/GETROCKNETE HÜLSENFRÜCHTE	
Vollkorn-Haferflocken	1 Packung
Quinoa	1 Tasse
NÜSSE/KERNE	
Pekannüsse	¼ Tasse
Mandeln	1 kleine Tüte
BROT/GETREIDE/TEIGWAREN	
Vollkorn-Tortillas, 20 cm	2 Packungen
ANDERE LEBENSMITTEL	
Mandelbutter	1 kleiner Behälter
Chilipulver	1 Behälter
Dijon-Senf	1 kleines Glas
Gebackene Tortilla-Chips	1 Tüte
Cracker	1 Schachtel
Zitronensaft	1 kleine Flasche
Hühnerbrühe	225 ml
Reisessig	1 kleine Flasche

DANKSAGUNGEN

———————•———————

Besonders möchte ich meiner Herausgeberin und Freundin, Heather Jackson, für ihren Weitblick und ihre unerschütterliche Unterstützung danken.

Mariska van Alst, meiner brillanten Mitautorin, danke ich für ihre Geduld, für Blut, Schweiß und Tränen, die sie vergießen musste.

Andy Barzvi, ich danke dir, dass du mir geholfen hast, dieses Buch zu realisieren.

Dank an Dr. Christine Darwin, die das Vorwort schrieb und mich bei den auf das jeweilige Leiden abgestimmten Ernährungsplänen am Ende des Buches beriet.

An mein Team, Giancarlo Chersich, Steve Blatt, Tammy Munroe, David Markman, Kevin Huvane, Jonathan Swaden und Lisa Shotland: Ohne Euch wäre ich nichts.

Ich danke meiner Assistentin Janet Graham, die mich ertrug und Nachsicht für meine Neurosen zeigte.

Dank an meine Mutter, für ihre bedingungslose Liebe.

Dank an alle - von Crown, NBC, Waterfront Media, Icon, Lionsgate und Majesco bis Nintendo und KFI -, die mir halfen, einen seriösen und sinnvollen Markenartikel aufzubauen.

Ich danke euch allen ... für alles!

LITERATUR

---•---

KAPITEL 1

Alexander, D., Manier, J., und Callahan, P.: »For Every Fad, Another Cookie: How Science and Diet Crazes Confuse Consumers, Reshape Recipes and Fail, Ultimately, to Reform Eating Habits.« In: *Chicago Tribune*, 23.8.2005.

American Institute for Cancer Research: »A Closer Look at Nutrigenomics: How Nutrients and Genes Interact.« 2008, www.aicr.org/site/Page-Server?pagename=pub_A_Closer_Look_At_Nutregenomics.

Berkowitz, R.: »Growth of Children at High Risk of Obesity during the First 6 Years of Life: Implications for Prevention.« In: *American Journal of Clinical Nutrition* 81, Nr. 1 (Januar 2005).

BJC Behavioral Health: »Calorie Needs: Calculate Your Basal Metabolic Rate.« BJC HealthCare, 1993.

Bouchez, C.: »Make the Most of Your Metabolism.«, www.webmd.com/fitness-exercise/guide/make-most-your-metabolism (24.2.2006).

Canaris, G., et al.: »The Colorado Thyroid Disease Prevalence Study.« In: *Archives of Internal Medicine* 160, Nr. 4 (28.2.2000).

Carroll, J.: »How Many Different Times, If Any, Have You Seriously Tried to Lose Weight in Your Life?« *The Gallup Organization*, 16.8.2005.

Centers for Disease Control: »Prevalence of Overweight Among Children and Adolescents: United States, 2003–2004.« In: www.cdc.gov/nchs/products/pubs/pubd/hestats/overweight/overwght_child_03.htm.

Chandola, T., Brunner, E., und Marmot, M.: »Chronic Stress at Work and the Metabolic Syndrome: Prospective Study.« In: *British Medical Journal* 332 (4.3.2006).

Delinsky, S., Latner, J., und Wilson, G.: »Binge Eating and Weight Loss in a Self-Help Behavior Modification Program.« In: *Obesity* 14, Nr. 7 (Juli 2006).

DeNoon, D.: »Diet Soda Drinkers Gain Weight, Overweight Risk Soars 41 Percent with Each Daily Can of Diet Soda.« CBSNews.com, 13.6.2005; www.cbsnews.com/stories/2005/06/13/health/webmd/main701408.shtml.

Fantuzzi, G., und Faggioni, R.: »Leptin in the Regulation of Immunity, Inflammation, and Hematopoiesis.« In: *Journal of Leukocyte Biology* 68, Nr. 4 (Oktober 2000).

Farah, H., und Buzby, J.: »U.S. Food Consumption Up 16 Percent since 1970.« *Amber Waves* (USDA Economic Research Service), November 2005.

Ferrini, R., und Barrett-Connor, E.: »Sex Hormones and Age: A Cross-Sectional Study of Testosterone and Estradiol and Their Bioavailable Fractions in Community-Dwelling Men.« In: *American Journal of Epidemiology* 147, Nr. 8 (15.4.1998).

Fox, M., et al.: »Feeding Infants and Toddlers Study: What Foods Are Infants and Toddlers Eating?« In: Suppl. 1, *Journal of the American Dietetic Association* 104, Nr. 1 (Januar 2004).

Gable, S., Chang, Y., und Krull, J.: »Television Watching and Frequency of Family Meals Are Predictive of Overweight Onset and Persistence in a National Sample of School-Aged Children.« In: *Journal of the American Dietetic Association* 107, Nr. 1 (Januar 2007).

Gluckman, P., et al.: »Metabolic Plasticity during Mammalian Development Is Directionally Dependent on Early Nutritional Status.« *Proceedings of the National Academy of Sciences USA* 104, Nr. 31 (31.7.2007).

Goulden, V., Layton, A., und Cunliffe, W.: »Long-Term Safety of Isotretinoin as a Treatment for Acne Vulgaris.« In: *British Journal of Dermatology* 131, Nr. 3 (September 1994).

Hall Moran, V., Leathard, H., und Coley, J.: »Urinary Hormone Levels during the Natural Menstrual Cycle: The Effect of Age.« In: *Journal of Endocrinology* 170, Nr. 1 (Juli 2001).

Henig, R.: »Fat Factors.« In: *New York Times*, 13.8.2006.

Hofferth, S., und Curtin, S.: »Sports Participation and Child Overweight: 1997–2002.«; www.authorstream.com/Presentation/Saverio-45025-Network-meeting-sept152005-Child-sports-participat-Participation-Overweight-1997-2002-Objectives-Education-ppt-powerpoint.

Isaacs, S.: Hormonal Balance. Boulder, CO: Bull Publishing Company, 2007.

Kaiser Family Foundation: »The Role of Media in Childhood Obesity« (issue brief, Februar 2004).

Kant, A.: »Reported Consumption of Low-Nutrient-Density Foods by American Children and Adolescents: Nutritional and Health Correlates, NHANES III, 1988 to 1994.« In: *Archives of Pediatrics and Adolescent Medicine* 157, Nr. 8 (August 2003).

Karras, T.: »The Disorder Next Door.« In: *Self*, Mai 2008.

Kubik, M., Lytle, L., und Story, M.: »Schoolwide Food Practices Are Associated with Body Mass Index in Middle School Students.« In: *Archives of Pediatric Adolescent Medicine* 159, Nr. 12 (2005).

Lallukka, T., et al.: »Psychosocial Working Conditions and Weight Gain among Employees.« In: *International Journal of Obesity* 29, Nr. 8 (August 2005).

Lumeng, J., et al.: »Association between Clinically Meaningful Behavior Problems and Overweight in Children.« In: *Pediatrics* 112, Nr. 5 (November 2003).

Lutgen-Sandvik, P., Tracy, S., und Alberts, J.: »Burned by Bullying in the American Workplace: Prevalence, Perception, Degree, and Impact.« In: *Journal of Management Studies* 44, Nr. 6 (September 2007).

Macleod, M.: »Why Are Girls Growing Up So Fast?« In: *New Scientist*, 10.2.2007.

Manier, J., Callahan, P., und Alexander, D.: »The Oreo, Obesity and Us: Craving the Cookie: The Brain Is Wired to Love Sweets, but Are They Addictive? America's Iconic Cookie Captures the Nation's Burgeoning Dietary Dilemma.« In: *Chicago Tribune*, 21.8.2005.

Ogden, C., Carroll, M., und Flegal, K.: »High Body Mass Index for Age Among US Children and Adolescents, 2003–2006.« In: *Journal of the American Medical Association* 299, Nr. 20 (2008).

Peterson, M., et al.: »Our Stolen Future: A Decade Later.« San Francisco Medicine (im Druck).

Prasad, A., et al.: »Zinc Status and Serum Testosterone Levels of Healthy Adults.« In: *Nutrition* 12, Nr. 5 (Mai 1996).

Reed, D., Lawler, M., und Tordoff, M.: »Reduced Body Weight Is a Common Effect of Gene Knockout in Mice.« In: *BMC Genetics* 9 (8.1.2008).

Ribeiro, L., et al.: »Impact of Acute Exercise Intensity on Plasma Concentrations of Insulin, Growth Hormone and Somatostatin,« In: *Acta Médica Portuguesa* 17, Nr. 3 (Mai–Juni 2004).

Roizen, M., und Oz, M. You: On a Diet: The Owner's Manual for Waist Management. New York: Free Press, 2006.

Snoek, H.: »Parental Behaviour and Adolescents' Emotional Eating.« In: *Appetite* 49, Nr. 1 (Juli 2007).

Spalding, K., et al.: »Dynamics of Fat Cell Turnover in Humans.« In: *Nature* 453, Nr. 7196 (5.6.2008).

Tabarrok, A.: »A Brief Report on Economic Research on Obesity.« In: The Independent Institute, 31.3.2003; www.independent.org/newsroom/article.asp?id=1153.

Taubes, G.: »What If It's All Been a Big Fat Lie?« In: *New York Times*, 7.7.2002.

The Obesity Society: »Obesity, Society, and Stigmatization.«; www.obesity.org

University of Maryland Medical Center Patient Education: »Diabetes Type 2.« University of Maryland Medical Center (15.7.2006).

KAPITEL 2

Associated Press: »Appetite-Suppressing Hormone Discovered.« 10.11.2005.

Associated Press: »Irregular Sleep Tied to Obesity, Other Health Problems.« *USA Today*, 7.5.2008; www.usatoday.com/news/health/2008-05-07-sleep-obesity_N.htm.

Bell, G., et al.: »End-Organ Responses to Thyroxine Therapy in Subclinical Hypothyroidism.« In: *Clinical Endocrinology* 22, Nr. 1 (Januar 1985).

Biddinger, S., et al.: »Hepatic Insulin Resistance Is Sufficient to Produce Dyslipidemia and Susceptibility to Atherosclerosis.« In: *Cell Metabolism* 7, Nr. 2 (Februar 2008).

Burstain, T.: »Balancing Your Hunger Hormones.«; www.hungerhormones.com (Zugriff: 21.11.2008).

Conrad, C.: »Overture for Growth Hormone: Requiem for Interleukin-6?« In: *Critical Care Medicine* 35, Nr. 12 (Dezember 2007).

Davis, C., und Saltos, E. »Dietary Recommendations and How They Have Changed over Time.« In: *USDA Economic Research Service* (Mai 1999).

Doucet, E., und Cameron, J.: »Appetite Control after Weight Loss: What Is the Role of Bloodborne Peptides?« In: *Applied Physiology, Nutrition, and Metabolism* 32, Nr. 3 (Juni 2007).

Enriori, P., et al.: »Diet-Induced Obesity Causes Severe but Reversible Leptin Resistance in Arcuate Melanocortin Neurons.« In: *Cell Metabolism* 5, Nr. 3 (März 2007).

Environmental Working Group: »What's the Difference?«; www.foodnews.org.

ESHRE Capri Workshop Group: »Nutrition and Reproduction in Women.« In: *Human Reproduction* Update 12, Nr. 3 (Mai–Juni 2006).

»Estrogen.« www.labtestsonline.org.

Feldman, H.: »Age Trends in the Level of Serum Testosterone and Other Hormones in Middle-Aged Men: Longitudinal Results from the Massachusetts Male Aging Study.« In: *Journal of Clinical Endocrinology and Metabolism* 87 (2) (Februar 2002).

Foster, G. »A Policy-Based School Intervention to Prevent Overweight and Obesity.« In: *Pediatrics* 121 (April 2008): e794–e802.

Grady, D.: »In Study, Hormone Reduced Appetite in Mice.« In: *New York Times*, 11.11.2005.

Henry, J.: »Biological Basis of the Stress Response: Address upon Accepting the Hans Selye Award from the American Institute of Stress in Montreux, Switzerland, February 1991.« In: *Integrative Psychological and Behavioral Science* 27, Nr. 1 (Januar 1992).

Isaacs, S.: The Leptin Boost Diet. Berkeley, CA: Ulysses Press, 2007.

LoCicero, K.: »The Role of Hormones in Weight Management.« In: *NutriNews: Recent Health and Nutrition Information from Douglas Laboratories*, März 2007.

Lutter, M., et al.: »The Orexigenic Hormone Ghrelin Defends against Depressive Symptoms of Chronic Stress.« In: *Nature Neuroscience* 11, Nr. 7 (Juli 2008).

Matsuzawa, Y., et al.: »Adiponectin and Metabolic Syndrome.« In: *Arteriosclerosis, Thrombosis, and Vascular Biology* 24, Nr. 1 (Januar 2004).

Mayo Clinic Health Letter, Juni 2008.

Mirsky, S.: »Vicious Circle of Belly Fat.« In: *Scientific American*, 17.4.2008.

National Digestive Diseases Information Clearinghouse (NDDIC): »Your Digestive System and How It Works.« *NIH publication* Nr. 08–2681, April 2008.

Nussey, S., und Whitehead, S.: »Hypothalamic Control of Adrenocortical Steroid Synthesis – CRH and Vasopressin.« In: Endocrinology: An Integrated Approach. Oxford, UK: BIOS Scientific Publishers Ltd, 2001; www.ncbi.nlm.nih.gov/books/bv.fcgi?rid=endocrin.section.516 (Zugriff: 21.11.2008).

Overduin, J., et al.: »Role of the Duodenum and Macronutrient Type in Ghrelin Regulation.« In: *Endocrinology* 146, Nr. 2 (Februar 2005).

Roizen, M., und Oz, M.: You: On a Diet: The Owner's Manual for Waist Management. New York: Free Press, 2006.

Romero-Corral, A., et al.: »Normal Weight Obesity: A Risk Factor for Cardiometabolic Dysregulations.« In: *American College of Cardiology Annual Scientific Session*, Chicago, IL, 1.4.2008.

Rönnemaa, E., et al.: »Impaired Insulin Secretion Increases the Risk of Alzheimer Disease.« In: *Neurology*, 9.4.2008.

Saudek, C. D., et al.: »A New Look at Screening and Diagnosing Diabetes Mellitus.« In: *Journal of Clinical Endocrinology and Metabolism* (6.5.2008).

Spiegel, K., et al.: »Brief Communication: Sleep Curtailment in Healthy Young Men Is Associated with Decreased Leptin Levels, Elevated Ghrelin Levels, and Increased Hunger and Appetite.« In: *Annals of Internal Medicine* 141, Nr. 11 (7.12.2004).

The Merck Manual of Medical Information. http://www.merck.com/mmhe/index.html.

Tran, T., et al.: »Beneficial Effects of Subcutaneous Fat Transplantation on Metabolism.« In: *Cell Metabolism* 7, Nr. 5 (Mai 2008).

Tschop, M., et al.: »Diet-Induced Leptin Resistance: The Heart of the Matter.« In: *Endocrinology* 148, Nr. 3 (März 2007).

Weight Control Information Network: »New Hormone Provides Clues About Weight Loss.« WIN Notes (Winter 2002–2003).

Westling, B., et al.: »Low CSF Leptin in Female Suicide Attempters with Major Depression.« In: *Journal of Affective Disorders* 81, Nr. 1 (Juli 2004).

KAPITEL 3

Alexander, D., Manier, J., und Callahan, P.: »For Every Fad, Another Cookie: How Science and Diet Crazes Confuse Consumers, Reshape Recipes and Fail, Ultimately, to Reform Eating Habits.« In: *Chicago Tribune*, 23.8.2005.

Alonso-Magdalena, P., et al.: »The Estrogenic Effect of Bisphenol-A Disrupts the Pancreatic β-Cell Function In Vivo and Induces Insulin Resistance.« In: *Environmental Health Perspectives* 114 (2006).

American Physiological Society: »Treatment with an Antipsychotic Drug Found to Cause Changes in Metabolism Earlier Than Expected.« In: *American Physiological Society* (7.4.2008).

Amorim, A., et al.: »Does Excess Pregnancy Weight Gain Constitute a Major Risk for Increasing Long-Term BMI?« In: *Obesity* 15 (2007) (Mai 2007).

Bauer, S. (Hg.): National Geographic Green Guide; www.thegreenguide.com.

Berkowitz, R.: »Growth of Children at High Risk of Obesity during the First 6 Years of Life: Implications for Prevention.« In: *American Journal of Clinical Nutrition* 81, Nr. 1 (Januar 2005).

Brunner, E., et al.: »Prospective Effect of Job Strain on General and Central Obesity in the Whitehall II Study.« In: *American Journal of Epidemiology* 165, Nr. 7 (1.4.2007).

Bulayeva, N., und Watson, C.: »Xenoestrogen-Induced ERK-1 and ERK-2 Activation via Multiple Membrane-Initiated Signaling Pathways.« In: *Environmental Health Perspectives* 112, Nr. 15 (November 2004).

Callahan, P., Manier, J., und Alexander, D.: »Where There's Smoke, There Might Be Food Research, Too: Documents Indicate Kraft, Philip Morris Shared Expertise on How the Brain Processes Tastes, Smells.« In: *Chicago Tribune*, 29.12.2006.

Centers for Disease Control: »Prevalence of Overweight Among Children and Adolescents: United States, 2003–2004.«; www.cdc.gov/nchs/products/pubs/pubd/hestats/overweight/overwght_child_03.htm.

Centers for Disease Control. »Third National Report on Human Exposure to Environmental Chemicals: Spotlight on Organochlorine Pesticides.« July 2005.

Chamie, K., deVere White, R., und Ellison, L.: »Agent Orange Exposure, Vietnam War Veterans and the Risk of Prostate Cancer.« In: Abstract 421, suppl., *Journal of Urology* 179 (2008).

Chaput, J.: »The Association Between Sleep Duration and Weight Gain in Adults: A 6-Year Prospective Study from the Quebec Family Study.« In: *Sleep* 31 (4): 517–23 (11.4.2008).

Chen, J.: »Maternal Burden of Organochloro-Compounds Associated with Undescended Testes.« In: Abstract 276, suppl., *Journal of Urology* 179 (2008).

Chiolero, A.: »Consequences of Smoking for Body Weight, Body Fat Distribution, and Insulin Resistance.« In: *American Journal of Clinical Nutrition* 87, Nr. 4 (April 2008).

DeCaro, J., et al.: »Maternal Exposure to Polybrominated Biphenyls and Genitourinary Conditions in Male Offspring.« In: Abstract 277, suppl., *Journal of Urology* 179 (2008).

Dewey, K.: »Is Breastfeeding Protective against Child Obesity?« In: *Journal of Human Lactation* 19, Nr. 1 (Februar 2003).

Donn, J., Mendoza, M., und Pritchard, J.: »Drugs Found in Drinking Water.« In: *USA Today,* 10.3.2008.

Environment California Research and Policy Center: »Bisphenol-A Overview.«; www.environmentcalifornia.org.

Environmental Working Group: »A Survey of Bisphenol A in U.S. Canned Foods.« 5.3.2007; www.ewg.org/reports/bisphenola.

Feldman, H.: »Age Trends in the Level of Serum Testosterone and Other Hormones in Middle-Aged Men: Longitudinal Results from the Massachusetts Male Aging Study.« In: *Journal of Clinical Endocrinology and Metabolism* 87 (2) (Februar 2002).

Field, A., et al.: »Association of Weight Change, Weight Control Practices, and Weight Cycling among Women in the Nurses' Health Study II.« In: *International Journal of Obesity and Related Metabolic Disorders* 28, Nr. 9 (September 2004).

Flier, J., and Elmquist, J.: »A Good Night's Sleep: Future Antidote to the Obesity Epidemic?« In: *Annals of Internal Medicine* 141, Nr. 11 (7.12.2004).

Heilbronn, L., et al.: »Effect of 6-Month Calorie Restriction on Biomarkers of Longevity, Metabolic Adaptation, and Oxidative Stress in Overweight Individuals.« In: *Journal of the American Medical Association* 295, Nr. 13 (5.4.2006).

Henig, R.: »Fat Factors.« In: *New York Times,* 13.8.2006.

Hoponick, J.: »Nonylphenol Ethoxylates: A Safer Alternative Exists to This Toxic Cleaning Agent.« Sierra Club, November 2005; www.sierraclub.org/toxics/nonylphenol_ethoxylates3.pdf.

International Food Information Council: »2008 Food & Health Survey: Consumer Attitudes toward Food, Nutrition, and Health.« 14.5.2008; http://www.theific.org.

International Obesity TaskForce: »Endocrine Disruptors in Common Plastics Linked to Obesity Risk.« In: ScienceDaily, 15.5. und 22.5.2008; www.sciencedaily.com/releases/2008/05/080514091427.htm.

Isaacs, S.: Hormonal Balance. Boulder, CO: Bull Publishing Company, 2007.

Isaacs, S.: The Leptin Boost Diet. Berkeley, CA: Ulysses Press, 2007.

Jeffery, R., und Harnack, L.: »Evidence Implicating Eating as a Primary Driver for the Obesity Epidemic.« In: *Diabetes* 56, Nr. 11 (November 2007).

Kapoor, D., und Jones, T.: »Smoking and Hormones in Health and Endocrine Disorders.« In: *European Journal of Endocrinology* 152, Nr. 4 (2005).

Keith, S.: »Putative Contributors to the Secular Increase in Obesity: Exploring the Roads Less Traveled.« In: *International Journal of Obesity* 30, Nr. 11 (November 2006).

Khamsi, R.: »Common Genetic Change Linked to Obesity.«, In: NewScientist.com news service, 13.4.2006; www.newscientist.com.

Knowler, W., et al.: »Reduction in the Incidence of Type 2 Diabetes with Lifestyle Intervention or Metformin.« In: *New England Journal of Medicine* 346, Nr. 6 (7.2.2002).

Lang, S., et al.: »Association of Urinary Bisphenol A Concentration with Medical Disorders and Laboratory Abnormalities in Adults.« In: *JAMA* 300, Nr. 11 (17.9.2008).

Layton, L., und Lee, C.: »Canada Bans BPA from Baby Bottles.« In: *Washington Post*, 19.4.2008.

Lee, D., et al.: »Association between Serum Concentrations of Persistent Organic Pollutants and Insulin Resistance among Nondiabetic Adults: Results from the National Health and Nutrition Examination Survey 1999–2002.« In: *Diabetes Care* 30, Nr. 3 (März 2007).

Lee, D., et al.: »Relationship between Serum Concentrations of Persistent Organic Pollutants and the Prevalence of Metabolic Syndrome among Non-diabetic Adults: Results from the National Health and Nutrition Examination Survey 1999–2002.« In: *Diabetologia* 50, Nr. 9 (September 2007).

Ley, R.: »Human Gut Microbes Associated with Obesity.« In: *Nature* 444 (7122) (21.12.2006).

Mably, T., et al.: »In Utero and Lactational Exposure of Male Rats to 2,3,7,8-Tetrachlorodibenzo-p-dioxin. 3. Effects on Spermatogenesis and Reproductive Capability.« In: *Toxicology and Applied Pharmacology* 114, Nr. 1 (Mai 1992).

Manier, J., Callahan, P., und Alexander, D.: »The Oreo, Obesity and Us: Craving the Cookie: The Brain Is Wired to Love Sweets, but Are They Addictive? America's Iconic Cookie Captures the Nation's Burgeoning Dietary Dilemma.« In: *Chicago Tribune*, 21.8.2005.

Martin, F. P., et al.: »Probiotic Modulation of Symbiotic Gut Microbial-Host Metabolic Interactions in a Humanized Microbiome Mouse Model.« In: *Molecular Systems Biology* 4 (2008).

Mayo Clinic: »Lose a Little; Helps a Lot.« In: *Mayo Clinic Health Letter*, Januar 2008.

McDougall, G., und Stewart, D.: »The Inhibitory Effects of Berry Polyphenols on Digestive Enzymes.« *Biofactors* 23, Nr. 4 (2005).

Mendola, P., et al.: »Consumption of PCB-Contaminated Freshwater Fish and Shortened Menstrual Cycle Length.« In: *American Journal of Epidemiology* 146, Nr. 11 (1.12.1997).

Montgomery, M., et al.: »Incident Diabetes and Pesticide Exposure among Licensed Pesticide Applicators: Agricultural Health Study, 1993–2003.« In: *American Journal of Epidemiology* 167, Nr. 10 (15.5.2008).

Neumark-Sztainer, D., et al.: »Accurate Parental Classification of Overweight Adolescents' Weight Status: Does It Matter?« In: *Pediatrics* 121, Nr. 6 (Juni 2008).

Ozelli, K.: »This Is Your Brain on Food: Neuroimaging Reveals Shared Basis for Chocoholia and Drug Addiction.« In: *Scientific American*, 19.8.2007.

Pasarica, M., und Dhurandhar, N.: »Infectobesity: Obesity of Infectious Origin.« In: *Advances in Food and Nutrition Research* 52 (2007).

Pesticide Action Network North America: »Case Study: Organochlorine Pesticides.«; www.chemicalbodyburden.org/cs_organochl.htm.

Physicians for Social Responsibility: »Environmental Endocrine Disruptors: What Health Care Providers Should Know.«; www.psr.org/site/DocServer/Environmental_Endocrine_Disruptors.pdf.

Pimentel, D.: »Environmental, Energetic, and Economic Comparisons of Organic and Conventional Farming Systems.« In: *BioScience* 55, Nr. 7 (Juli 2005).

Raeder, M.: »Obesity, Dyslipidemia, and Diabetes with Selective Serotonin Reuptake Inhibitors: The Hordaland Health Study.« In: *Journal of Clinical Psychiatry* 67, Nr. 12 (Dezember 2006).

Raloff, J. »Hormones: Here's the Beef: Environmental Concerns Reemerge over Steroids Given to Livestock.« In: *Science News* 161, Nr. 1 (5.1.2002).

Reuters: »'Do More, Talk Less' to Help Heavy Teens: Parents Who Push Kids to Diet Should Instead Urge Them to Get Moving.« In: MSNBC.com, 4.6.2008; www.msnbc.msn.com/id/24970815/.

Roizen, M., und Oz, M.: You: On a Diet: The Owner's Manual for Waist Management. New York: Free Press, 2006.

Setlur, S., et al.: »Estrogen-Dependent Signaling in a Molecularly Distinct Subclass of Aggressive Prostate Cancer.« In: *Journal of the National Cancer Institute* 100, Nr. 11 (4.6.2008).

Soto, A.: »Androgenic and Estrogenic Activity in Water Bodies Receiving Cattle Feedlot Effluent in Eastern Nebraska, USA.« In: *Environmental Health Perspectives* 112, Nr. 3 (März 2004).

Spiegel, K., et al.: »Brief Communication: Sleep Curtailment in Healthy Young Men Is Associated with Decreased Leptin Levels, Elevated Ghrelin Levels, and Increased Hunger and Appetite.« In: *Annals of Internal Medicine* 141, Nr. 11 (7.12.2004).

Steinman, G.: »Mechanisms of Twinning: VII. Effect of Diet and Heredity on the Human Twinning Rate.« In: *Journal of Reproductive Medicine* 51, Nr. 5 (Mai 2006).

Steinman, G.: »Mechanisms of Twinning: VIII. Maternal Height, Insulinlike Growth Factor and Twinning Rate.« In: *Journal of Reproductive Medicine* 51, Nr. 9 (September 2006).

»Surprising Advice for Insomniacs: Sleep Less.« In: *Harvard HealthBeat*, 8.5.2008.

Teff, K., et al.: »Dietary Fructose Reduces Circulating Insulin and Leptin, Attenuates Postprandial Suppression of Ghrelin, and Increases Triglycerides in Women.« In: *Journal of Clinical Endocrinology and Metabolism* 89, Nr. 6 (Juni 2004).

Tsai, C.: »Weight Cycling and Risk of Gallstone Disease in Men.« In: *Archives of Internal Medicine* 166, Nr. 21 (27.11.2006).

U.S. Environmental Protection Agency: »Organophosphorus Cumulative Risk Assessment – 2006 Update.« August 2006; http://www.epa.gov/pesticides/cumulative/2006-op/op_cra_appendices_part1.pdf.

van Birgelen, A., et al.: »Synergistic Effect of 2,2′,4,4′,5,5′-Hexachlorobiphenyl and 2,3,7,8-Tetrachlorodibenzo-p-dioxin on Hepatic Porphyrin Levels in the Rat.« In: *Environmental Health Perspectives* 104, Nr. 5 (Mai 1996).

KAPITEL 5

Ahmed, T., et al.: »Interleukin-6 Inhibits Growth Hormone-Mediated Gene Expression in Hepatocytes.« In: *American Journal of Physiology: Gastrointestinal and Liver Physiology* 292, Nr. 6 (Juni 2007).

Asami, D., et al.: »Comparison of the Total Phenolic and Ascorbic Acid Content of Freeze-Dried and Air-Dried Marionberry, Strawberry, and Corn Grown Using Conventional, Organic, and Sustainable Agricultural Practices.« In: *Journal of Agriculture and Food Chemistry* 51, Nr. 5

Bauer, S. (Hg.): National Geographic Green Guide; www.thegreenguide.com.

Benbrook, C.: »State of the Science Review: Nutritional Superiority of Plant-Based Organic Foods.« The Organic Center; www.organic-center.org (März 2008).

Bermudez, O.: »Preliminary Data Suggest that Soda and Sweet Drinks Are the Main Source of Calories in American Diet.« ScienceDaily.com (»Consumption of Sweet Drinks among American Adults from the NHANES 1999–2000.« Abstract #839.5, Experimental Biology 2005); www.sciencedaily.com/releases/2005/05/050527111920.htm.

Blaylock, R.: Excitotoxins: The Taste That Kills. Santa Fe, NM: Health Press, 1997.

Burckhardt, I., et al.: »Green Tea Catechin Polyphenols Attenuate Behavioral and Oxidative Responses to Intermittent Hypoxia.« In: *American Journal of Respiratory and Critical Care Medicine* 177, Nr. 10 (15.5.2008).

Carbonaro, M., et al.: »Modulation of Antioxidant Compounds in Organic vs. Conventional Fruit (Peach, Prunus persica L., and Pear, Pyrus communis L.).« In: *Journal of Agriculture and Food Chemistry* 50, Nr. 19 (11.9.2002).

CBS News: »FDA: Too Much Benzene in Some Drinks.« 19.5.2006.

Center for Science in the Public Interest: »Chemical Cuisine: A Guide to Food Additives.« In: *Nutrition Action Health Letter*, Mai 2008.

Consumer Reports: »Benzene in Soft Drinks.«, Oktober 2006.

Dawson, R., et al.: »Attenuation of Leptin-Mediated Effects by Monosodium Glutamate-Induced Arcuate Nucleus Damage« (Teil 1). In: *American Journal of Physiology* 273, Nr. 1 (Juli 1997).

Dhiman, T.: »Role of Diet on Conjugated Linoleic Acid Content of Milk and Meat.« In: *Journal of Animal Science* 79 (2001), Suppl. 1.

Dunn, W., Xu, R., und Schwimmer, J.: »Modest Wine Drinking and Decreased Prevalence of Suspected Nonalcoholic Fatty Liver Disease.« In: *Hepatology* 47, Nr. 6 (Juni 2008).

Environmental Working Group: »A Survey of Bisphenol A in U.S. Canned Foods.« 5.3.2007; www.ewg.org/reports/bisphenola.

Erowid: »Caffeine Content of Beverages, Foods and Medications.«; www.erowid.org/chemicals/caffeine/caffeine_info1.shtml.

Food and Drug Administration: »Butylated Hydroxyanisole (BHA).« Report on Carcinogens, 11th ed., 2005.

Jeong, S., et al.: »Effects of Butylated Hydroxyanisole on the Development and Functions of Reproductive System in Rats.« In: *Toxicology* 208, Nr. 1 (1.3.2005).

Katcher, H., et al.: »The Effects of a Whole Grain-Enriched Hypocaloric Diet on Cardiovascular Disease Risk Factors in Men and Women with Metabolic Syndrome.« In: *American Journal of Clinical Nutrition* 87, Nr. 1 (Januar 2008).

Lew, J., et al.: »Alcohol Consumption and Risk of Breast Cancer in Postmenopausal Women: The NIH-AARP Diet and Health Study.« In: *Proceedings of the 99th Annual Meeting of the American Association for Cancer Research*, 12.–16.4.2008, AACR (2008).

Liu, S., et al.: »A Prospective Study of Whole-Grain Intake and Risk of Type 2 Diabetes Mellitus in US Women.« In: *American Journal of Public Health* 90, Nr. 9 (2000).

Lutsey, P., Steffen, L., und Stevens, J.: »Dietary Intake and the Development of the Metabolic Syndrome: The Atherosclerosis Risk in Communities Study.« In: *Circulation* 117, Nr. 6 (12.2.2008).

McCann, D., et al.: »Food Additives and Hyperactive Behaviour in 3-Year-Old and 8/9-Year-Old Children in the Community: A Randomised, Double-Blinded, Placebo-Controlled Trial.« In: *The Lancet* 370 (2007).

McLaughlin, K.: »A New Taste Sensation.« In: Wall Street Journal online; www.wsj.com, 8.12.2007.

Mense, S., et al.: »Phytoestrogens and Breast Cancer Prevention: Possible Mechanisms of Action.« In: *Environmental Health Perspectives* 116, Nr. 4 (April 2008).

Meyer, K., et al.: »Carbohydrates, Dietary Fiber, and Incident Type 2 Diabetes in Older Women.« In: *American Journal of Clinical Nutrition* 71, Nr. 4 (2000).

Moskin, J.: »Yes, MSG, the Secret Behind the Savor.« In: *New York Times*, 5.3.2008.

Mozaffarian, D., et al.: »Trans Fatty Acids and Cardiovascular Disease.« In: *New England Journal of Medicine* 354, Nr. 15 (13.4.2006).

Phytochemicals.info: »Phytochemicals.«; www.phytochemicals.info/phytochemicals/indole-3-carbinol.php.

Pierce, W., et al.: »Overeating by Young Obesity-Prone and Lean Rats Caused by Tastes Associated with Low Energy Foods.« In: *Obesity* 15, Nr. 8 (August 2007).

Shapiro, A., et al.: »Fructose-Induced Leptin Resistance Exacerbates Weight Gain in Response to Subsequent High Fat Feeding.« In: *American Journal of Physiology: Regulatory Integrative and Comparative Physiology* (13.8.2008).

Swithers, S., und Davidson, T.: »A Role for Sweet Taste: Calorie Predictive Relations in Energy Regulation by Rats.« In: *Behavioral Neuroscience* 122, Nr. 1 (Februar 2008).

Taubes, G.: »What If It's All Been a Big Fat Lie?« In: *New York Times*, 7.7.2002.

Torii, K., et al.: »Hypothalamic Control of Amino Acid Appetite.« In: *Annals of the New York Academy of Sciences* 855 (1998).

UK Food Standards Agency: »Survey of Bisphenols in Canned Foods (Nr. 13/01).« (19.3.2001).

USDA: »USDA–Iowa State University Database on the Isoflavone Content of Foods, Release 1.4.« April 2007; http://www.ars.usda.gov/SP2UserFiles/Place/12354500/Data/isoflav/isoflav1-4.pdf.

USDA Economic Research Service. »Dietary Assessment of Major Trends in U.S. Food Consumption, 1970–2005 / EIB-33.« (März 2008).

USDA Economic Research Service: »Food Availability Data Set.«, 15.3.2008; www.ers.usda.gov/Data/FoodConsumption.

Venables, M., et al.: »Green Tea Extract Ingestion, Fat Oxidation, and Glucose Tolerance in Healthy Humans.« In: *American Journal of Clinical Nutrition* 87, Nr. 3 (März 2008).

Yeager, S.: »High-Metabolism Diet: Essential Eating Rules That Stoke Your Fat Burn All Day Long.« In: *Prevention* (März 2008).

Yellayi, S., et al.: »The Phytoestrogen Genistein Induces Thymic and Immune Changes: A Human Health Concern?« In: *Proceedings of the National Academy of Sciences* 99, Nr. 11 (Mai 28, 2002).

KAPITEL 6

Alba-Roth, J., et al.: »Arginine Stimulates Growth Hormone Secretion by Suppressing Endogenous Somatostatin Secretion.« In: *Journal of Clinical Endocrinology and Metabolism* 67, Nr. 6 (Dezember 1998).

American Chemical Society: »Sustainable Farm Practices Improve Third World Food Production« (Pressemitteilung), 23.1.2006.

American Heart Association: »Make Healthy Food Choices.«, 4.4.2008; www.americanheart.org/presenter.jhtml?identifier=537.

American Heart Association: »Triglycerides.«; www.americanheart.org/presenter.jhtml?identifier=4778.

American Institute for Cancer Research: »Foods That Fight Cancer.«, 2008; www.aicr.org/site/PageServer?pagename=dc_foods_home.

Anderson, J. »Effects of Psyllium on Glucose and Serum Lipid Responses in Men with Type 2 Diabetes and Hypercholesterolemia.« In: *American Journal of Clinical Nutrition* 70, Nr. 4 (Oktober 1999).

Armanini, D., et al.: »Licorice Reduces Serum Testosterone in Healthy Women.« In: *Steroids* 69, Nr. 11–12 (Oktober–November 2004).

Badrick, E., et al.: »The Relationship between Alcohol Consumption and Cortisol Secretion in an Aging Cohort.« In: *Journal of Clinical Endocrinology and Metabolism* 93, Nr. 3 (März 2008).

Bagga, D., et al.: »Effects of a Very Low Fat, High Fiber Diet on Serum Hormones and Menstrual Function: Implications for Breast Cancer Prevention.« In: *Cancer* 76, Nr. 12 (Dezember 1995).

Banks, W., et al.: »Triglycerides Induce Leptin Resistance at the Blood-Brain Barrier.« In: *Diabetes* 53, Nr. 5 (Mai 2004).

Barber, D.: »Change We Can Stomach.« In: *New York Times*, 11.5.2008.

Bauer, S. (Hg.): National Geographic Green Guide; www.thegreenguide.com.

Beaven, C.: »Dose Effect of Caffeine on Testosterone and Cortisol Responses to Resistance Exercise.« In: *International Journal of Sports Nutrition and Exercise Metabolism* 18, Nr. 2 (April 2008).

Benbrook, C.: »State of the Science Review: Nutritional Superiority of Plant-Based Organic Foods.« The Organic Center; www.organic-center.org (März 2008).

»Blueberries and Antioxidant Activity:« U.S. Highbush Blueberry Council; http://www.blueberry.org.

Bovee, T., et al.: »Screening of Synthetic and Plant-Derived Compounds for (Anti)estrogenic and (Anti)androgenic Activities.« In: *Analytical and Bioanalytical Chemistry* 390, Nr. 4 (Februar 2008).

Bowen, J., et al.: »Appetite Hormones and Energy Intake in Obese Men after Consumption of Fructose, Glucose and Whey Protein Beverages.« In: *International Journal of Obesity* 31, Nr. 11 (November 2007).

»Broccoli May Undo Diabetes Damage.« BBC News, 5.8.2008; news.bbc.co.uk/2/hi/health/7541639.stm.

Calissendorff, J.: »Is Decreased Leptin Secretion after Alcohol Ingestion Catecholamine-Mediated?« In: *Alcohol and Alcoholism* 39, Nr. 4 (Juli/August 2004).

Carper, J.: »Eat Smart: Garlic.« In: USA Weekend, 31.3.–2.4.1995.»Chromium Picolinate.« The Merck Manual of Medical Information; www.merck.com/mmhe/sec02/ch019/ch019c.html (Februar 2003).

Collins, K.: »Fight Cancer with Dark Green Vegetables: Average Adult Should Eat Three Cups of Produce a Week.« MSNBC.com, 8.4.2005.

Consumer Reports: »When It Pays to Buy Organic.«, Februar 2006; www.consumerreports.org.

Cummings, D., et al.: »Plasma Ghrelin Levels after Diet-Induced Weight Loss or Gastric Bypass Surgery.« In: *New England Journal of Medicine* 346, Nr. 21 (Mai 2002).

Curl, C., Fenske, R., und Elgethun, K.: »Organophosphorus Pesticide Exposure of Urban and Suburban Preschool Children with Organic and Conventional Diets.« In: *Environmental Health Perspectives* 111, Nr. 3 (März 2003).

Dalton, L.: »Licorice: Root Is Used Worldwide as a Flavor and a Medicine.« In: *Chemical and Engineering News* 80, Nr. 32 (August 2002).

»DHEA.« In: Medline Plus, January 01, 2008; www.nlm.nih.gov/medlineplus/druginfo/natural/patient-dhea.html.

Ebisch, I., et al.: »The Importance of Folate, Zinc and Antioxidants in the Pathogenesis and Prevention of Subfertility.« In: *Human Reproduction* Update 13, Nr. 2 (März–April 2007).

Environmental Working Group: »What's the Difference?« (»The Dirty Dozen«); www.foodnews.org/methodology.php.

Erdmann, J., et al.: »Postprandial Response of Plasma Ghrelin Levels to Various Test Meals in Relation to Food Intake, Plasma Insulin, and Glucose.« In: *Journal of Clinical Endocrinology and Metabolism* 89, Nr. 6 (Juni 2004).

Fenwick, G., Heaney, R., und Mullin, W.: »Glucosinolates and Their Breakdown Products in Food and Food Plants.« In: *Critical Reviews in Food and Science Nutrition* 18, Nr. 2 (1983).

Ferrini, R., und Barrett-Connor, E.: »Caffeine Intake and Endogenous Sex Steroid Levels in Postmenopausal Women. The Rancho Bernardo Study.« In: *American Journal of Epidemiology* 144, Nr. 7 (Oktober 1996).

Field, A., et al.: »The Relation of Smoking, Age, Relative Weight, and Dietary Intake to Serum Adrenal Steroids, Sex Hormones, and Sex Hormone– Binding Globulin in Middle-aged Men.« In: *Journal of Clinical Endocrinology and Metabolism* 79, Nr. 5 (November 1994).

Fischer, L., et al.: »Clinical Characteristics and Pharmacokinetics of Purified Soy Isoflavones: Multiple-Dose Administration to Men with Prostate Neoplasia.« In: *Nutrition and Cancer* 48, Nr. 2 (2004).

Ford, E., und Mokdad, A.: »Fruit and Vegetable Consumption and Diabetes Mellitus Incidence among U.S. Adults.« In: *Preventive Medicine* 32, Nr. 1 (2001).

Foster-Schubert, E.: »Acyl and Total Ghrelin Are Suppressed Strongly by Ingested Proteins, Weakly by Lipids, and Biphasically by Carbohydrates.« In: *Journal of Endocrinology and Metabolism* 93, Nr. 5 (Mai 2008).

Frecka, J., und Mattes, R.: »Possible Entrainment of Ghrelin to Habitual Meal Patterns in Humans.« In: *American Journal of Physiology: Gastrointestinal and Liver Physiology* 294, Nr. 3 (März 2008).

Fung, T., et al.: »Whole-Grain Intake and the Risk of Type 2 Diabetes: A Prospective Study in Men.« In: *American Journal of Clinical Nutrition* 76, Nr. 3 (2002).

Gianoulakis, C., et al.: »Effect of Chronic Alcohol Consumption on the Activity of the Hypothalamic-Pituitary-Adrenal Axis and Pituitary Beta-Endorphin as a Function of Alcohol Intake, Age, and Gender.« In: *Alcoholism: Clinical and Experimental Research* 27, Nr. 3 (März 2003).

Giltay, E., et al.: »Docosahexaenoic Acid Concentrations Are Higher in Women Than in Men Because of Estrogenic Effects.« In: *American Journal of Clinical Nutrition* 80, Nr. 5 (November 2004).

Giovannucci, E., et al.: »Intake of Carotenoids and Retinol in Relation to Risk of Prostate Cancer.« In: *Journal of the National Cancer Institute* 87, Nr. 23 (1995).

Graham-Row, D.: »Organic Tomatoes Have More Antioxidants.«, 5.7.2007; www.newscientist.com.

Heller, R., et al.: »Relationship of High Density Lipoprotein Cholesterol with Total and Free Testosterone and Sex Hormone Binding Globulin.« In: *Acta Endocrinologica* 104, Nr. 2 (Oktober 1983).

Henig, R.: »Fat Factors.« In: *New York Times*, 13.8.2006.

Higgins, J.: »Resistant Starch: Metabolic Effects and Potential Health Benefits.« In: *Journal of AOAC International* 87, Nr. 3 (Mai–Juni 2004).

Higgins, J., et al.: »Resistant Starch Consumption Promotes Lipid Oxidation.« In: *Nutrition and Metabolism* 1, Nr. 1 (Oktober 6, 2004).

Hu, M., und Hee Poh, N.: »Dietary Selenium and Vitamin E Affect Adrenal and Brain Dehydroepiandrosterone Levels in Young Rats.« In: *Journal of Nutritional Biochemistry* 9, Nr. 6 (Juni 1998).

International Food Information Council: »Functional Foods Fact Sheet: Plant Stanols and Sterols.« Juli 2007.

Isaacs, S.: The Leptin Boost Diet. Berkeley, CA: Ulysses Press, 2007.

Kasim-Karakas, S., et al.: »Relation of Nutrients and Hormones in Polycystic Ovary Syndrome.« In: *American Journal of Clinical Nutrition* 85, Nr. 3 (März 2007).

Katz, D.: The Flavor Point Diet. Emmaus, PA: Rodale, Inc., 2005.

Kelly, G.: »Nutritional and Botanical Interventions to Assist with the Adaptation to Stress.« In: *Alternative Medicine Review* 4, Nr. 4 (August 1999).

Kerstens, M., et al.: »Salt Loading Affects Cortisol Metabolism in Normotensive Subjects: Relationships with Salt Sensitivity.« In: *Journal of Clinical Endocrinology and Metabolism* 88, Nr. 9 (September 2003).

Kokavec, A., und Crowe, S.: »The Effect of a Moderate Level of White Wine Consumption on the Hypothalamic-Pituitary-Adrenal Axis before and after a Meal.« In: *Pharmacology Biochemistry and Behavior* 70, Nr. 2–3 (Oktober–November 2001).

Kovacs, E., et al.: »Effects of Green Tea on Weight Maintenance after Body-Weight Loss.« In: *British Journal of Nutrition* 91, Nr. 3 (März 2004).

Lee, D.: »A Strong Dose-Response Relation between Serum Concentrations of Persistent Organic Pollutants and Diabetes: Results from the National Health and Examination Survey 1999–2002.« In: *Diabetes Care* 29, Nr. 7 (Juli 2006).

Lee, J., et al.: »Omega-3 Fatty Acids for Cardioprotection.« *Mayo Clinic Proceedings* 83, Nr. 3 (March 2008): 324–32.

Ley, R., et al.: »Microbial Ecology: Human Gut Microbes Associated with Obesity.« In: *Nature* 444 (7122), Dezember 21, 2006.

Li, X., Ma, Y., und Liu, X.: »Effect of the Lycium Barbarum Polysaccharides on Age-Related Oxidative Stress in Aged Mice.« In: *Journal of Ethnopharmacology* 111, Nr. 3 (Mai 22, 2007).

Linus Pauling Institute Micronutrient Information Center, Oregon State University; lpi.oregonstate.edu/infocenter/

Longcope, C., et al.: »Diet and Sex Hormone – Binding Globulin.« In: *Journal of Clinical Endocrinology and Metabolism* 85, Nr. 1 (Januar 2000).

Louis Warschaw Prostate Cancer Center: »Fruits and Vegetables: General Information.« Cedars-Sinai; www.csmc.edu/3425.html.

Lovallo, W., et al.: »Caffeine Stimulation of Cortisol Secretion across the Waking Hours in Relation to Caffeine Intake Levels.« In: *Psychosomatic Medicine* 67, Nr. 5 (September–Oktober 2005).

Lovallo, W., et al.: »Cortisol Responses to Mental Stress, Exercise, and Meals Following Caffeine Intake in Men and Women.« In: *Pharmacology Biochemistry and Behavior* 83, Nr. 3 (März 2006).

Low, Y., et al.: »Phytoestrogen Exposure Is Associated with Circulating Sex Hormone Levels in Postmenopausal Women and Interact with ESR1 and NR1I2 Gene Variants.« In: *Cancer Epidemiology Biomarkers and Prevention* 16, Nr. 5 (Mai 2007).

Lu, L., et al.: »Decreased Ovarian Hormones during a Soya Diet: Implications for Breast Cancer Prevention.« In: *Cancer Research* 60, Nr. 15 (August 2000).

Lutgendorf, S., et al.: »Effects of Relaxation and Stress on the Capsaicin-Induced Local Inflammatory Response.« In: *Psychosomatic Medicine* 62, Nr. 4 (Juli–August 2000).

Lutsey, P., Steffen, L., und Stevens, J.: »Dietary Intake and the Development of the Metabolic Syndrome: The Atherosclerosis Risk in Communities Study.« In: *Circulation* 117, Nr. 6 (12.2.2008).

»Magnesium.« In: National Institutes of Health Office of Dietary Supplements; ods.od.nih.gov/factsheets/magnesium.asp.

Mahabir, S., et al.: »The Effects of Moderate Alcohol Supplementation on Estrone Sulfate and DHEAS in Postmenopausal Women in a Controlled Feeding Study.« In: *Nutrition Journal* 3, Nr. 1 (September 2004).

Mantzoros, C., et al.: »Zinc May Regulate Serum Leptin Concentrations in Humans.« In: *Journal of American College of Nutrition* 17, Nr. 3 (Juni 1998).

Markus, C., et al.: »The Bovine Protein Alpha-Lactalbumin Increases the Plasma Ratio of Tryptophan to the Other Large Neutral Amino Acids, and in Vulnerable Subjects Raises Brain Serotonin Activity,

Reduces Cortisol Concentration, and Improves Mood under Stress.« In: *American Journal of Clinical Nutrition* 71, Nr. 6 (Juni 2000).

Martin, A.: »Fighting on a Battlefield the Size of a Milk Label.« In: *New York Times*, 9.3.2008.

Mayo Clinic: »High-fructose Corn Syrup: Why Is It So Bad for Me?« MayoClinic; com.www.mayo-clinic.com/print/high-fructose-corn-syrup/AN01588/METHOD=print (24.10.2008).

Mayo Clinic: »Niacin to Boost Your HDL 'Good' Cholesterol.« MayoClinic.com. (28.3.2008).

Mayo Clinic: »Sodium: Are You Getting Too Much?« MayoClinic.com. www.mayoclinic.com/health/sodium/NU00284 (23.5.2008).

McArdle, W.: Exercise Physiology: Energy, Nutrition, and Human Performance. Philadelphia: Lippincott Williams & Wilkins, 2006.

McDougall, G., und Stewart, D.: »The Inhibitory Effects of Berry Polyphenols on Digestive Enzymes.« In: *Biofactors* 23, Nr. 4 (2005).

Medline Plus: »Omega-3 Fatty Acids, Fish Oil, Alpha-Linolenic Acid.« (1.3.2008).

Medline Plus: »Vitamin C.« Medline Plus Medical Encyclopedia. www.nlm.nih.gov/medlineplus/ency/article/002404.htm (1.1.2007).

Metzgar, K.: »Why the Little Sticky Label on Fruit?« In: *Rural Connections: The Voice of Hawaii's Organiculture* (Newsletter, Hawaii Organic Farmers Association, Herbst 2004).

Milligan, S., et al.: »Identification of a Potent Phytoestrogen in Hops (Humulus lupulus L.) and Beer.« In: *Journal of Clinical Endocrinology and Metabolism* 84, Nr. 6 (Juni 1999).

Mitchell, A., et al.: »Ten-Year Comparison of the Influence of Organic and Conventional Crop Management Practices on the Content of Flavonoids in Tomatoes.« In: *Journal of Agriculture and Food Chemistry* 55, Nr. 15 (Juli 25, 2007).

Monroe, K., et al.: »Dietary Fiber Intake and Endogenous Serum Hormone Levels in Naturally Postmenopausal Mexican American Women: The Multiethnic Cohort Study.« In: *Nutrition and Cancer* 58, Nr. 2 (Juli 2007).

Moore, T., et al.: »Reduced Susceptibility to Two-Stage Skin Carcinogenesis in Mice with Low Circulating Insulin-Like Growth Factor I Levels.« In: *Cancer Research* 68, Nr. 10 (15.5.2008).

Murtaugh, M., et al.: »Epidemiological Support for the Protection of Whole Grains against Diabetes.« In: *Proceedings of the Nutrition Society* 62, Nr. 1 (Februar 2003).

Myklebust, M., und Wunder, J.: ›Legumes‹ and ›Soy.‹ In: *Healing Foods Pyramid*, University of Michigan Integrative Medicine (2004).

Nagata, C., et al.: »Fat Intake Is Associated with Serum Estrogen and Androgen Concentrations in Postmenopausal Japanese Women.« In: *Journal of Nutrition* 135, Nr. 12 (Dezember 2005).

Nakanishi, Y., et al.: «Increase in Terminal Restriction Fragments of Bacteroidetes-Derived 16S rRNA Genes after Administration of Short-Chain Fructooligo-saccharides.« In: *Applied and Environmental Microbiology* 72, Nr. 9 (September 2006).

Núñez, N., et al.: »Alcohol Consumption Promotes Body Weight Loss in Melanoma-Bearing Mice.« In: *Alcoholism: Clinical and Experimental Research* 26, Nr. 5 (Mai 2002).

Oi, Y., et al.: »Garlic Supplementation Increases Testicular Testosterone and Decreases Plasma Corticosterone in Rats Fed a High Protein Diet.« In: *Journal of Nutrition* 131, Nr. 8 (August 2001).

Parker-Pope, T.: »Finding the Best Way to Cook All Those Vegetables.« In: *New York Times*, 20.5.2008.

Pereira, M., et al.: »Effect of Whole Grains on Insulin Sensitivity in Overweight Hyperinsulinemic Adults.« In: *American Journal of Clinical Nutrition* 75, Nr. 5 (Mai 2002).

Pérez-Matute, P., et al.: »Eicosapentaenoic Fatty Acid Increases Leptin Secretion from Primary Cultured Rat Adipocytes: Role of Glucose Metabolism.« In: *American Journal of Physiology – Regulatory, Integrative, and Comparative Physiology* 288, Nr. 6 (Juni 2005).

Peyron-Caso, E., et al.: »Dietary (n-3) Polyunsaturated Fatty Acids Up-regulate Plasma Leptin in Insulin-Resistant Rats.« In: *Journal of Nutrition* 132, Nr. 8 (August 2002).

Physicians Committee for Responsible Medicine: »Using Foods Against Menstrual Pain.«; www. pcrm.org/health/prevmed/menstrual_pain.html.

Physicians for Social Responsibility: »Environmental Endocrine Disruptors: What Health Care Providers Should Know.«; www.psr.org/site/DocServer/Environmental_Endocrine_Disruptors.pdf.

Pimentel, D.: »Environmental, Energetic, and Economic Comparisons of Organic and Conventional Farming Systems.« In: *BioScience* 55, Nr. 7 (Juli 2005).

Prentice, R., et al.: »Dietary Fat Reduction and Plasma Estradiol Concentration in Healthy Postmenopausal Women.« In: *Journal of the National Cancer Institute* 82, Nr. 2 (Januar 1990).

Promberger, A., et al.: »Determination of Estrogenic Activity in Beer by Biological and Chemical Means.« In: *Journal of Agricultural and Food Chemistry* 49, Nr. 2 (Februar 2001).

Psychology Today: »Vitamin C: Stress Buster.« In: Psychology Today, 25.4.2003.

Rahman, R.: »Garlic and Aging: New Insights into an Old Remedy.« In: *Ageing Research Reviews* 2, Nr. 1 (Januar 2003).

Rao, A.: »Lycopene, Tomatoes, and the Prevention of Coronary Heart Disease« (symposia, Society for Experimental Biology and Medicine). In: *Experimental Biology and Medicine* 227 (2002).

Roediger, W., und Babidge, W.: »Human Colonocyte Detoxification.« In: *Gut* 41 (Dezember 1997).

Rosenhagen, M., et al.: »Elevated Plasma Ghrelin Levels in Night-Eating Syndrome.« In: *American Journal of Psychiatry* 162, Nr. 4 (April 2005).

Roy, H., und Lundy, S.: »Health Benefits of Cruciferous Vegetables.« In: *Pennington Nutrition Series: Healthier Lives through Education in Nutrition and Preventive Medicine*, Nr. 21 (2005).

Salas-Salvadó, J., et al.: »The Effect of Nuts on Inflammation.« In: *Asia Pacific Journal of Clinical Nutrition* 17 (2008), Suppl. 1.

Sampson, L., et al.: »Flavonol and Flavone Intakes in US Health Professionals.« In: *Journal of the American Dietetic Association* 102, Nr. 12 (Oktober 2002).

Seeram, N.: »Berry Fruits: Compositional Elements, Biochemical Activities, and the Impact of Their Intake on Human Health, Performance, and Disease.« In: *Journal of Agriculture and Food Chemistry* 56, Nr. 3 (13.2.2008).

Sierksma, A., et al.: »Effect of Moderate Alcohol Consumption on Plasma Dehydroepiandrosterone Sulfate, Testosterone, and Estradiol Levels in Middle-Aged Men and Postmenopausal Women: A Diet-Controlled Intervention Study.« In: *Alcoholism: Clinical and Experimental Research* 28, Nr. 5 (Mai 2004).

Sigurjonsdottir, H., et al.: »Liquorice in Moderate Doses Does Not Affect Sex Steroid Hormones of Biological Importance Although the Effect Differs between the Genders.« In: *Hormone Research* 65, Nr. 2 (2006).

Slavin, J.: »Dietary Fiber and Body Weight.« In: *Nutrition* 21, Nr. 3 (März 2005).

Slavin, J.: »Why Whole Grains Are Protective: Biological Mechanisms.« In: *Proceedings of the Nutrition Society* 62, Nr. 1 (Februar 2003).

Suzanne Dixon: »Food for Thought: The Facts on Fiber.« In: *Progress Newsletter* (Newsletter, University of Michigan Comprehensive Cancer Center, winter 2002); www.cancer.med.umich.edu/news/pro09win02.shtml#four.

Taylor, A., et al.: »Impact of Binge Eating on Metabolic and Leptin Dynamics in Normal Young Women.« In: *Journal of Clinical Endocrinology and Metabolism* 84, Nr. 2 (Februar 1999).

Teff, K., et al.: »Dietary Fructose Reduces Circulating Insulin and Leptin, Attenuates Postprandial Suppression of Ghrelin, and Increases Triglycerides in Women.« In: *Journal of Clinical Endocrinology and Metabolism* 89, Nr. 6 (Juni 2004).

The George Mateljan Foundation: The World's Healthiest Foods Web sites, whfoods.org and WorldsHealthiestFoods.com.

Tou, J., et al.: »Flaxseed and Its Lignan Precursor, Secoisolariciresinol Diglycoside, Affect Pregnancy Outcome and Reproductive Development in Rats.« In: *Journal of Nutrition* 128, Nr. 111 (November 1998).

Tsuda, T.: »Regulation of Adipocyte Function by Anthocyanins; Possibility of Preventing the Metabolic Syndrome.« In: *Journal of Agriculture and Food Chemistry* 56, Nr. 3 (Februar 13, 2008).

Tsuda, T., et al.: »Microarray Profiling of Gene Expression in Human Adipocytes in Response to Anthocyanins.« In: *Biochemical Pharmacology* 71, Nr. 8 (14.4.2006).

Vartan, S.: »Happy Eggs: ›Free Range‹, ›Cage Free‹, ›Organic‹ – What's the Story? – Eating Right.« In: *E: The Environmental Magazine*, May–June 2003.

Venables, M., et al.: »Green Tea Extract Ingestion, Fat Oxidation, and Glucose Tolerance in Healthy Humans.« In: *American Journal of Clinical Nutrition* 87, Nr. 3 (März 2008).

»Vitamin E.« In: National Institutes of Health Office of Dietary Supplements. ods.od.nih.gov/factsheets/vitamine.asp.

Walter, M., et al.: »Controlled Study on the Combined Effect of Alcohol and Tobacco Smoking on Testosterone in Alcohol-Dependent Men.« In: *Alcohol and Alcoholism* 42, Nr. 1 (Januar–Februar 2007).

Wang, C., et al.: »Low-Fat High-Fiber Diet Decreased Serum and Urine Androgens in Men.« In: *Journal of Clinical Endocrinology and Metabolism* 90, Nr. 6 (Juni 2005).

Wang, Z., et al.: »Effects of Dietary Fibers on Weight Gain, Carbohydrate Metabolism, and Gastric Ghrelin Gene Expression in Mice Fed a High-Fat Diet.« In: *Metabolism* 56, Nr. 12 (Dezember 2007).

Weigle, D., et al.: »A High-Protein Diet Induces Sustained Reductions in Appetite, Ad Libitum Caloric Intake, and Body Weight Despite Compensatory Changes in Diurnal Plasma Leptin and Ghrelin Concentrations.« In: *American Journal of Clinical Nutrition* 82, Nr. 1 (Juli 2005).

Winnicki, M., et al.: »Fish-Rich Diet, Leptin, and Body Mass.« In: *Circulation* 106, Nr. 3 (Juli 2002).

Wolff, R.: Bodybuilding 101. New York: McGraw-Hill Professional, 2003.

World Cancer Research Fund and the American Institute for Cancer Research: »Second Expert Report: Food, Nutrition, Physical Activity and the Prevention of Cancer: A Global Perspective.« 2007; www.dietandcancerreport.org.

Wu, A., et al.: »Tea and Circulating Estrogen Levels in Postmenopausal Chinese Women in Singapore.« In: *Carcinogenesis* 25, Nr. 5 (Mai 2005).

Wu, W., et al.: »Estrogenic Effect of Yam Ingestion in Healthy Postmenopausal Women.« In: *Journal of the American College of Nutrition* 24, Nr. 4 (August 2005).

Wurst, F., et al.: »Gender Differences for Ghrelin Levels in Alcohol-Dependent Patients and Differences between Alcoholics and Healthy Controls.« In: *Alcoholism: Clinical and Experimental Research* 31, Nr. 12 (Dezember 2007).

Xiong, Y., et al.: »Short-Chain Fatty Acids Stimulate Leptin Production in Adipocytes through the G Protein–coupled Receptor GPR41.« In: *Proceedings of the National Academy of Sciences* 101, Nr. 4 (27.1.2004).

Xue, M.: »Activation of NF-E2-related Factor-2 Reverses Biochemical Dysfunction of Endothelial Cells Induced by Hyperglycemia Linked to Vascular Disease.« In: *Diabetes*, August 2008.

Yeager, S.: »High-Metabolism Diet: Essential Eating Rules That Stoke Your Fat Burn All Day Long.« In: *Prevention*, März 2008.

»Zinc.« In: National Institutes of Health Office of Dietary Supplements; ods.od.nih.gov/factsheets/cc/zinc.html#food.

KAPITEL 7

Accurso, A. et al.: »Dietary Carbohydrate Restriction in Type 2 Diabetes Mellitus and Metabolic Syndrome: Time for a Critical Appraisal.« In: *Nutrition and Metabolism* 5 (8.4.2008).

American Diabetes Association: »What You Don't Know Could Hurt You.«; http://www.diabetes.org (17.4.2008).

Bakalar, N.: »Skipping Cereal and Eggs, and Packing on Pounds.« In: *New York Times*, 25.3.2008.

Blom, W., et al.: »Effect of a High-Protein Breakfast on the Postprandial Ghrelin Response.« In: *American Journal of Clinical Nutrition* 83, Nr. 2 (Februar 2006).

Bowen, J., Noakes, M., und Clifton, P.: »Appetite Regulatory Hormone Responses to Various Dietary Proteins Differ by Body Mass Index Status Despite Similar Reductions in Ad Libitum Energy Intake.« In: *Journal of Clinical Endocrinology and Metabolism* 91, Nr. 8 (August 2006).

Carlson, O., et al.: »Impact of Reduced Meal Frequency without Caloric Restriction on Glucose Regulation in Healthy, Normal-Weight Middle-Aged Men and Women.« In: *Metabolism* 56, Nr. 12 (Dezember 2007).

Chapelot, D., et al.: »Consequence of Omitting or Adding a Meal in Man on Body Composition, Food Intake, and Metabolism.« In: *Obesity* 14, Nr. 2 (Februar 2006).

Gardner, C., et al.: »Comparison of the Atkins, Zone, Ornish, and LEARN Diets for Change in Weight and Related Risk Factors among Overweight Premenopausal Women: the A to Z Weight Loss Study: A Randomized Trial.« In: *Journal of the American Medical Association* 297, Nr. 9 (7.3.2007).

Hamdy, O.: »One Year of Follow-Up after Completion of 12 Weeks of Multidisciplinary Diabetes Weight Management Program Using the Why WAIT Intervention Model in Routine Diabetes Practice« (American Diabetes Association's 68th Annual Scientific Sessions, San Francisco, CA, 7.6.2008).

Holmbäck, U., et al.: »Endocrine Responses to Nocturnal Eating – Possible Implications for Night Work.« In: *European Journal of Nutrition* 42, Nr. 2 (April 2003).

International Food Information Council: »2008 Food & Health Survey: Consumer Attitudes toward Food, Nutrition, and Health.« 14.5.2008; http://www.theific.org

Jenkins, A., et al.: »Carbohydrate Intake and Short-Term Regulation of Leptin in Humans.« In: *Diabetologia* 40, Nr. 3 (März 1997).

Kuzemchak, S.: »Outsmart Your Cravings.« In: *Prevention*, Februar 2008.

Layman, D., et al.: »A Reduced Ratio of Dietary Carbohydrate to Protein Improves Body Composition and Blood Lipid Profiles during Weight Loss in Adult Women.« In: *Journal of Nutrition* 133, Nr. 2 (Februar 2003).

Leidy, H., Mattes, R., and Campbell, W.: »Effects of Acute and Chronic Protein Intake on Metabolism, Appetite, and Ghrelin during Weight Loss.« In: *Obesity* 15, Nr. 5 (Mai 2007).

Major, G., et al.: »Clinical Significance of Adaptive Thermogenesis.« In: *International Journal of Obesity* 31, Nr. 2 (Februar 2007).

Mars, M., et al.: »Fasting Leptin and Appetite Responses Induced by a 4-Day 65%-Energy-Restricted Diet.« In: *International Journal of Obesity* 30, Nr. 1 (Januar 2006).

Moore, T., et al.: »Reduced Susceptibility to Two-Stage Skin Carcinogenesis in Mice with Low Circulating Insulin-Like Growth Factor I Levels.« In: *Cancer Research* 68, Nr. 10 (15.5.2008).

Nakanishi, Y., et al.: »Increase in Terminal Restriction Fragments of Bacteroidetes-Derived 16S rRNA Genes after Administration of Short-Chain Fructooligosaccharides.« In: *Applied and Environmental Microbiology* 72, Nr. 9 (September 2006).

Nielsen, J., und Joensson, E.: »Low-Carbohydrate Diet in Type 2 Diabetes: Stable Improvement of Bodyweight and Glycemic Control During 44 Months Follow-Up.« In: *Nutrition and Metabolism* 5, Nr. 1 (22.5.2008).

Ruidavets, J., et al.: »Eating Frequency and Body Fatness in Middle-Aged Men.« In: *International Journal of Obesity and Related Metabolic Disorders* 26, Nr. 11 (November 2002).

Simeon Margolis, S. (Hg.): »No More Big Macs on New American Plate.«; www.mercksource.com/pp/us/cns/cns_health_a_to_z.jspzQzpgzEzzSzppdocszSzuszSzcnszSzcontentzSzatozzSzalert10262000zPzhtmlzAztcode=J0724.

The George Mateljan Foundation: The World's Healthiest Foods Web sites, whfoods.org and WorldsHealthiestFoods.com.

Timlin, M., et al.: »Breakfast Eating and Weight Change in a 5-Year Prospective Analysis of Adolescents: Project EAT (Eating Among Teens).« In: *Pediatrics* 121, Nr. 3 (März 2008).

Wansink, B.: Mindless Eating. New York: Bantam Dell, 2006.

Westerterp-Plantenga, M., et al.: »High Protein Intake Sustains Weight Maintenance after Body Weight Loss in Humans.« In: *International Journal of Obesity and Related Metabolic Disorders* 28, Nr. 1 (Januar 2004).

Yeager, S.: »High-Metabolism Diet: Essential Eating Rules That Stoke Your Fat Burn All Day Long.« In: *Prevention*, März 2008.

KAPITEL 8

Alonso-Magdalena, P., et al.: »The Estrogenic Effect of Bisphenol-A Disrupts the Pancreatic β-Cell Function In Vivo and Induces Insulin Resistance.« In: *Environmental Health Perspectives* 114 (2006).

American Chemical Society: »Sustainable Farm Practices Improve Third World Food Production« (Pressemitteilung, 23.1.2006).

American Physiological Society: »Anticipating a Laugh Reduces Our Stress Hormones, Study Shows.« In: *ScienceDaily*, April 10, 2008; www.sciencedaily.com/releases/2008/04/080407114617.htm.

Associated Press: »Irregular Sleep Tied to Obesity, Other Health Problems.« In: USA Today, 7.5.2008; www.usatoday.com/news/health/2008-05-07-sleep-obesity_N.htm.

Barber, D.: »Change We Can Stomach.« In: *New York Times*, 11.5.2008.

Bauer, S. (Hg.): National Geographic Green Guide; www.thegreenguide.com.

Bergsrud, F., Seelig, B., und Derickson, R.: »Treatment Systems for Household Water Supplies: Reverse Osmosis.« AE-1047, North Dakota Extension Service, Juni 1992; www.ag.ndsu.edu/pubs/h2oqual/watsys/ae1047w.htm.

Berk, L., et al.: »Modulation of Neuroimmune Parameters during the Eustress of Humor-Associated Mirthful Laughter.« In: *Alternative Therapies in Health and Medicine* 7, Nr. 2 (März 2001).

Betts, K.: »When Chlorine + Antimicrobials = Unintended Consequences.« In: *Environmental Science and Technology*, 6.4.2005.

Bräuner, E., et al.: »Indoor Particles Affect Vascular Function in the Aged: An Air Filtration-based Intervention Study.« In: *American Journal of Respiratory and Critical Care Medicine* 177, Nr. 4 (Februar 2008).

Brody, J.: »You Name It, and Exercise Helps It.« In: *New York Times*, 29.4.2008.

Brunner, E., et al.: »Prospective Effect of Job Strain on General and Central Obesity in the Whitehall II Study.« In: *American Journal of Epidemiology* 165, Nr. 7 (1.4.2007).

Burdge, G., und Wootton, S.: »Conversion of Alpha-Linolenic Acid to Eicosapentaenoic, Docosapentaenoic and Docosahexaenoic Acids in Young Women.« In: *British Journal of Nutrition* 88, Nr. 4 (Oktober 2002).

Christos, S., et al.: »Zinc May Regulate Serum Leptin Concentrations in Humans.« In: *Journal of the American College of Nutrition* 17, Nr. 3 (Juni 1998).

Church, T., et al.: »Effects of Different Doses of Physical Activity on Cardiorespiratory Fitness among Sedentary, Overweight or Obese Postmenopausal Women with Elevated Blood Pressure: A Randomized Controlled Trial.« In: *Journal of the American Medical Association* 297, Nr. 19 (Mai 2007).

Ciloglu, F., et al.: »Exercise Intensity and Its Effects on Thyroid Hormones.« In: *Neuro-endocrinology Letters* 26, Nr. 6, (Dezember 2005).

»Clouds in Your Coffee? Try Less Styro, More Foam: Polystyrene Foam Cups & Containers, Styrene Migration, and Your Health.« 8.4.2008; www.grinningplanet.com/2008/04-08/foam-cups-polystyrene-cups-article.htm.

Cox, L.: »Lack of Deep Sleep May Up Diabetes Risk.« In: ABCNews.com, 31.12.2007; www.abcnews.go.com/Health/DiabetesResource/story?id=4069909&page=1.

Dobbs, D.: »A Musician Who Performs with a Scalpel.« In: *New York Times*, 20.5.2008.

Elmadfa, I., et al.: »The Thiamine Status of Adult Humans Depends on Carbohydrate Intake.« In: *International Journal for Vitamin and Nutrition Research* 71, Nr. 4 (Juli 2001).

Environmental Defense Fund: »How Safe Are Fish Oil Supplements?«; www.edf.org/page.cfm?tagID =19376.

Environmental Working Group: »A National Assessment of Tap Water Quality.«, 20.12.2005.

Field, T.: »Massage Therapy Effects.« In: *American Psychological Association* 53, Nr. 12 (1998).

Field, T., et al.: »Bulimic Adolescents Benefit from Massage Therapy.« In: *Adolescence* 33, Nr. 131 (Herbst 1998).

Flier, J., und Elmquist, J.: »A Good Night's Sleep: Future Antidote to the Obesity Epidemic?«
In: *Annals of Internal Medicine* 141, Nr. 11 (7.12.2004).

Geddes, L.: »Insecticides in Pet Shampoo May Trigger Autism.« In: NewScientist.com, 15.5.2008; www.newscientist.com/channel/health/dn13905-insecticides-inpet-shampoo-may-trigger-autism.html.

Grewen, K., et al.: »Effects of Partner Support on Resting Oxytocin, Cortisol, Norepinephrine, and Blood Pressure before and after Warm Partner Contact.« In: *Psychosomatic Medicine* 67 (2005).

Hamdy, O.: »One Year of Follow-Up after Completion of 12 Weeks of Multidisciplinary Diabetes Weight Management Program Using the Why WAIT Intervention Model in Routine Diabetes Practice« (American Diabetes Association's 68th Annual Scientific Sessions, San Francisco, CA, 7.6.2008).

Heilbronn, L., et al.: »Effect of 6-Month Calorie Restriction on Biomarkers of Longevity, Metabolic Adaptation, and Oxidative Stress in Overweight Individuals.« In: *Journal of the American Medical Association* 295, Nr. 13 (5.4.2006).

Hernandez-Reif, M., et al.: »Premenstrual Syndrome Symptoms Are Relieved by Massage Therapy.« In: *Journal of Psychosomatic Obstetrics and Gynecology* 21 (2000).

International Obesity TaskForce: »Endocrine Disruptors in Common Plastics Linked to Obesity Risk.« In: ScienceDaily, 15.5. und 22.5.2008; www.sciencedaily.com/releases/2008/05/080514091427.htm.

Isaacs, S.: Hormonal Balance. Boulder, CO: Bull Publishing Company, 2007.

Jaret, P.: »A Healthy Mix of Rest and Motion.« In: *New York Times*, 3.5.2007.

Johnston, D., und Master, K.: Green Remodeling. Gabriola Island, BC, Canada: New Society Publishers, 2004.

Kaiser, J.: »Just How Dangerous Is Bisphenol-A?« In: *ScienceNow Daily News*, 16.4.2008.

Kummer, C.: The Joy of Coffee: The Essential Guide to Buying, Brewing, and Enjoying (revised and updated). New York: Houghton Mifflin, 2003.

Light, K.: »More Frequent Partner Hugs and Higher Oxytocin Levels Are Linked to Lower Blood Pressure and Heart Rate in Premenopausal Women.« In: *Biological Psychology* 69, Nr. 1 (2005).

Liu, X., et al.: »Preliminary Study of the Effects of Tai Chi and Qigong Medical Exercise on Indicators of Metabolic Syndrome and Glycemic Control in Adults with Raised Blood Glucose Levels.« In: *British Journal of Sports Medicine* (2.4.2008).

Lowry, C. A., et al.: »Identification of an Immune-Responsive Mesolimbocortical Serotonergic System: Potential Role in Regulation of Emotional Behavior.« In: *Neuroscience* 146, Nr. 2 (Mai 2007).

Lutter, M., et al.: »The Orexigenic Hormone Ghrelin Defends against Depressive Symptoms of Chronic Stress.« In: *Nature Neuroscience* 11, Nr. 7 (Juli 2008).

Maglione-Garves, C., und Kravitz, L., et al.: »Cortisol Connection: Tips on Managing Stress and Weight.«; www.unm.edu/~lkravitz/Article%20folder/stresscortisol.html.

Major, G., et al.: »Clinical Significance of Adaptive Thermogenesis.« In: *International Journal of Obesity* 31, Nr. 2 (Februar 2007).

Maleskey, G., und Kittel, M.: »Turn On Your Weight Loss Hormones!« In: *Prevention*, Januar 2002.

McRandle, P.: »Plastic Water Bottles: Green Guide 101.« In: *National Geographic Green Guide*, März/ April 2004; www.thegreenguide.com/doc/101/plastic.

McRee, L.: »Using Massage and Music Therapy to Improve Postoperative Outcomes.« In: *Association of periOperative Registered Nurses Journal*, September 2003.

Miao, Y., et al.: »Folic Acid Prevents and Partially Reverses Glucocorticoid-Induced Hypertension in the Rat.« In: *American Journal of Hypertension* 20, Nr. 3 (März 2007).

Miyawaki, J., et al.: »Perinatal and Postnatal Exposure to Bisphenol A Increases Adipose Tissue Mass and Serum Cholesterol Level in Mice.« In: *Journal of Atherosclerosis and Thrombosis* 14, Nr. 5 (Oktober 2007).

National Sleep Foundation: »2008 Sleep in America Poll.«, März 2008.

Pelletier, C., Imbeault, P. und Tremblay, A.: »Energy Balance and Pollution by Organochlorines and Polychlorinated Biphenyls.« In: *Obesity Reviews* 4, Nr. 1 (Februar 2003).

Physicians for Social Responsibility: »Environmental Endocrine Disruptors: What Health Care Providers Should Know.«; www.psr.org/site/DocServer/Environmental_Endocrine_Disruptors.pdf.

Prevention: »Beauty Sleep: How to Make the Most of Skin's Downtime and Wake Up with a New Glow.«; www.prevention.com/cda/article/beauty-sleep/3decd08f88803110VgnVCM20000012281 eac_/lifelong.beauty/anti.aging.arsenal/skin.care (8.9.2006).

Rayssiguier, Y., et al.: »High Fructose Consumption Combined with Low Dietary Magnesium Intake May Increase the Incidence of the Metabolic Syndrome by Inducing Inflammation.« In: *Magnesium Research* 19, Nr. 4 (Dezember 2006).

Royte, E.: Bottlemania: How Water Went on Sale and Why We Bought It. New York: Bloomsbury USA, 2008.

Sadler, J.: »Is Bottled Water Any Better Than Tap Water?« Newswise release, 14.4.2008.

Scarth, J., et al.: »Modulation of the Growth Hormone-Insulin-Like Growth Factor (GH-IGF) Axis by Pharmaceutical, Nutraceutical and Environmental Xenobiotics: An Emerging Role for Xenobiotic-Metabolizing Enzymes and the Transcription Factors Regulating Their Expression.« In: *Xenobiotica* 36, Nr. 2–3 (Februar–März 2006).

Spiegel, K., et al.: »Brief Communication: Sleep Curtailment in Healthy Young Men Is Associated with Decreased Leptin Levels, Elevated Ghrelin Levels, and Increased Hunger and Appetite.« In: *Annals of Internal Medicine* 141, Nr. 11 (Dezember 7, 2004).

Steenhuysen, J.: »Formaldehyde Exposure Linked with ALS in U.S. Study.« In: *Reuters*, 16.4.2008.

Stein, R.: »Scientists Finding Out What Losing Sleep Does to a Body.« In: *Washington Post*, 9.10.2005.

»Surprising Advice for Insomniacs: Sleep Less.« In: *Harvard HealthBeat*, 8.5.2008.

Suzawa, M., and Ingraham, H.: »The Herbicide Atrazine Activates Endocrine Gene Networks via Non-Steroidal NR5A Nuclear Receptors in Fish and Mammalian Cells.« In: *PLoS ONE* 3, Nr. 5 (May 2008).

Szabo, L.: »Endocrine Disruptor Won't Be on the Label.« In: *USA Today*, 30.10.2007.

Tasali, E., et al.: »Slow-Wave Sleep and the Risk of Type 2 Diabetes in Humans.« In: *Proceedings of the National Academy of Sciences* 105, Nr. 3 (Januar 2008).

The George Mateljan Foundation. The World's Healthiest Foods Web sites, whfoods.org and WorldsHealthiestFoods.com.

Tremblay, A., et al.: »Thermogenesis and Weight Loss in Obese Individuals: A Primary Association with Organochlorine Pollution.« In: *International Journal of Obesity and Related Metabolic Disorders* 28, Nr. 7 (Juli 2004).

Tugend, A.: »Shortcuts: Vacations Are Good for You, Medically Speaking.« In: *New York Times*, 7.6.2008.

University of Maryland Medical Center Complementary and Alternative Medicine Index (CAM); http://www.umm.edu/altmed/.

Volek, J., et al.: »Testosterone and Cortisol in Relationship to Dietary Nutrients and Resistance Exercise.« In: *Journal of Applied Physiology* 82, Nr. 1 (Januar 1997).

Weinhold, B.: »Pollutants May Put On the Pounds.« In: *Environmental Health Perspectives* 114, Nr. 12 (Dezember 2006).

Whittelsey, F.: »Hazards of Hydration.«, *Sierra*, November/Dezember 2003.

World Cancer Research Fund and the American Institute for Cancer Research: »Second Expert Report: Food, Nutrition, Physical Activity and the Prevention of Cancer: A Global Perspective.« 2007; www.dietandcancerreport.org.

Xue, M.: »Activation of NF-E2-related Factor-2 Reverses Biochemical Dysfunction of Endothelial Cells Induced by Hyperglycemia Linked to Vascular Disease.« In: *Diabetes*, August 2008.

Yeager, S.: »High-Metabolism Diet: Essential Eating Rules That Stoke Your Fat Burn All Day Long.« In: *Prevention*, März 2008.

Zandonella, C.: »The Bisphenol-A Debate: A Suspect Chemical in Plastic Bottles and Cans.« In: National Geographic Green Guide, Mai–Juni 2006; www.thegreenguide.com/doc/114/bpa.

KAPITEL 10

Bell, G., et al.: »End-Organ Responses to Thyroxine Therapy in Subclinical Hypothyroidism.« In: *Clinical Endocrinology* 22, Nr. 1 (Januar 1985).

Feldman, H.: »Age Trends in the Level of Serum Testosterone and Other Hormones in Middle-Aged Men: Longitudinal Results from the Massachusetts Male Aging Study..« In: *Journal of Clinical Endocrinology and Metabolism* 87 (2) (Februar 2002).

Hernandez-Reif, M., et al.: »Premenstrual Syndrome Symptoms Are Relieved by Massage Therapy.« In: *Journal of Psychosomatic Obstetrics and Gynecology* 21 (britannica.com 2000).

Houston, D., et al.: »Dietary Protein Intake Is Associated with Lean Mass Change in Older, Community-Dwelling Adults: The Health, Aging, and Body Composition (Health ABC) Study,« In: *American Journal of Clinical Nutrition* 87, Nr. 1 (Januar 2008): 150–55.

Mayo Clinic: »Lose a Little; Helps a Lot.« In: *Mayo Clinic Health Letter,* Januar 2008.

Shores, M.: »Low Serum Testosterone and Mortality in Male Veterans.« In: *Archives of Internal Medicine* 166, Nr. 15 (14.–28.8.2006).

»Studies Support Testosterone Supplements for Older Men: Low Levels of the Hormone Could Boost Death Risk, Researchers Say.« In: *U.S. News & World Report,* 17.6.2008.

The Merck Manual of Medical Information; www.merck.com/mmhe/index.html.

U.S. Environmental Protection Agency: »Lindane Voluntary Cancellation and RED Addendum Fact Sheet.« Juli 2006.

Vigorito, C., et al.: »Beneficial Effects of a Three-Month Structured Exercise Training Program on Cardiopulmonary Functional Capacity in Young Women with Polycystic Ovary Syndrome.« In: *Journal of Clinical Endocrinology and Metabolism* 92, Nr. 4 (April 2007).

STICHWORTVERZEICHNIS